W0174078

Haug

Akupunktur bei Blutungsstörungen und Zyklusanomalien

Die Frau in der TCM

Von Dr. med. Hua Zou und Dr. phil. Andrea Mercedes Riegel

Mit einem Vorwort von Dr. med. Jochen Gleditsch

Mit 18 Abbildungen und 1 Tabelle

Karl F. Haug Verlag • Heidelberg

Die Deutsche Bibliothek – CIP-Einheitsaufnahme

Zou, Hua:
Akupunktur bei Blutungsstörungen und Zyklusanomalien: die Frau in der TCM/
von Hua Zou und Andrea Mercedes Riegel. Mit einem Vorw. von Jochen Gleditsch. –
Heidelberg: Haug, 2000
   ISBN 3-8304-7075-4

©2000 Karl F. Haug Verlag,
in MVH Medizinverlage Heidelberg GmbH & Co. KG

Das Werk ist urheberrechtlich geschützt. Nachdruck, Übersetzung, Entnahme von Abbil-
dungen, Wiedergabe auf photomechanischem oder ähnlichem Wege, Speicherung in DV-
Systemen oder auf elektronischen Datenträgern sowie die Bereitstellung der Inhalte im
Internet oder anderen Kommunikationsdiensten ist ohne vorherige schriftliche Genehmi-
gung des Verlages auch bei nur auszugsweiser Verwertung strafbar.
Die Ratschläge und Empfehlungen dieses Buches wurden von Autor und Verlag nach bestem
Wissen und Gewissen erarbeitet und sorgfältig geprüft. Dennoch kann eine Garantie nicht
übernommen werden. Eine Haftung des Autors, des Verlages oder seiner Beauftragten für
Personen-, Sach- oder Vermögensschäden ist ausgeschlossen.
Sofern in diesem Buch eingetragene Warenzeichen, Handelsnamen und Gebrauchsnamen
verwendet werden, auch wenn diese nicht als solche gekennzeichnet sind, gelten die ent-
sprechenden Schutzbestimmungen.

ISBN 3-8304-7075-4

Kunstkalligraphien: Lao Zhu, Heidelberg/Peking
Abbildungen: Medical Art, Gudrun und Adrian Cornford, 64354 Reinheim

Umschlaggestaltung: Thieme Marketing, 70469 Stuttgart
Innengestaltung und Satz:
DOPPELPUNKT Auch und Grätzbach GbR, 71229 Leonberg
Druck und Verarbeitung: Gulde-Druck GmbH, 72072 Tübingen

Inhalt

**Teil 3
Diagnostik**

Vorwort

Die Anwendung der Traditionellen Chinesischen Medizin (TCM) in der westlichen Welt setzt voraus, daß sich der Arzt mit der so andersartigen Kultur, ihrem Gedanken- und Erkenntnisgut samt ihrem philosophischen und soziologischen Hintergrund auseinandersetzt. So führt die Thematik dieses Buches die kulturelle Basis wie auch die soziale Stellung der Frau im „alten China" vor Augen. Um so erstaunlicher ist die Aktualität, die die TCM in ihrer unveränderten praktischen Anwendbarkeit auszeichnet.

Die beiden Autorinnen haben das Werk als Gemeinschaftsarbeit erstellt und sind, jede auf ihre Weise, der traditionellen chinesischen Lehre verpflichtet: Frau Dr. Riegel als Sinologin und Frau Dr. Zou als in China gebürtige und dort ausgebildete Ärztin.

Mercedes-Andrea Riegel, aus deren Feder die theoretischen Einleitungskapitel stammen, hat sich speziell mit der klassischen medizinischen Literatur vertraut gemacht und in deren besondere Sprache und Aussagekraft hineingefühlt. Manche schwer deutbare Begriffe kommen unseren modernen medizinischen Vorstellungen durchaus nahe, wie z.B. das „Himmelswasser", das in seiner Wirkungsweise und seiner humoralen Grundlage in Richtung der modernen endokrinen Erkenntnisse interpretiert werden kann. Die Versuchung wäre groß, derartige traditionellen Begriffe kurzerhand modernen Termini gleichzusetzen; doch angemessener ist es, die traditionellen Konzepte als Modellvorstellungen gelten zu lassen. So sind Bezeichnungen wie „Niere", „Leber" u. ä. Funktionsbegriffe eines weitreichenden Bogens von Analogien und unseren anatomisch geprägten Organvorstellungen nicht gleichsetzbar. Dem schon länger mit TCM engagierten Arzt ist freilich solches geläufig, doch für eventuelle Anfänger und Einsteiger halte ich diesen Hinweis für erforderlich. Allerdings wendet sich dieses Buch ohnehin eher an den Fortgeschrittenen, und dieser wird viele wertvolle Hinweise finden.

Zou Hua hat nach mehrjähriger klinischer Tätigkeit unter namhaften chinesischen Lehrern nach ihrer Übersiedlung nach Deutschland in der Schmerzambulanz der Universität Heidelberg gearbeitet und dort promoviert. Ihre Doktorarbeit ist Teil einer sehr bemerkenswerten Studie, die die Akupunkturwirkung beim allergischen Asthma belegte (u. a. signifikante Veränderungen der Lymphozyten-Subpopulation, der Interleukine). Durch ihre Lehrtätigkeit in Deutschland hat Frau Zou auch die für uns geltenden Denk- und Verständnisansätze weitgehend internalisiert, was sie zu einer kompetenten Interpretin der TCM macht, und leitet jetzt die Forschung zur Wirksamkeit der Akupunktur bei allergischen Erkrankungen im Auftrag der Berufsgenossenschaften. In den Kapiteln zur Pathologie und Therapie vereint Frau Zou das in China erworbene Wissen mit ihren eigenen therapeutischen Erfahrungen. In ihrer umfassenden Darstellung der Krankheitsbilder werden differenzierende Definitionen und Typenunterscheidungen, Ätiopathologie und therapeutische Möglichkeiten samt phytotherapeutischen Rezepten angeboten. Auf diese Weise gelangt der Leser zu einem vertieften Verständnis der anfangs dargestellten theoretischen Grundlagen, auch als Hinführung zur speziell chinesischen Syndromdiagnose. Die Übersichtlichkeit der therapeutischen Kapitel einschließlich der praktischen Faltkartei im Anhang sind ein weiterer Vorteil dieses Buches. So hat Frau Zou u. a. eine Farbskala des Menstruationsblutes als wichtiges diagnostisches Hilfsmittel entworfen.

Ich bin gewiß, daß dieses Gemeinschaftswerk von zwei engagierten Verfechterinnen der TCM seine Leser und Leserinnen finden wird. Ich verbinde damit die Hoffnung, das Buch möge dazu beitragen, die TCM kritisch und integrativ zugleich aufzuarbeiten, auf daß sie sich als eine wichtige Bereicherung der westlichen Medizin einfügen läßt.

Jochen Gleditsch

Einführung

In den letzten Jahren fand die chinesische Akupunkturtherapie unter den Ärzten und Therapeuten des Westens immer mehr Anhänger und Interessenten. Im deutsch- und englischsprachigen Raum entstehen immer mehr Bücher über Akupunkturtheorie und -therapie, auch im Bereich der Frauenheilkunde. Die bisher speziell zu diesem Thema erschienenen Bücher zeichnen sich jedoch meistens durch allgemein gehaltene Aussagen sowie durch einen zu engen Bezug auf Geschlechts- bzw. Fortpflanzungsorgane der Frau aus und behandeln die Frauenheilkunde als synonym zu „Gynäkologie".

Wir möchten mit unserem Buch darauf hinweisen, was die Frau und ihren Organismus von dem des Mannes unterscheidet und unsere Sicht und langjährige Erfahrung in der chinesischen frauenheilkundlichen Therapie darlegen. Gegenstand dieses Buch ist die Frau in ihrer Gesamtheit und in ihrer Besonderheit; deshalb sprechen wir nicht von „Gynäkologie", sondern von „Frauenheilkunde". Die Frauenheilkunde behandelt spezifische Erkrankungen des weiblichen Organismus, von der Kindheit bis zum Senium. Dabei kann jedes Stadium im Leben der Frau auf das nächste Einfluß nehmen oder selbst durch vorherige beeinflußt sein. Schwangerschaft und Geburt sind z. B. besondere Phasen im Leben einer Frau. Während der Schwangerschaft und nach der Entbindung können sich Veränderungen in Blut und Qi ergeben; v. a. nach der Entbindung stellen sich Mangelzustände dieser beiden Elemente ein. Andererseits können sich aber auch zu jeder Zeit Entzündungen ergeben, oder es kann zu Tumorwachstum kommen.

In diesem Buch beschränken wir uns auf diejenigen Erkrankungen, die während der Zeit als Erwachsene – in der Zeit, die durch die monatliche Blutung gekennzeichnet ist – auftreten können (unter Ausschluß von Schwangerschaft und Geburt[1]). Dabei berücksichtigen wir auch die Einflüsse, die auf den weiblichen Organismus während dieser Zeit aus der Kindheit einwirken.

Die Menstruation und ihre Begleitsymptome sind ein Spiegel des Gesundheitszustandes der Frau. Im Normalfall verläuft die Menstruation ohne Beschwerden und regelmäßig – Unregelmäßigkeiten oder Beschwerden zeigen daher eine Störung im Organismus an. Dadurch wird verständlich, daß die Regulierung der Menstruation nicht nur eine Symptombekämpfung ist, sondern auf die Regulierung des gesamten weiblichen Organismus und seiner Funktionen zielt.

> Daher richtet sich unser Buch nicht ausschließlich an Gynäkologen, sondern an alle Ärzte und Therapeuten, die Patientinnen mit Akupunktur therapieren.

Menstruelle Störungen sind die häufigsten Erkrankungszeichen der Frau. Aus diesem Grunde ist das Verständnis für die möglichen Erkrankungsursachen der Frau, ihre Pathologie und Therapie von besonderer Bedeutung.

In der chinesischen Medizin spielt jedoch nicht die **Therapie** die wichtigste Rolle, da diese erst einsetzt, wenn die Krankheit bereits ausgebrochen ist, sondern die **Prävention** genießt die oberste

---

1 Diese Themen sollen in gesonderten Veröffentlichungen behandelt werden.

Priorität. Unsere Betrachtung muß deshalb neben der Therapie auch die Prävention einbeziehen.

Im ersten Teil des Buches werden die wichtigsten Theorien und theoretischen Grundlagen menstrueller Störungen, die Diagnoseverfahren und die Bedeutung diagnostischer Zeichen vorgestellt. Da wir dem Leser ein Praxisbuch an die Hand geben möchten, beschränken wir uns dabei auf die im direkten Zusammenhang mit dem Thema stehenden Theorien.

Im Haupt- und Therapieteil stellen wir dann die möglichen Krankheitsursachen nach traditioneller Medizinlehre vor und diskutieren sie.

Die von uns zusammengestellten Rezepturen haben sich in der Praxis bewährt und als äußerst effektiv erwiesen. Jede wird von uns ausführlich erläutert. Dadurch ergeben sich zwar Wiederholungen bei der Besprechung der Wirkweise einzelner Punkte, was jedoch durchaus beabsichtigt ist. Damit wird sich ein besserer Lerneffekt einstellen, und das Verständnis für die Rezeptezusammenstellung wird vertieft und geschult.

> Der Therapieerfolg hängt allerdings nicht ausschließlich mit der Anwendung der entsprechenden Rezeptur zusammen, sondern auch von weiteren Faktoren, vom Patienten sowie von der Zusammenarbeit zwischen Arzt und Patient. Als Therapeut muß man sich daher nicht nur über die Wirkweise der Rezeptur im klaren sein, sondern über sämtliche einflußnehmenden Faktoren und Risiken, die mit der Therapie verbunden sind. Auch die möglichen Heilhindernisse sind mit in Betracht zu ziehen.

Aufgrund ihrer Wichtigkeit werden die Heilhindernisse in einem eigenen Textteil behandelt (→ Kap. 6.5, S. 95). Wir bitten daher jeden Leser, das Kapitel 6, das wir absichtlich einfach gehalten haben, genau zu studieren, ehe man mit der therapeutischen Arbeit beginnt.

Im Sinne einer praktischen Verwendung des Buches ist im Anhang ein kleines Beiheft angefügt, das man bequem in der Kitteltasche tragen kann. Es dient als Kurzreferenz für die Praxis, sollte jedoch nicht ohne ein eingehendes Studium des Buches verwendet werden.

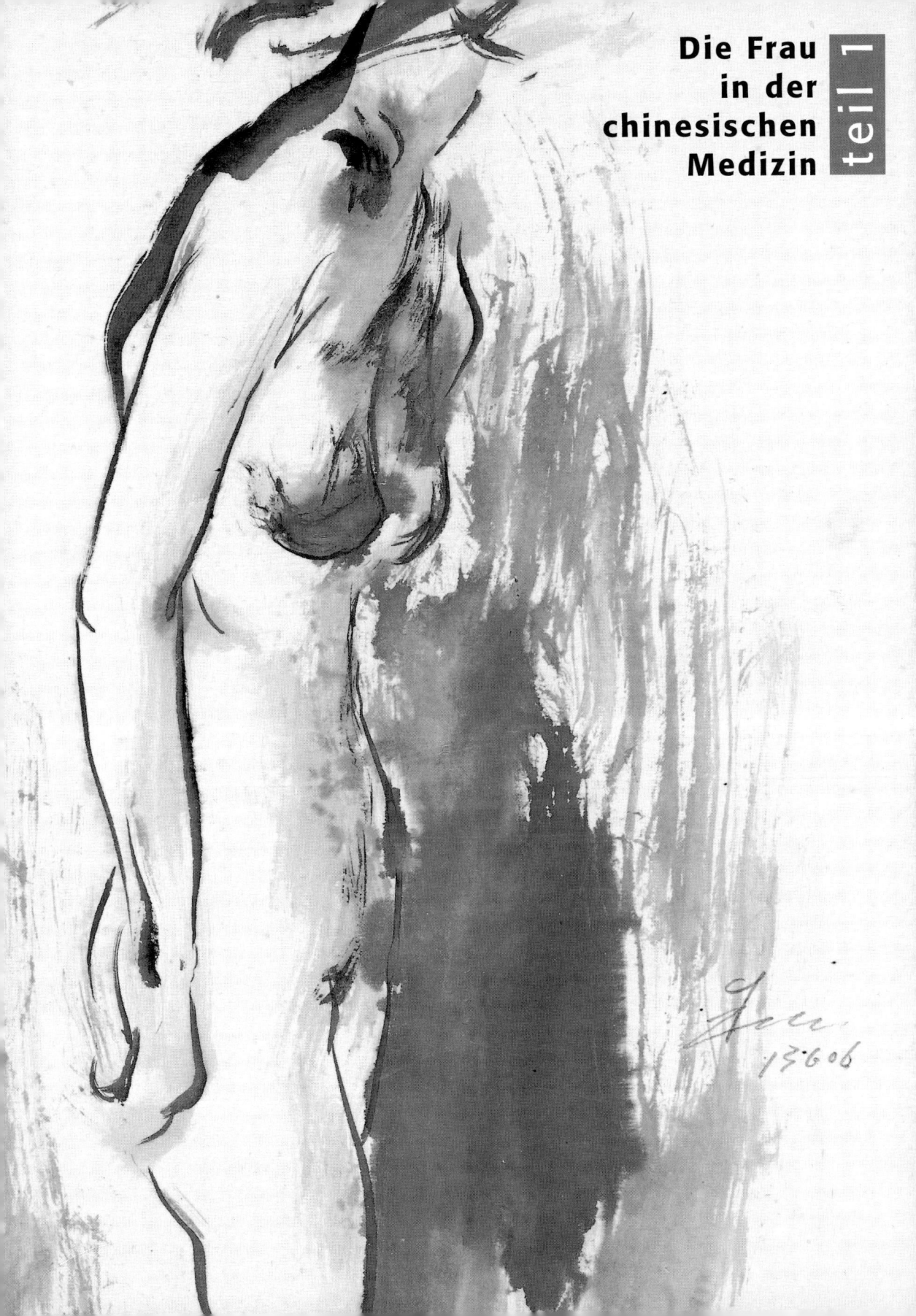

Die Frau
in der
chinesischen
Medizin

teil 1

1 Die Stellung der Frau in der traditionellen chinesischen Gesellschaft

Die chinesische Gesellschaft war seit ihrer frühesten Geschichte ein patriarchalisch feudalistisch organisiertes Gebäude. Die Regeln des gesellschaftlichen Zusammenlebens basierten auf den Lehren des Konfuzius (5. Jh. v. Chr.), der eine strenge Hierarchie vorsah, in welcher der Platz jedes Individuums strikt festgelegt war. Für das gesellschaftliche Leben stellte er fünf Beziehungsregeln auf, deren Einhaltung oberste Pflicht jedes Gesellschaftsmitgliedes war. Die ersten vier dieser fünf Beziehungen beschrieben ein strenges Über- und Unterordnungsverhältnis:

Herrscher	–	Minister
Vater	–	Sohn
Mann	–	Frau
älterer Bruder	–	jüngerer Bruder
Freund	–	Freund

Diese Organisation gestand Frauen weder gesellschaftlichen Einfluß noch politische Rechte zu. Frauen standen zeitlebens in einem Abhängigkeitsverhältnis zu den männlichen Familienmitgliedern. Ihre gesellschaftliche Aufgabe beschränkte sich darauf, für die Weiterführung der Familienlinie zu sorgen. Damit waren sie ausschließlich für die Geburt von Nachkommen verantwortlich, was aufgrund der patriarchalischen Gesellschaftsordnung natürlich im wesentlichen die Geburt von Söhnen bedeutete: Jede Kaiserfamilie brauchte männliche Erben, um weiterzuexistieren; jede Familie brauchte Söhne, die für die Ernährung der Familie, der eigenen Eltern und Kinder, Sorge trugen.

Wegen der Wichtigkeit dieser Aufgabe, der Reproduktion, lenkten die Ärzte ihr Augenmerk auf die Frau und ihre Gesundheit. Die Gesundheitsvorsorge für die Frau wurde zu einem wesentlichen Bereich in der Medizin, um jede Frau in die Lage zu versetzen, ihrer gesellschaftlichen Aufgabe gerecht zu werden und Kinder zu gebären.

In moderner Zeit hat sich das Bild der chinesischen Frau grundlegend geändert. Nunmehr steht sie mit gleichen Rechten und Pflichten neben den männlichen Gesellschaftsmitgliedern. Ihre Situation definiert sich nicht mehr durch bestimmte Geschlechtsmerkmale, sondern durch die spezifische Biologie ihres Organismus. Der weibliche Organismus mit seiner eigenen Charakteristik hat seine Anerkennung als solchen nicht eingebüßt, die Akzente des medizinischen Interesses haben sich jedoch verschoben. Für die Frau im Erwachsenenalter steht im Hinblick auf die Zeugung einer gesunden Nachkommenschaft v. a. die körperliche und geistige Gesundheit im Vordergrund. Aufgrund der Ein-Kind-Politik steht die effektive Geburtenkontrolle – mit allen Möglichkeiten der Verhütung (bis hin zur Sterilisation) – gleichberechtigt neben der Fruchtbarkeit. Entzündungen, Tumorwachstum an den Geschlechtsorganen sowie klimakterische Beschwerden werden heute als ernstzunehmende Themenbereiche akzeptiert und genießen in der medizinischen Forschung einen angemessenen Stellenwert.

2 Die Entwicklung der chinesischen Frauenheilkunde

Die frühesten Aufzeichnungen zu frauenheilkundlichen Problemen finden sich in den Texten des Mawangdui, d. h. in Funden aus der frühen Hanzeit (2. Jh. v. Chr.), und betreffen v. a. Geburt und Geburtshilfe. Aus diesen Texten stammt auch das erste obstetrische Spezialwerk, das *Taichanshu* (Buch über Schwangerschaft und Geburt). Daneben entstanden in der Hanzeit viele andere medizinische Werke, die jedoch fast alle verloren sind.

Die theoretischen Grundlagen zum weiblichen Organismus finden sich daher erst im *Huangdi Neijing* zusammengefaßt. Das *Huangdi Neijing* beschreibt die Entwicklungsphasen des weiblichen Organismus sowie seine Beziehungen zur natürlichen Umwelt vollständig. Die in ihm dargelegten theoretischen Grundlagen haben im wesentlichen bis heute Gültigkeit.

In der späten Hanzeit (2.-3. Jh. n. Chr.) entstand das erste Werk, das der Frauenheilkunde ein eigenes Kapitel widmete. Zhang Zhongjing (150?-219? n. Chr.) beschrieb im *Jingui yaolüe* (Aufzeichnungen aus der goldenen Schatztruhe) verschiedene Frauenkrankheiten und solche, die nach der Entbindung auftreten können. Zhang stellte die grundlegenden Prinzipien der Differentialdiagnose und der Kräuterrezeptur auf. Seine Rezepturen finden teilweise bis zum heutigen Tag Anwendung. Die nächsten medizinischen Fortschritte wurden erst in der Suizeit (589-618 n. Chr.) durch Chao Yuanfang erzielt. Im *Zhubing yuanhou lun* (Über Ursprung und Zeichen verschiedener Krankheitsbilder) setzte sich Chao v. a. mit der Ätiologie der verschiedenen Frauenkrankheiten sowie der Krankheiten während und nach der Schwangerschaft auseinander. Auf seine Theorien stützen sich die traditionellen Ärzte noch heute. Sun Simiao (ca. 581-682 n. Chr.), der Arzneimittelkönig der Tangzeit, erwies der Frauenheilkunde seine Hochachtung, indem er die frauenheilkundlichen Kapitel an den Anfang seines Hauptwerkes *Qianjin yaofang* (Tausend Goldstücke werte Rezepte) setzte. Damit gelang es ihm, der Frauenheilkunde den Weg zum eigenständigen medizinischen Fachgebiet zu ebnen.

Das vollständigste medizinische Werk zu Frauenheilkunde und Geburtshilfe des chinesischen Mittelalters wurde im 13. Jahrhundert von Chen Ziming kompiliert. Chen Ziming (1190?-1272 n. Chr.) stellte sämtliche Theorien und Rezepte, die aus früheren Zeiten tradiert waren, zusammen und vermengte sie mit seinen eigenen klinischen Erfahrungen. Das Werk, das daraus entstand, ist das *Furen liangfang daquan* (Großes Kompendium vortrefflicher Rezepte für Frauenkrankheiten). Dieses Werk, das 1273 erstmals publiziert wurde, ist noch heute Bestandteil der medizinischen Prüfungen in China. Erst im 18. Jahrhundert wurden die in diesem und in anderen zeitgenössischen Werken zusammengestellten Theorien von dem Arzt Fu Qingzhu (1607-1684) verbessert und weiter ausdifferenziert. Sein Werk, das *Nanü ke* (Männer- und Frauenheilkunde), ist ein weithin bekanntes und anerkanntes Werk, das vor wenigen Jahren (1992) aufgrund seines Wertes für die klinische Praxis ins Englische übersetzt wurde.

2.1 Inhaltliche Aspekte der chinesischen Frauenheilkunde

Die Frau war, wie oben ausgeführt, insbesondere aufgrund ihrer Aufgabe der Reproduktion Gegenstand medizinischer Betrachtung. Daher fanden v. a. die Harmonie und die regelmäßige Zirkulation von Blut und Qi sowie die harmonische Funktion der fünf Speicherorgane der Frau besondere Aufmerksamkeit. Diese stehen in direktem Zusammenhang mit der Menstruation, und die Regelmäßigkeit der Menstruation als wesentliche Voraussetzung für die Fruchtbarkeit der Frau war den Ärzten seit frühester Zeit bekannt. Die Wichtigkeit der Nachkommenschaft lenkte die Aufmerksamkeit der Ärzte im übrigen auf die Krankheitsprävention und auf die Themen Schwangerschaft, Geburt und Wochenbett. Andere Bereiche der Frauenheilkunde wie Klimakterium, Entzündungen und Tumorbildungen an den Genitalorganen flossen eher am Rande in die medizinische Betrachtung mit ein. Daher findet man sie in der klassischen Literatur unter der Rubrik „Verschiedene Krankheiten“.

Ein weiterer Aspekt, welcher innerhalb der chinesischen Frauenheilkunde weithin Beachtung findet, ist die **emotionale** Lage der Frau. Die Forschungen zu diesem Thema begannen bereits in der früheren chinesischen Medizingeschichte, ausgehend von den speziellen Lebensumständen der chinesischen Frau. Die Frau besaß in der traditionellen chinesischen Gesellschaft, wie bereits erwähnt, einen sehr geringen Aktionsradius, der sich auf Haus und Familie beschränkte. Das Leben in Abhängigkeit von ihrem Ehemann und zusammen mit dessen Konkubinen rief in ihr die verschiedensten emotionalen Spannungen hervor. Die emotionalen Regungen und ihre beeinträchtigende Wirkung auf die Innenorgane und damit auf die Fruchtbarkeit der Frau waren den Ärzten seit früher Zeit bekannt. Diejenigen Ärzte, die sich speziell mit der Frauenheilkunde befaßten, legten daher ihr besonderes Augenmerk darauf. Aus diesem engen Zusammenhang zwischen Emotion und Fruchtbarkeit entstand im 15./16. Jahrhundert eine neue Gattung medizinisch-philosophischer Schriften, die Schriften zur Erweiterung der Nachkommenschaft (*guangsi*). In jener Zeit, als die Stellung der Frau in der Gesellschaft und ihre Achtung auf einem Tiefpunkt angekommen waren, nutzten verschiedene Ärzte diese Erkenntnis des negativen Einflusses mentaler Unterdrückung auf die Funktion der Innenorgane und die Fruchtbarkeit der Frau und verfaßten entsprechende Traktate, die sich speziell mit diesem Thema auseinandersetzten. Ihre Ausführungen zum Zusammenhang zwischen Fruchtbarkeit und emotionalen Störungen aus moralphilosophischer und medizinischer Sicht sollten auf die Situation der Frauen ihrer Zeit aufmerksam machen. Gleichzeitig markierten sie einen Grundstein für die spätere chinesische Psychosomatik, denn die chinesische Psychosomatik unserer Tage nahm ihren Ausgang in den psychosomatischen Forschungen der traditionellen chinesischen Frauenheilkunde.

Die Therapieformen in der Frauenheilkunde

In den ältesten Aufzeichnungen zur Frauenheilkunde finden sich im wesentlichen Akupunkturtherapien zur Frauen- und Kinderheilkunde, da diese weder bitter im Geschmack noch mit Nebenwirkungen behaftet sind. Hinzu kommt, daß in der frühen Zeit die Nadeltherapie weiter entwickelt war als die Drogentherapie. So finden sich in den Texten des Mawangdui bereits elf Leitbahnen beschrieben und viele Verfahren gymnastischer Übungen, mit denen der Qi-Fluß in den Leitbahnen angeregt werden sollte. Dagegen ist lediglich *ein* drogenheilkundlicher Text mit 52 Rezepten erhalten geblieben. Viele dieser Rezepte sind Kombinationen aus aromatischen Kräutern und Duftstoffen. In der Entwicklung bis zum Mittelalter waren die Erkenntnisse in der Drogenmedizin weiter fortgeschritten, so daß die Drogentherapie bis zum 17. Jahrhundert neben der Akupunkturtherapie eingesetzt wurde und allmählich die Akupunkturtherapie an Bedeutung verdrängte.

Seit dem dritten nachchristlichen Jahrhundert kam es zu einem Erstarken des Taoismus in China. Seit dieser Zeit setzten sich Ärzte auch mit den Methoden der inneren meditativen Therapie durch Gymnastik- und Atemübungen auseinander. Die meditativen Übungen standen im chinesischen Mittelalter fast gleichberechtigt neben den physikalischen Therapien und hatten bis zum 18. Jahrhundert kaum an Bedeutung verloren. 1822 wurde die Akupunktur zeitweilig auf kaiserlichen Befehl verboten. Offiziell zwar verboten, blieb sie im Volke aufgrund ihrer Wirksamkeit jedoch weiter lebendig. Einziges Problem dieser Situation war, daß in der Folgezeit keine eingehenden Studien zur Akupunkturtherapie mehr durchgeführt wurden und keine neuen guten Abhandlungen darüber entstanden.

Von 1840 bis zur ersten Hälfte des 20. Jahrhunderts sank durch den Einfluß der westlichen Schulmedizin das Ansehen der Akupunkturtherapie und der traditionellen chinesischen Medizin allgemein in China weiter ab. Als „alte" Medizin stand chinesische Medizin der „modernen" Schulmedizin gegenüber, unwürdig jeder geistigen Auseinandersetzung. Erst seit 1949 fand sie, ebenfalls durch den Einfluß in westlicher Schulmedizin ausgebildeter Ärzte, wiederum Beachtung und Interesse. Seit den achtziger Jahren verbreitete sich Akupunkturtherapie weltweit.

Im chinesischen Mittelalter stand die Akupunkturtherapie in der Frauenheilkunde der Drogentherapie weit nach. Grund dafür waren v. a. die zeitweisen strengen Sittenregeln, was die Berührung der verheirateten Frauen durch einen Arzt männlichen Geschlechts betraf. An Wirksamkeit steht die Akupunkturtherapie in der Frauen- und Kinderheilkunde jedoch mindestens gleichberechtigt neben der Drogentherapie. Ihr Vorteil liegt in der schnelleren Wirkung und der Unabhängigkeit von der Herstellung entsprechender Drogen. Heute gewinnt sie wieder stark an Bedeutung, im westlichen Ausland noch mehr als in China selbst.

Der weibliche Organismus – ein wesentlicher Gegenstand der chinesischen Medizin

Wegen der Sicherstellung einer möglichst zahlreichen Nachkommenschaft waren den Ärzten aller Epochen stets die Funktion des weiblichen Organismus, das harmonische Zusammenspiel zwischen Blut und Qi und den fünf Speicherorganen sowie die Ordnung in den Leitbahnen im weiblichen Körper wichtige Gegenstände der Betrachtung.

Die Betrachtung erstreckte sich daher im wesentlichen auf die Zeit der Gebärfähigkeit, d. h. die Zeit zwischen Menarche und Menopause. Die Analyse der Physiologie und Pathologie des weiblichen Organismus in dieser Zeitspanne vollzog sich in einem ersten Schritt durch die Einteilung seiner Entwicklung in einzelne Abschnitte. Jeder Entwicklungsabschnitt steht unter dem besonderen Einfluß eines bestimmten Speicherorgans.

3.1 Die Entwicklungsstadien des weiblichen Organismus

Die Entwicklung jedes Lebewesens vollzieht sich in dem ihm eigenen biologischen Rhythmus. Die biologische Entwicklung, die körperliche und geschlechtliche Entwicklung der Frau folgt im allgemeinen einem siebenjährigen Rhythmus. Insgesamt unterscheidet die chinesische Medizin acht verschiedene Entwicklungsstadien, die sich von der Geburt bis zum Tod erstrecken (Abb. 1).

Für die Regelmäßigkeit der weiblichen Körperfunktionen kommt zunächst dem Blut eine grundlegende Bedeutung zu. Anders als der Mann, dessen Organismus im wesentlichen von der Essenz (jing) abhängt, wird die Frau vom Blut (xue) regiert. Diese Erkenntnis geht bereits aus dem *Huangdi Neijing Lingshu* (Kap. 65) hervor und hat bis heute ihre prinzipielle Gültigkeit nicht verloren.

Die erste Entwicklungsphase (Phase I) des Mädchens erstreckt sich von der Geburt bis zum 7. Lebensjahr. Dies ist die Ruhephase der genitalen Entwicklung, in der es zu keinen nennenswerten Veränderungen der Geschlechtsorgane kommt. Dieser Entwicklungsabschnitt steht voll unter dem Einfluß des Nieren-Qi. In den ersten 3 Wochen nach der Geburt wird das Mädchen

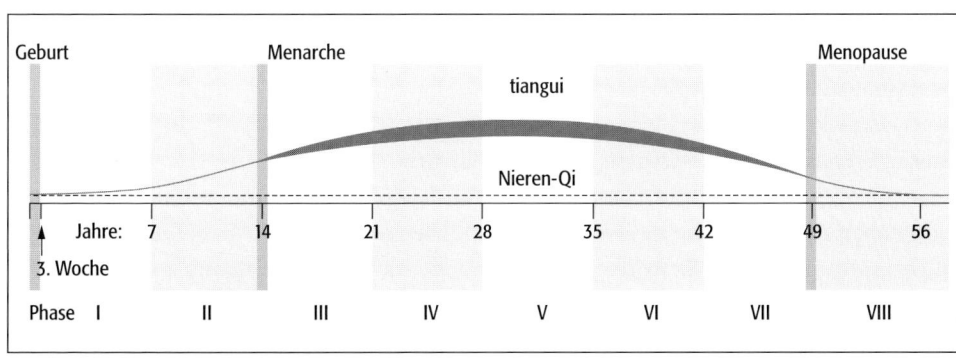

Abb. 1: Die Entwicklungsstadien des weiblichen Organismus.

vom Nieren-Qi der Mutter beeinflußt. Das bedeutet, der Organismus des neugeborenen Mädchens steht jetzt noch unter dem Einfluß der mütterlichen Hormone, die während der Schwangerschaft über die Plazenta auf den Fötus, v.a. auf die Genitalorgane, einwirkten. An diese, von den mütterlichen Hormonen beeinflußte sog. **Neugeborenenperiode**, schließt sich dann die hormonale Ruhephase. Unter dem Einfluß des Nieren-Qi kommt es in der Folge zum Wachstum der Milchzähne und zum Längenwachstum des Skeletts. In dieser ersten Entwicklungsphase wächst der kindliche Körper um die Hälfte seiner späteren Länge. Die Genitalorgane erfahren in dieser Zeit wie erwähnt keine großartigen Veränderungen. Die Vagina des neugeborenen Mädchens mißt ca. 3 cm, und diese Länge bleibt während der hormonalen Ruhephase relativ konstant. Auch die Klitoris, die beim Neugeborenen relativ stark entwickelt ist, vergrößert sich während der Ruheperiode nur geringfügig. Der Uterus des neugeborenen Mädchens unterscheidet sich von dem der Frau in Größe und Proportionen, denn der Zervixanteil beim Neugeborenen macht $\frac{2}{3}$ der Gesamtgröße aus. Diese Proportion von 2:1 beim Neugeborenen verschiebt sich nur langsam bis zur prämenarchalen Phase auf das Verhältnis Korpus:Zervix von 3:1.

Die zweite Entwicklungsphase des Mädchens erstreckt sich vom 7. bis zum 14. Lebensjahr **(Phase II)**. Es ist dies die Zeit, in der es zur „Bewegung des Nieren-Qi" kommt. Von der Bewegung des Nieren-Qi sind zunächst die Zähne betroffen, da die Zähne nach chinesischer Medizintheorie ein „Anhang" der Knochen sind und die Knochen von der Niere regiert werden.

Im Alter von 6-7 Jahren setzt somit zunächst der Zahnwechsel ein. Das Längenwachstum des Skeletts vollzieht sich bis zum 9. Lebensjahr langsam, ehe es zwischen dem 9. und 12. Lebensjahr zum Wachstumsschub kommt. Danach fällt die Wachstumsgeschwindigkeit des Mädchens wieder relativ steil ab. In dieser Zeit zwischen dem 9. und 12. Lebensjahr kommt es zur Reifung der sekundären Geschlechtsmerkmale. Dabei beginnt die Entwicklung der Mammae zeitlich vor dem Wachstum der Scham- und Achselhaare, das zwischen dem 9. und 14. Lebensjahr einsetzt. Die Anatomie der Geschlechtsorgane des Mädchens hat sich dahingehend verändert, daß die Vagina inzwischen eine Länge von ca. 7,5 cm erreicht hat, das Verhältnis Zervix:Korpus nun 1:3 beträgt. Es ist nun auch die Zeit erreicht, in der das im *Huangdi Neijing* beschriebene sog. „Himmelswasser" (*tiangui*) reift, diese Substanz, welche die Sexualfunktionen des Menschen reguliert und für das Einsetzen der Menstruation notwendig ist. Das „Himmelswasser" entspricht im modernen Sinne den Sexualhormonen des Menschen. Die Reifung des „Himmelswassers" bedeutet, daß nun die genitale Reifungsperiode mit der Ausdifferenzierung der endokrinen Steuerzentren erreicht ist. Sie hat ihren Höhepunkt im Erreichen der Menarche, ihr Ende ist durch die volle Geschlechtsreife markiert. Die erste Regelblutung setzt im Schnitt zwischen dem 12. und 14. Lebensjahr ein, wobei die Spanne zwischen dem 10. und 16. Lebensjahr liegen kann. Abhängig ist das Einsetzen der ersten Regelblutung neben der endokrinen Steuerung auch vom Körpergewicht, das kritische Körpergewicht liegt bei ca. 48 kg. Minderwuchs und starkes Untergewicht sind nur ein Ausdruck zu schwacher Organfunktionen von Niere und Milz, das Ausbleiben der Menstruation ist die zweite Konsequenz. Hat die Menstruation eingesetzt, markiert die **Menarche** den Beginn der Reproduktionsfähigkeit des Mädchens. Es kann nun bereits zu einer Empfängnis kommen. In dieser frühen Zeit ist das Nieren-Qi jedoch noch nicht voll ausgereift. Dies äußert sich zum einen in Unregelmäßigkeiten des menstruellen Zyklus. Zum anderen kann es im Falle einer Empfängnis zur Problemschwangerschaft oder zu gesundheitlichen Spätfolgen für die junge Frau kommen.

Die dritte Entwicklungsphase erstreckt sich zwischen dem 14. und dem 21. Lebensjahr **(Phase III)**. In dieser Zeit erreicht der weibliche Organismus allmählich die physische Reife. Das Nieren-Qi ist nun soweit ausgereift, daß der menstruelle Zyklus regelmäßig ist. Der Beginn dieser Phase ist noch markiert durch eine gewisse psychische Instabilität des Mädchens. Das bekannte pubertäre Verhalten, Unzufriedenheit, Launenhaftigkeit, Identitätsprobleme und psychische Rebellion sind Ausdruck der Tatsache, daß das Leber-Qi an Reife und Stabilität noch im Rückstand zum Nieren-Qi liegt. In der Spätphase dieser Entwicklungsstufe zeigt das Leber-Qi jedoch tendenzielle Stabilität, was sich letztendlich in der psychischen Stabilität der jungen Frau manifestiert. Die körperliche Reifung der Frau ist nun abgeschlossen, die Genitalorgane sowie die sekundären Geschlechtsmerkmale vollständig ausgebildet. Der Uterus der erwachsenen Frau ist ca. 9 cm lang, die Länge zwischen Fundus und Muttermund beträgt 7-8 cm. Die Eileiter sind 11-14 cm lang, die Ovarien 7-10 g schwer.

Die vierte Entwicklungsphase **(Phase IV)** erstreckt sich vom 21. bis zum 28. Lebensjahr. Das Nieren-Qi hat nun seinen Höhepunkt erreicht. Äußeres Zeichen hierfür sind neben dem Wuchs der Weisheitszähne ein starker Knochenbau sowie eine kräftige Muskulatur und ein Unterhautfettgewebe, das reich an kollagenen Fasern ist. Die äußere Erscheinung offenbart straffe elastische und strahlende Haut sowie gesundes und kraftvolles Haar. Insgesamt ist die Frau jetzt in der besten physischen Verfassung ihres Lebens. Diese Zeit ist auch die Hochzeit für die Fortpflanzungsfähigkeit der Frau.

Die fünfte Entwicklungsphase, die bis zum 35. Lebensjahr reicht **(Phase V)**, markiert den Beginn der Rückbildung (mit etwa 35 Jahren). Das Qi der Yangming-Leitbahnen von Magen und Dickdarm reicht nicht mehr ganz nach oben in den Gesichtsbereich, oder genauer gesagt, es wird zum Bereich des Gesichts hin schwächer. Die Elastizität der Haut nimmt infolgedessen ab, die Struktur der Gesichtshaut der Frau zeigt nun das Bild der sog. „reifen Haut". Vermehrt zeigt sich nun auch die Neigung zum Ausfall des Haares. Während im äußeren Erscheinungsbild der Frau bereits Veränderungen sichtbar werden, bleiben die Geschlechtsorgane von diesen noch unberührt.

Die sechste Entwicklungsphase reicht vom 35. bis zum 42. Lebensjahr **(Phase VI)**. In dieser Zeit nimmt das Qi der drei Yang-Leitbanen (Taiyang, Shaoyang, Yangming) im oberen Teil des Körpers deutlich ab. Die Folge sind das Sprießen grauer Haare an den Tempora, es kommt zu einer Alterung der Haut im Gesichts- und Halsbereich durch Lockerung des Gewebes. In dieser

Zeit beginnt auch allmählich der Alterungsprozeß des gesamten Körpers. Der Teil des Nieren-Qi, der mit der Sexualfunktion der Frau in Verbindung steht, nimmt ab, dadurch wird die Menstruationsmenge gegenüber den vorherigen Lebensphasen deutlich verringert, erste Unregelmäßigkeiten im Zyklus ergeben sich. Die zunehmende Gefahr einer Trisomie 21 (Down-Syndrom) bei Kindern von Müttern in höherem Lebensalter rührt von eben dieser Schwäche des Nieren-Qi.

In der siebten Entwicklungsphase (Phase VII), die das Lebensalter zwischen 49 und 65 Jahren abdeckt, nimmt das Nieren-Qi, welches für die Sexualfunktionen verantwortlich ist, weiter ab, so weit, daß die Sexualfunktionen der Genitalorgane letztlich nicht mehr unterstützt werden können. Hormonell bedeutet dies die zahlenmäßige Abnahme der Ovarfollikel durch Verbrauch und Atresie und eine progrediente Verminderung der hormonproduzierenden Gewebe. Das Endometrium nimmt an Dicke deutlich ab, der Uterus atrophiert, die Menstruation wird geringer und bleibt letztlich ganz aus. Die letzte von der Hormonfunktion des Ovars gesteuerte uterine Blutung ist die **Menopause**, die zwischen dem 52. und 54. Lebensjahr liegt. In dieser Zeit kommt es aus endokriner Sicht zu einer vermehrten hypophysären Bildung von thyreotropem und kortikotropem Hormon, als deren Folge eine Überfunktion von Schilddrüse und Nebennierenrinde.

Körperlich macht sich der Mangel an Nieren-Qi bemerkbar in einer Lockerung der Zähne und in der Neigung der Frau zum Knochenabbau, zur Osteoporose. Die Erschlaffung der Haut, die Lichtung des Haares allgemein und die Vermehrung

unpigmentierter Haare sind die Folge einer weiteren Abschwächung des Qi der drei Yang-Leitbahnen (Magen, Gallenblase, Dickdarm) im oberen Bereich.

Die achte Entwicklungsphase (Phase VIII) beginnt mit dem 56. Lebensjahr. Die Fortpflanzungsfunktionen der Frau sind nun nicht mehr aktiv, Uterus und Ovarien sind atrophiert. Der Knochenabbau und die Verkleinerung der Zwischenwirbelscheiben ist weiter fortgeschritten, so daß sich ab jetzt eine Verkleinerung der Körpergestalt um wenige Zentimeter zeigt. Das für die Sexualfunktionen notwendige Nieren-Qi ist nun nicht mehr wirksam, das bedeutet, daß die gebildete Östrogenmenge im weiblichen Organismus niedrig ist. Sie ist jedoch nicht gleich null, sondern lediglich auf einem altersentsprechenden physiologischen Niveau. Das für die Lebensfunktionen verantwortliche Nieren-Qi ist weiterhin stabil, so daß insgesamt mit keinen besonderen gesundheitlichen Problemen zu rechnen ist, sondern eher mit einer geringeren Infektanfälligkeit der Frau im höheren Lebensalter.

Diese Erkenntnisse bezüglich der verschiedenen Entwicklungsstadien des weiblichen Organismus sind in rudimentärer Form bereits im ersten Abschnitt des *Huangdi Neijing* verankert. Dort heißt es:

„Bei Frauen ist mit sieben Jahren das Nieren-Qi reichlich, die Zähne erneuern sich, das Haar wächst. Mit zweimal sieben Jahren ist das Himmelswasser angekommen, der Renmai durchgängig, das Taichonggefäß gefüllt, geht die Menstruation regelmäßig ab; deshalb bekommt sie Kinder. Mit dreimal sieben Jahren ist das Nieren-Qi reif, deshalb bilden sich die Weisheitszähne, und der Körper ist ausgewachsen. Mit viermal sieben Jahren sind Sehnen und Knochen stabil, das Haar ist in der Phase üppigsten Wuchses, der Körper voll Kraft. Mit fünfmal sieben Jahren werden die Yangming-Leitbahnen schwach, das Gesicht beginnt faltig zu werden, das Haar beginnt auszufallen. Mit sechsmal sieben Jahren sind die drei Yang-Leitbahnen noch weiter abgeschwächt, das Gesicht ist gänzlich faltig, das Haar beginnt weiß zu werden. Mit siebenmal sieben Jahren ist der Renmai leer, die Taichong-Leitbahn schwach, das Himmelswasser ausgetrocknet, die Erdbahn nicht mehr durchgängig, deshalb ist die körperliche Gestalt zerfallen, und sie kann keine Kinder mehr empfangen."

In jeder Phase seiner Entwicklung unterliegt der weibliche Organismus der dominierenden Steuerung durch einen anderen Funktionskreis (Abb. 2). In den Phasen II und III dominiert, wie gesehen, die Niere. Sie spielt in dieser Zeit die tragende Rolle in der Unterstützung der Entwicklung. Sekundär wirkt die Milz in diesen Phasen unterstützend mit, da die Niere von der Ernährung durch das Milz-Qi abhängig ist. Störungen, die sich im weiblichen Organismus in dieser Lebensphase ergeben, werden vornehmlich über den Nierenfunktionskreis therapiert. Für die Frau in der Lebensphase zwischen dem 28. und 49. Lebensjahr (Phase IV-VII) ergibt sich eine gänzlich andere Lebenssituation als in ihren früheren Jahren. Soziale wie berufliche und familiäre Verpflichtungen stehen jetzt im Mittelpunkt ihres Lebens und bestimmen ihren Alltag. Aus dieser Alltags-situation ergibt sich eine besondere Beeinflussung und Belastung ihrer Psyche. Streß, Eile und Nervosität belasten die Psyche und damit den Leberfunktionskreis. Die Leber ist in dieser Phase das bestimmende Organ für den weiblichen Organismus. In der achten Lebensphase rückt v. a. die Milz in den Vordergrund. Sie muß insbesondere geschützt und genährt werden, da sie das Organ ist, von dem die Niere, deren Funktion im Laufe der Jahre stetig abgenommen hat, abhängig ist. Sind alle Organe im harmonischen Gleichgewicht, beginnt in dieser achten Phase das sog. „goldene Zeitalter" der Frau.

Die oben beschriebenen acht Entwicklungsphasen der Frau beschreiben lediglich die Entwicklungsphasen auf der somatischen, körperlichen Ebene. Die Frau als solche besteht jedoch nicht nur aus ihrer körperlichen Hülle, sondern sie ist ein Wesen aus Körper und Geist. Ihr Leben ist ein Lern- und Erfahrungsprozeß, in welchem sie ständig an Reife gewinnt. Diese Reife strahlt nach außen und verleiht der Frau so eine neue Art der Attraktivität. Auf der körperlichen Ebene vollzieht sich mit zunehmendem Alter ein Prozeß der Dekadenz, der auf geistiger Ebene durch einen Wandel zu Reife und Vollkommenheit kompensiert wird.

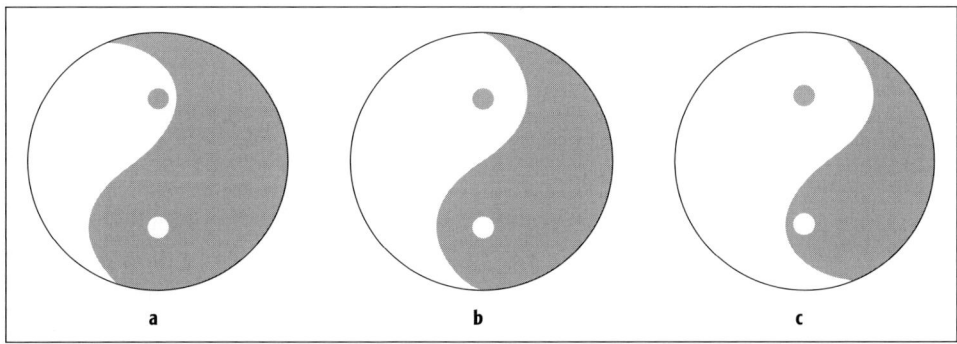

Abb. 2: Die Entwicklung des weiblichen Organismus als Funktion von Yin und Yang.

Insgesamt vollzieht sich im Leben der Frau von der Geburt bis ins hohe Alter ein Wechsel von einem Yin- zum Yang-Überschuß. Vom Mädchen bis zur jungen Frau herrscht im weiblichen Organismus ein Überschuß von Yin gegenüber Yang (Abb. 2). Daher rührt die Neigung von Mädchen und jungen Frauen zu Frösteln und ihr Verlangen nach Wärme. Im mittleren Alter hat ein Ausgleich zwischen beiden Elementen stattgefunden. In höherem Alter, beginnend mit der Zeit des Klimateriums, vollzieht sich allmählich ein Wandel des Yin-Yang-Verhältnisses hin zu einem Yang-Überschuß. Dies äußert sich z. T. in den bekannten Hitzewallungen oder auch darin, daß die Frau im höheren Lebensalter kühlere Orte bevorzugt und sich tendenziell eher gegen Hitze als gegen Kälte schützt.

3.2 Die Menstruation

Die Menstruation ist von Qi und Blut abhängig, sie wird direkt durch die Speicherorgane Niere, Leber, Herz, Milz und z. T. durch die Lunge regiert. Daneben sind die vier Extraleitbahnen Renmai, Chongmai, Dumai und Daimai sowie die Shaoyin- und die Taiyang-Leitbahn der Hand (Herz und Dünndarm) für den regelmäßigen Abgang der Menstruation mitverantwortlich. Bereits die früheste Quelle für die Physiologie der Menstruation, das *Huangdi Neijing*, nimmt Bezug auf einige wichtige Faktoren für Physiologie der Menstruation und Fruchtbarkeit der Frau: Niere, „Himmelswasser" sowie Chongmai und Renmai (→ s. o.).

Bedeutung der Speicherorgane

Die **Niere** als Wurzel des Lebens spielt für die Menstruation die wichtigste Rolle. Die Niere speichert nach der Lehre der chinesischen Medizin die Essenz (*jing*), die Essenz kann sich zu Qi wandeln, das Qi kann seinerseits Essenz hervorbringen, Essenz wiederum ist Baustoff des Blutes (*xue*). Essenz und Blut haben damit den gleichen Ursprung. Beide Stoffe bilden die materielle Grundlage für die biologische Aktivität des weiblichen Körpers und sind damit insbesondere die Grundlage der Menstruation. Das aus der Nierenessenz hervorgegangene Qi regiert die Funktion des „Himmelswassers", ohne das es nicht zum Einsetzen der Menstruation kommen kann.

Die **Leber** hat regulierende Funktion auf Auftreten und Rhythmus der Menstruation sowie auf die abgehende Blutmenge, weil sie die Funktion des Speicherns von Blut erfüllt, und dieses Speichern impliziert die Regulierung des Blutmeeres (*xuehai*) des Körpers. Wenn die Leber ihre Funktion erfüllt, kann sie das gespeicherte Blut nach unten in die Gebärmutter leiten. Aus dieser Funktion der Leber für die Menstruation der Frau leitet sich der Satz ab „Die Leber ist die erste Quelle der Frau".

Das **Herz** regiert die Blutgefäße. Das Herz-Qi aktiviert den Fluß des Blutes und sorgt für dessen Transport in die Leitbahnen, z. B. in diejenigen, die mit der Gebärmutter in direkter Verbindung stehen. Somit ist das Herz mitverantwortlich für den fristgerechten Abgang des Blutes.

Blut ist die materielle Grundlage der Menstruation. Für seinen Transport bedarf das Blut der Aktivität des Qi. Beide, Blut und Qi, sind in ihrer Entstehung und Wandelung von der Funktion von **Milz** und **Magen** abhängig. Die Milz leitet die Nährstoffe aus der Nahrung nach oben, der Magen leitet die Abfallprodukte zur Ausleitung nach unten in die Ausscheidungsorgane. Milz und Magen ergänzen sich im Verdauungs- und Resorptionsprozess und in der Ernährung des gesamten Körpers. Eine normale Funktion von Milz und Magen garantiert somit ausreichende Fülle von Blut und Qi. Am Punkt Ma 30 (qichong) laufen die Leitbahnen von Magen (Yangming des Fußes) und der Chongmai zusammen, ein Teil des Qi der Magenleitbahn entlädt sich in diesem Punkt. Der Chongmai ist der Yangming-Leitbahn damit untergeordnet. Insofern ist der Chongmai als das eigentliche Blutmeer der Frau (→ s. u.) bei normaler Funktion von Magen und Milz gefüllt.

Die **Lunge** hat von allen Speicherorganen den geringsten Bezug zur Menstruation, dennoch ist dieser nicht gänzlich zu vernachlässigen. Die Lunge ist das Hauptorgan für Qi. Schwaches Lungen-Qi bedeutet schwache Qi-Zirkulation, was mit einer schwachen Zirkulation des Blutes zusammenhängt. Die Lunge ist damit mitverantwortlich für die ausreichende Versorgung der Gebärmutter mit Blut.

Die Speicherorgane Niere, Leber, Herz, Milz und Lunge haben also unmittelbaren Bezug zur Menstruation. Der Zusammenhang dieser Organe mit der Menstruation macht auch den *Zusammenhang mit der psychischen Verfassung der Frau* mit der Menstruation deutlich, da alle Speicherorgane mit bestimmten geistig-psychischen Regungen des Menschen in Verbindung stehen: Nach der Lehre von den Fünf Phasen wird die Niere durch Angst beeinträchtigt, die Leber durch Ärger geschädigt, während die Milz mit Grübelei in Verbindung steht und das Herz für die mentale Verfassung in ihrer Gesamtheit verantwortlich ist. (→ Kap. 4.2.2., S. 36)

Bedeutung der außerordentlichen Leitbahnen

Den drei sog. „außerordentlichen Gefäßen" oder Extraleitbahnen **Renmai**, **Chongmai** und **Dumai** ist zunächst gemeinsam, daß sie den gleichen Ursprung in der Gebärmutter haben. Alle drei Leitbahnen verlaufen zuerst zum Punkt huiyin (Ren 1), ehe sie von dort verschiedene Verläufe nehmen. Der Renmai, die Kontrolleitbahn aller Yin-Leitbahnen, verläuft ventral auf der mediosternalen Linie, der Dumai, der Gouverneur aller Yang-Leitbahnen, zieht entlang der Wirbelsäule nach oben. Durch eine Netzbahn unterhält der Dumai Kontakt zur Niere. Beide Leitbahnen, Renmai und Dumai, laufen am Punkt chengjiang (Ren 24) zusammen.

Der Chongmai läuft zusammen mit der Nierenleitbahn parasternal nach oben. Er hat Verbindung zu allen anderen Leitbahnen und zu allen inneren Organen. Damit kontrolliert er den Fluß von Qi und Blut im ganzen Körper, woher sein Name als „Blutmeer" oder „Meer aller Leitbahnen" stammt. Die drei Leitbahnen Renmai, Dumai und Chongmai laufen im Genitalbereich, im Bereich vom Punkt qichong (Ma 30), durch innere Verläufe mit denen von Nieren-, Milz- und Magenleitbahn zusammen. Dadurch kontrollieren sie einander und regulieren gemeinsam das Gleichgewicht von Qi und Blut im Körper und damit auch den geregelten Abgang des Menstruationsblutes, das nichts anderes als ein „Überschuß" aus dem Blut der Leitbahnen ist.

Der **Daimai** entspringt am Punkt zhangmen (Le 13) und umläuft die Taille wie ein Gürtel. Anders als die anderen Leitbahnen verläuft er nicht vertikal, sondern horizontal. In seinem Verlauf umschließt er die anderen Leitbahnen und kontrolliert sie damit. Dementsprechend heißt es in der traditionellen Literatur: „Der Daimai bindet alle anderen Gefäße und hält sie im Gleichgewicht."

Über die Beziehung der Leitbahnen von Herz und Dünndarm (Shaoyin und Taiyang der Hand) zur Menstruation wird in der chinesischen Literatur wenig geschrieben, dennoch kommt ihnen gewissermaßen die gleiche Bedeutung zu wie Renmai und Chongmai; dies ist eine alte Weisheit, die bereits aus dem *Zhubing yuanhou lun* zu entnehmen ist. Das Herz regiert, wie gesehen, die Blutgefäße und ist mit für die Verteilung des Blutes im Körper verantwortlich, damit auch für den regelmäßigen Abgang der Menstruation. Im Falle einer Schwangerschaft ist das Herz und damit auch seine Leitbahn im oberen Teil des weiblichen Körpers für die Bildung der Muttermilch verantwortlich. Dies muß im gleichen Maße für die zur Shaoyin-Leitbahn im Innen-Außenverhältnis stehende Taiyang-Leitbahn der Hand (Dünndarm) gelten.

Letztendlich sind die beiden Leitbahnen **Baomai** und **Baoluo** am Abgang der Menstruation beteiligt. Der Baomai umgibt die Gebärmutter in einer tieferen Schicht, der Baoluo an einer oberflächlicheren. Beide sorgen für eine geregelte Durchblutung der Gebärmutter, Verstopfung der beiden Leitbahnen rufen menstruelle Störungen hervor (→ s. u.).

3.2.1 Der menstruelle Zyklus

Die Entwicklung des weiblichen Organismus vollzieht sich in einem Rhythmus von sieben Jahren. Wie der biologische Rhythmus der körperlichen und geschlechtlichen Entwicklung folgt auch der menstruelle Zyklus der Zahl Sieben (Abb. 3).

Die Geschlechtsreife der Frau beginnt nach traditioneller Lehre, wie gesehen, mit der Menarche im Alter von 2 x 7, also 14 Jahren, die Menopause liegt traditionell bei 7 x 7, also 49 Jahren. In der Zeit zwischen dem 14. und 49. Lebensjahr liegen menstruelle Zyklen von jeweils 28 (4 x 7) Tagen. In der modernen chinesischen Medizin gelten jedoch auch Zyklen von 21 (3 x 7) oder 35 (5 x 7) Tagen als normal und physiologisch, sofern sie regelmäßig sind. Die normale Menstruationsdauer liegt bei etwa 7 Tagen, die abgehende Blutmenge liegt zwischen 50-80 ml. Gesundes Menstruationsblut ist von frischer roter Farbe, gut flüssig, frei von Klumpen und geruchsarm. Im Normalfall ist die Menstruation nicht von weiteren Beschwerden begleitet.

Die hormonelle Steuerung des ovariellen Zyklus

Die Regelung der Menstruation erfolgt über den ovariellen Zyklus, die zyklische Bereitstellung befruchtungsfähiger Eizel-

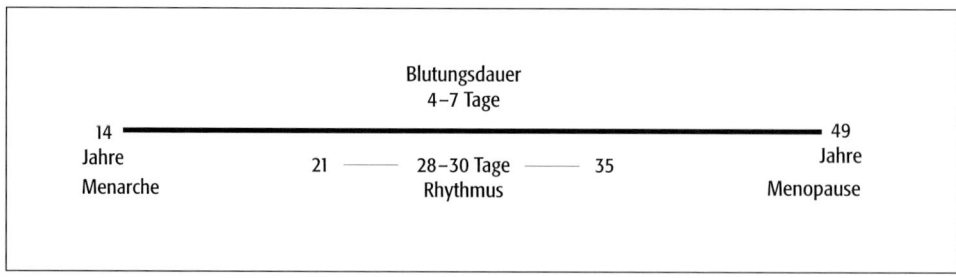

Abb. 3: Der menstruelle Zyklus. (→ Abb. 18, S. 101)

len. Dieser Zyklus, der die Zeitspanne zwischen dem Beginn einer Menses bis zum Beginn der nächsten umfaßt, unterliegt vornehmlich einer endogenen Steuerung. Er beginnt mit der Stimulation der Follikel und kulminiert in der Freisetzung des Eies, der Ovulation. Tritt keine Befruchtung ein, endet der Zyklus mit der Abstoßung der Gebärmutterschleimhaut, des Endometriums. Man unterscheidet im allgemeinen zwei Phasen, die Proliferationsphase und die Sekretionsphase. Die Proliferationsphase steht unter dem Einfluss eines steigenden Östrogenspiegels. Dieser erreicht ab etwa der Mitte des Zyklus kurz vor der Ovulation seinen Höhepunkt. Unter dem Einfluß von FSH (follikelstimulierendes Hormon) und LH (luteinisierendes Hormon) wurden bereits die Wachstums- und Reifungsvorgänge in den größeren Follikeln in Gang gebracht. Aus dem Follikelhort wurde der dominante, für die Ovulation bestimmte Follikel, der spätere *Graafsche Follikel*, ausgewählt. Dieser *Graafsche Follikel* hat kurz vor der Ovulation

einen Durchmesser von ca. 100-140 µm. Am 14. Tag des Zyklus springt der Follikel und gibt die Eizelle frei. Die Eizelle wandert anschließend unter dem Einfluß von Östrogenen und Gestagenen durch den Eileiter. Der Transport dauert 3-4 Tage. Mit dem 15. Tag bis zur nächsten Blutung reicht dann die anschließende Sekretionsphase. In dieser Phase dominiert das Progesteron, das von dem Gelbkörper des gerade gesprungenen Follikels gebildet wird. Mit dem Absinken von Östrogenen und Gestagenen am Ende der Sekretionsphase kommt es zur Menstruation (Abb. 4).

Die Phasen des menstruellen Zyklus

Der Fluß der Menstruation ist abhängig von der Fülle des Blutmeeres. Wenn das Blutmeer gefüllt ist, wird, wie gesehen, über die Verteilungsfunktion der Leber das Blut abgestoßen. Nach dem Abgang des Menstruationsblutes ist das Blutmeer leer. In dieser Postmenstruationsphase ist der Körper von der Ernährung durch die Milz und die Erwärmung durch die Niere ab-

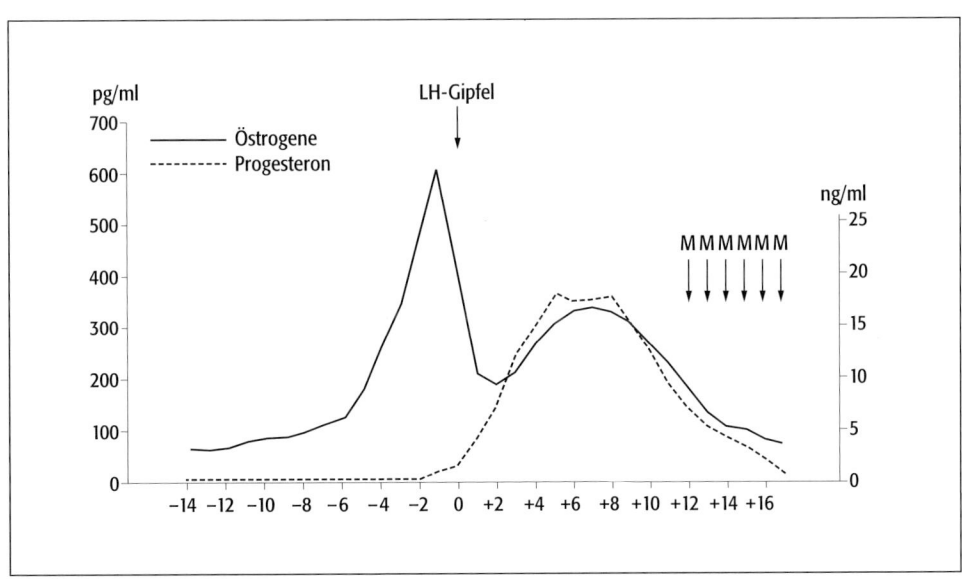

Abb. 4: Östrogenkurve.

hängig. Durch die Funktion dieser beiden Organe und die Verdampfungsfunktion des Dreifachwärmers wird das Nahrungs-Qi, das von außen in den Körper ein gebracht wird, wieder zu Blut gewandelt. Der eigentliche Wandel des Nahrungs-Qi zu rotem Blut vollzieht sich in der Präovulationsphase im wesentlichen unter dem Einfluß des Herzens. Von dort wird das Blut wieder in das Blutmeer transportiert. Das Endometrium nimmt in der Zeit an Dicke zu und ist um den 10. Tag am dicksten. In der Mitte des Zyklus, um den Zeitpunkt der Ovulation, kommt es allmählich zur Einlagerung von Glykogendepots. Diese sind Nahrungsdepots für ein befruchtetes Ei. In dieser Phase der Glykogeneinlagerung ist das Blutmeer vollends aufgefüllt. Findet in dieser Phase keine Befruchtung statt, beginnt die Verteilungsfunktion der Leber in der prämenstruellen Phase, nach dem 21. Zyklustag, von neuem zu wirken.

Die Temperaturkurve als Funktion des Verhältnisses von Yin und Yang

Während der Menstruation, in der Phase des Blutabganges, geht die Körpertemperatur der Frau nach unten auf ihr physiologisches Niveau. Der Abgang des Blutes bedeutet Leere des Blutmeeres und damit einen Yin-Mangel. Dadurch, daß die Körpertemperatur (Yang) in dieser Phase jedoch auf einem beständigen Niveau bleibt, entsteht nun eine Situation relativen Yang-Überschusses.

Die Ovulation als Prozeß ist abhängig von Energie. Aus diesem Grund geht die Körpertemperatur in der präovulatorischen Phase zunächst etwas nach unten. Wenn es zur eigentlichen Ovulation, zur Freisetzung des Eies, kommt, steigt sie unter dem Einfluß des Yang auf ein höheres Niveau. Die Erhöhung der Körpertemperatur ist eine Funktion des Yang. In der postovulatorischen Phase, wenn das Blut-

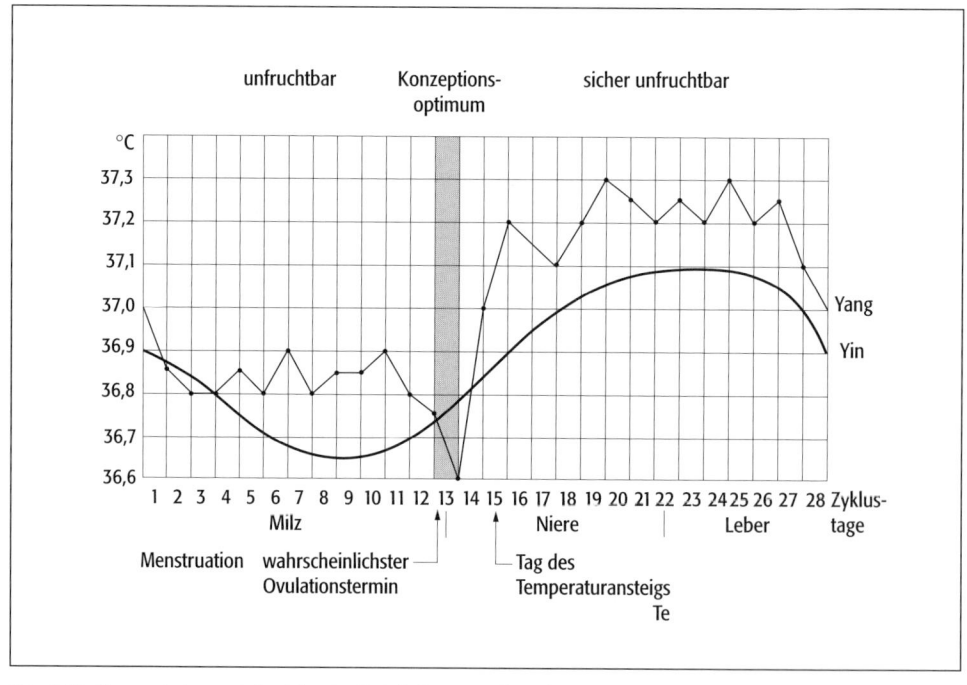

Abb. 5: Die Temperaturkurve als Funktion des Verhältnisses von Yin und Yang.

meer vollends aufgefüllt wird, befinden sich Yin und Yang schließlich wieder im relativen Gleichgewicht, um für den Fall einer Befruchtung die optimalen körperlichen Voraussetzungen zu schaffen (Abb. 5).

3.2.2 Besondere physiologische Phänomene

Die traditionelle chinesische Medizin kennt verschiedene Phänomene hinsichtlich des menstruellen Zyklus, die zwar nicht gewöhnlich, aber auch nicht pathologisch – und damit therapiebedürftig – sind. Einige von ihnen wurden bereits von dem berühmten Arzt Wang Shuhe aus dem dritten nachchristlichen Jahrhundert entdeckt und fanden Eingang in dessen Hauptwerk *Maijing* (Pulsklassiker). Wang Shuhe erkannte das Phänomen, daß die Menstruation regelmäßig einmal in zwei Monaten auftritt, als physiologisch an und gab ihm den Namen *bingyue* (Doppelmonat). Die Menstruation, die regelmäßig einmal in drei Monaten auftritt, erhielt den Namen *jujing* (verweilende Regel). Auch eine Menstruation, die bei einer

ansonsten gesunden Frau lediglich einmal in einem Jahr auftritt, gilt seit Wang Shuhe als physiologisch und nicht therapiebedürftig. Sie ging unter dem Namen *binian* (aufhebendes Jahr) in die medizinische Fachliteratur ein.

> Das einzig wichtige Kriterium für die Einstufung als physiologisches Phänomen war in allen Fällen lediglich die Regelmäßigkeit des Auftretens.

Seit dem 16./17. Jahrhundert ist in der chinesischen Frauenheilkunde auch das Phänomen bekannt, das in der heutigen Schulmedizin unter dem Begriff „Kryptomenorrhoe" zusammengefaßt wird. Es bedeutet, daß es trotz Fertilität der Frau nicht zum Einsetzen der Menstruation kommt. Im Chinesischen erhielt es den bildhaften Namen „verborgene Menstruation" (*anjing*).

Der regelmäßige Abgang kleinerer Blutmengen während der Schwangerschaft gilt in der chinesischen Medizin als nicht therapiebedürftig, sofern der Fötus keinen Schaden erleidet.

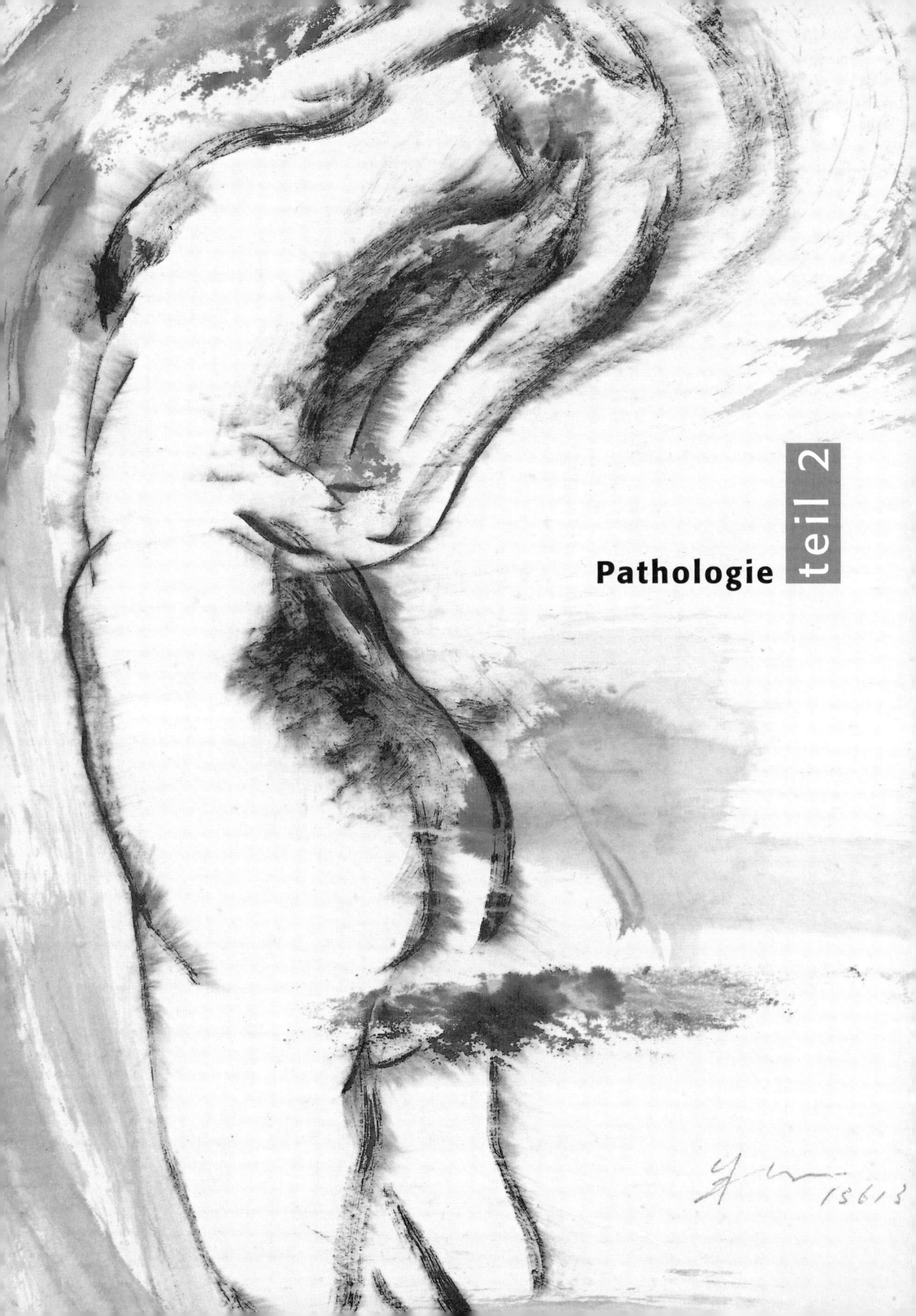

Pathologie teil 2

Auf der Grundlage der Einteilung in die verschiedenen Entwicklungsabschnitte des weiblichen Organismus und den Erkenntnissen zur Physiologie der Menstruation erheben sich in einem weiteren Schritt die Fragen, welche möglichen Störungen sich in den einzelnen Entwicklungsabschnitten der Frau ergeben können und welche Konsequenzen Störungen der Organsysteme und Leitbahnen, die für die Physiologie des weiblichen Organismus von besonderer Bedeutung sind, nach sich ziehen können.

4.1 Mögliche Erkrankungen des weiblichen Organismus in seinen verschiedenen Entwicklungsphasen

In seinen verschiedenen Entwicklungsphasen ist der weibliche Organismus für verschiedene Arten von Erkrankungen besonders anfällig (Abb. 6). Im ersten Lebensabschnitt (A) treten zumeist Erkrankungen auf, die mit einer Schwäche in den Funktionskreisen Niere und Milz in Verbindung stehen. Bei Schwächezuständen der Milz ist der primäre angeborene von dem sekundären, durch falsche Ernährung erzeugten, zu unterscheiden. Beide haben jedoch den gleichen Einfluß auf die Niere, denn in beiden Fällen ist die Milz nicht in der Lage, die Niere zu ernähren. Die Konsequenzen auf die Entwicklung des Mädchens sind häufig eine verspätete Menarche.

Der Lebensabschnitt der Frau, der durch die Menstruation bestimmt ist (B), teilt sich in drei verschiedene Phasen, in denen es jeweils zu bestimmten, besonders häufig auftretenden Erkrankungen oder Störungen kommen kann.

In der frühen Phase ist vornehmlich unzureichendes Nieren-Qi die Ursache für Unregelmäßigkeiten der Menstruation oder Amenorrhoe. Ein weiteres wichtiges Symptom des unzureichenden Nieren-Qi in dieser Phase ist die Dysmenorrhoe (a). In der Zwischenphase (b) spielen v. a. Störungen eine Rolle, die mit Schwangerschaft und Geburt in Verbindung stehen. Es sind dies z. B. die Infertilität. Die Infertilität hat Fülle-, Kälte- sowie Zustände von Blockaden durch Schleim-Feuchtigkeit zur Ursache. Während der Schwangerschaft kommt es in der Regel zu keinen weiteren Störungen oder Beschwerden, da diese Phase eine normaler Prozeß des weiblichen Organismus ist. Auftretende Schwangerschaftsbeschwerden sind so gesehen

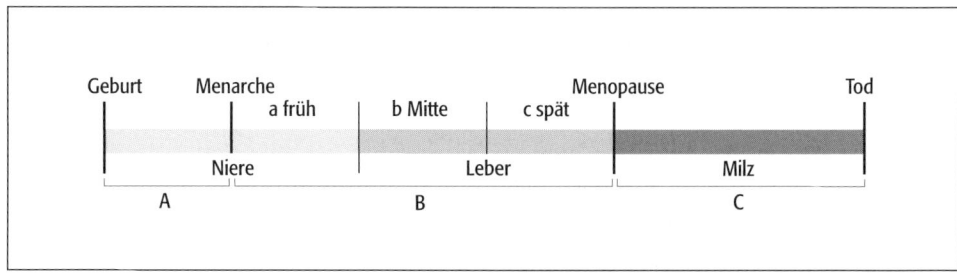

Abb. 6: Die Lebensabschnitte der Frau.

eine Reflektion von Störungen des Organismus, die bereits vor dem Eintritt der Schwangerschaft bestanden. Die Zeit nach der Entbindung ist insofern ein wesentlicher Zeitpunkt für den weiblichen Organismus als der Körper nun in einem extremen Leere- oder Erschöpfungszustand befindlich ist und damit besonders anfällig für die exogenen Einflüsse Kälte, Wind und Hitze. Diese exogenen Einflüsse können jetzt chronische Beschwerden wie Gliederschmerzen, Kopfschmerzen sowie Schwächezustände verursachen. Sie sind nur sehr schwer therapierbar, erfahrungsgemäß am ehesten nach der nächsten Entbindung.

Im letzten Abschnitt der menstruell dominierten Lebensphase (c) ist das Nieren-Qi, welches mit der Menstruation in Verbindung steht, bereits im Abbau begriffen, während der Leberfunktionskreis durch die Hektik des Alltags stark beansprucht ist. Dadurch ergibt sich ein Mißverhältnis zwischen Niere und Leber. Dieses Mißverhältnis ist die Hauptursache für die klimakterischen Beschwerden wie Hitzewallungen, Schweißausbrüche, Herzjagen, Schlafstörungen etc. Eine weitere, in diesem Lebensabschnitt häufig auftretende Störung ist die Bildung von Myomen, Zysten und Fibromen. Diese sind im wesentlichen eine Manifestation stagnierenden Leber-Qis als Folge psychischer Störungen. Der Abbau des Nieren-Qi ist Ursache für die auftretenden Unregelmäßigkeiten der Menstruation.

In jedem Lebensabschnitt der Frau kann es zu Entzündungen in den Genitalorganen kommen. Besonders häufig treten sie in der Säuglingsphase und nach der Menopause im Senium auf. Mögliche Krankheitsfaktoren sind Feuchtigkeit, in Kombination mit Hitze oder Kälte. Auf die auslösenden Faktoren der verschiedenen Störungen des weiblichen Organismus werden wir im folgenden eingehen.

4.2 Pathogene Faktoren

Die pathogenen Faktoren, die auf den weiblichen Organismus einwirken, lassen sich wie in der inneren Medizin einteilen in

- die exogenen klimatischen,
- die endogenen psychischen Faktoren und
- Faktoren, die weder exogen noch endogen sind, z. B. Lebensgewohnheiten und konstitutionelle Bedingungen.

4.2.1 Exogene Faktoren

Die Menstruation provoziert im Körper der Frau einen Mangelzustand, d. h. genauer einen Zustand des Blutmangels. Aus diesem Grund ist der weibliche Körper insbesondere während der Menstruation anfällig für die Aufnahme pathogener Faktoren von außen, d. h. für die beiden Yin-Faktoren Kälte und Feuchtigkeit sowie die Yang-Faktoren Hitze, Trockenheit und Wind. Wind ist insofern der oberste Krankheitsfaktor als er die Fähigkeit besitzt, durch kleinste Öffnungen hindurchzudringen. Wind dringt schnell in den Körper ein und entfaltet dort seine zerstreuende Wirkung. Er ist im wesentlichen an der Körperoberfläche aktiv und verursacht dort Symptomatiken wie Kopfschmerz, Gliederschmerz oder Hauterkrankungen.

Zum einen ist Wind als eigenständiger Krankheitsfaktor aktiv, daneben trägt er aber auch die übrigen exogenen Krankheitsfaktoren in den Körper, die ohne seine Aktivität nur schwer eindringen könnten.

Feuchtigkeit und Kälte treten meist in Kombination auf. Sie werden durch den Yang-Faktor Wind in den Körper hineintransportiert und verursachen ähnliche Symptome. **Kälte**, der wichtigste exogene Faktor, dringt vornehmlich während der Menstruation oder nach der Entbindung durch die Vagina in den weiblichen Körper ein, insbesondere in das Blut. Er übt einen erstarrenden Einfluß auf den Kreislauf von Qi und Blut aus. Durch das Erstarren von Qi und Blut werden menstruelle Störungen wie Dysmenorrhoe, Amenorrhoe bis hin zur Sterilität hervorgerufen. Besonders begünstigt wird die Aufnahme des Kältefaktors durch Gewohnheiten wie Barfußlaufen auf Stein, langes Schwimmen in kaltem Wasser, das Tragen zu kurzer oder leichter Kleidung bei kaltem oder naßkaltem Wetter oder das Sitzen auf kalten Steinen.

Feuchtigkeit ist von ihrer Qualität her schwer, undurchsichtig – und damit einer Therapie schwer zugänglich. Feuchtigkeit beeinträchtigt den Lauf des Qi, insbesondere aber wirkt sie sich schädigend auf die Funktion der Milz aus. Das Eindringen von Feuchtigkeit in die Milz zeigt sich allgemein in der Aufgedunsenheit des Körpers und Ödembildungen, im gynäkologischen Bereich v. a. in der Bildung von Fluor und in Amenorrhoe. Langfristiges Verweilen an feuchten Orten, Schwimmen und Regennässe während der Menstruation sind diejenigen Faktoren, welche die Aufnahme von Feuchtigkeit in den Körper fördern.

Zu den äußeren Hitzefaktoren zählen neben klimatischer Hitze die Infektionen. **Hitze** erschöpft das Qi, greift die Körper-

flüssigkeiten an und bringt das Blut in Wallung. Der Einfluß von Hitze auf das Blut bewirkt zum einen, daß Blut aus den Blutbahnen heraustritt, und zum anderen, daß die beiden Gefäße Chongmai und Renmai beeinträchtigt werden. Die Folge können Menorrhagien sein oder Epistaxis beim Einsetzen der Menstruation (*daojing*).

Für die Frauenheilkunde sind vor allem die Faktoren Kälte, Trockenheit und Hitze von Bedeutung, da sie direkt ein Krankheitsgeschehen verursachen. Wind fungiert hier im wesentlichen als Transportmittel.

Trockenheit hat keinen direkten Bezug zur Frauenheilkunde. Aus diesem Grund wird sie hier ausgespart.

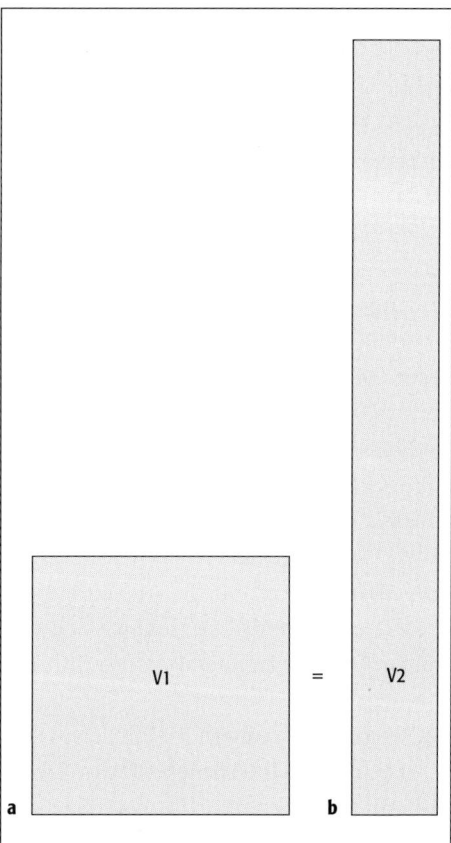

Abb. 7: Reizdauer und Reizintensität.

4.2.2 Endogene Faktoren

Für die Gesundheit des weiblichen Organismus ist insbesondere die **emotionale** Lage, die psychische Verfassung der Frau von großer Bedeutung. Unter Normalumständen können emotionale Stimmungen und Stimmungsschwankungen kompensiert werden. Negative Stimmungen können jedoch zu Krankheitsfaktoren werden. Ob sie letztlich zu Krankheitsfaktoren werden, ist zum einen von der Reizintensität, zum anderen von der Reizdauer abhängig. Ein kurzer, starker Reiz über eine bestimmte Grenze hinaus (V1) hat letztlich den gleichen pathogenen Effekt wie ein langfristiger, schwächerer Reiz (V2) (Abb. 7).

Das Ergebnis einer pathogenen Einwirkung emotionaler Faktoren sind Dysfunktionen von Qi und Blut und der inneren Organe. Auf den weiblichen Organismus wirken emotionale Faktoren, wie Grübelei (Milz), Ärger (Leber), Angst (Niere) und Trauer (Lunge), die ihre Manifestation in den unterschiedlichsten menstruellen Störungen zeigen können.

Ärger (nu) ist ein wesentlicher psychischer Faktor, dessen pathogene Wirkung auf den weiblichen Organismus bereits früh in der chinesischen Medizingeschichte erkannt wurde. Das, was die traditionelle chinesische Medizin „Ärger" (nu) nennt, impliziert zunächst Stimmungslagen und Gebaren wie etwa Eifersucht, trotziges Schweigen und das erzwungene Unterdrücken von negativen Gefühlen gegenüber anderen Personen. Sie führen im bildlichen Sinne zu einem „Unterdrücken" des Leber-Qi. Im feudalistischen China waren solche Verhaltensweisen und Stimmungen ein bedeutender Ursachenfaktor für Störungen des weiblichen Organismus, denn jede verheiratete Frau sah sich täglich mit Rivalinnen im eigenen Haus konfrontiert, ohne die Möglichkeit einer Einflußnahme auf ihr Schicksal. In moderner Zeit impliziert der Begriff nu v. a. Aggressivität, Wut sowie die entsprechenden „Ausbrüche". Solches Verhalten läßt das Leberfeuer nach oben steigen.

Gestautes und unterdrücktes Leber-Qi zieht Qi-Stagnationen im ganzen Körper, gegenläufiges Qi (qini) und Blutstaus nach sich. Die Symptome des gestauten unterdrückten Leber-Qis sind Brustbeklemmungen, Schmerzen in Flanken, Brust und Unterbauch, Zyklusverkürzungen, Menorrhagien, daneben auch, wie erwähnt, Tumorbildungen in Brust und Gebärmutter (Myome). In der Schwangerschaft kann gestautes Leber-Qi zur Unterentwicklung des ungeborenen Kindes führen, zu epileptischen Anfällen, Bluthochdruck oder zu Frühgeburten.

Aufsteigendes Leberfeuer zeigt sich vornehmlich in Symptomen im Bereich des Kopfes, z.B. ein gerötetes Gesicht, hoher Augeninnendruck, Schwellungen des Auges, pulsierende Kopfschmerzen oder Bluthochdruck.

Nachdenklichkeit und Sorgen gehören zu dem, was die chinesische Medizin **„Grübelei"** (si) nennt. Hierzu gehören auch berufliche Anspannung, innere Unsicherheit und Zukunftsängste. Langfristig gesehen können Nachdenklichkeit und Sorgen zu einer Beeinträchtigung von Milz und Magen, zur Milzschwäche, führen. Schwäche im Milzfunktionskreis bedeutet gestörte Verdauung, eine verminderte Resorptionsfähigkeit von Nährstoffen. Das Blut wird nicht ausreichend genährt, die Blutmenge vermindert. Die Unterernährung des Blutes führt ihrerseits zu einer Unterversorgung der Gefäße Chongmai und Renmai. Die durch Funktionsstörungen der Milz hervorgerufenen Störungen im weiblichen Organismus sind insbesondere Dysmenorrhoe, Oligomenorrhoe und Amenorrhoe. In der Schwangerschaft kann die Unterentwicklung des ungeborenen Kindes Folge einer Schwäche der Milz sein.

Permanente **Angstzustände** (kong) sind Faktoren, die den Funktionskreis Niere genauso belasten wie Mißhandlungen oder sexueller Mißbrauch im Kindes- und Jugendalter. Beide Aspekte der Niere, Nieren-Yang und Nieren-Yin, können davon betroffen sein. Das bedeutet, daß ständige Angst sowohl zu Nierenfunktionsschwäche, d.h. zu einer gestörten Entwässerungsfunktion, als auch zu Störungen der Speicherfunktion der Niere und damit zu Fertilitätsstörungen bei der Frau führen kann.

Der Faktor **Trauer** (bei) spielte im feudalistischen China eine bedeutende Rolle als psychischer Ursachenfaktor für Krankheiten bei Frauen: Stille Trauer und Weinen waren die einzigen möglichen emotionalen Äußerungen, die der Frau in früherer Zeit als Zeichen der Mißbilligung ihres Schicksals möglich waren. In moderner Zeit hat der Faktor Trauer weitgehend an Bedeutung verloren. Trauer gehört zur Wandlungsphase Metall und zum Funktionskreis der Lunge. Endlose Trauer und Melancholie sind die psychischen Faktoren, welche negativen Einfluß auf das Lungen-Qi ausüben. Wenn gestörtes Lungen-Qi sich nicht physiologisch absenken kann, kommt es in der Folge zu Störungen in der Zirkulation des Qi, d.h. letztlich zu Zuständen der Qi-Schwäche oder zu Qi-

Stauungen. Die klinischen Symptome im frauenheilkundlichen Bereich können Oligomenorrhoe, Menorrhagien oder Zyklusverkürzungen sein.

4.2.3 Weder exogene noch endogene Faktoren

Zu den Faktoren, die weder exogen noch endogen sind, zählen zunächst die **Lebensgewohnheiten**, bei denen insbesondere die Ernährung eine wichtige Rolle spielt. Unregelmäßige Nahrungsaufnahme zu nicht festgelegten Zeiten über den ganzen Tag verteilt belasten die Milz ebenso wie zu große Abstände zwischen den Mahlzeiten, denn in diesem Fall ergeben sich in den Zwischenzeiten Zustände der Qi-Schwäche.

Die ausschließliche oder quasi ausschließliche Ernährung mit Rohkost, kalten Getränken oder mit anderen Nahrungsmitteln, die von ihrer Qualität her kalt sind, führen langfristig zu Zuständen innerer Kälte, die im Endeffekt zu den gleichen Symptomen führen wie die, die durch exogene Kältefaktoren hervorgerufen werden, nämlich Dysmenorrhoe, Amenorrhoe und im Extremfall Sterilität durch Erstarren von Blut und Qi. In der traditionellen frauenheilkundlichen Literatur wird jedoch nicht nur vor kalten Nahrungsmitteln gewarnt, sondern auch und insbesondere vor Nahrungsmitteln, die von ihrer Qualität her heiß sind. Nahrungsmittel, die das Etikett „heiß" tragen, sind etwa gebratene und in Fett gebackene Speisen, scharfe Gewürze, Schokolade, Süßigkeiten generell und v. a. Alkohol und Zigarettenrauch. Die Vorliebe für Gebackenes oder Süßes sowie übermäßiger Alkoholgenuß führen zu einer Überhitzung der Innenorgane, zu Hitzezuständen v. a. in den Funktionskreisen von Milz und Magen. Diese führen im frauenheilkundlichen Bereich langfristig zur Austrocknung der Körpersäfte, v. a. von Blut und Essenz und zu unkontrolliertem Austritt von Blut aus den Blutbahnen. Die Symptome können Amenorrhoe, aber auch Menorrhagien sein. In der traditionellen wie in der modernen chinesischen Literatur wird insbesondere auf die Konsequenz der Sterilität oder der Zeugungsunfähigkeit beim Mann hingewiesen. Die Kombination heißer Speisen mit kalten gilt nach den Regeln der chinesischen Diätetik als starker Angriff auf Milz und Magen, der letztlich zur Bildung von „Schleim" (*tan*) führt (→ s. u.). Von der Gewohnheit, auf warme Mahlzeiten kalte Desserts wie z. B. Eis folgen zu lassen, ist daher aus der Sicht der chinesischen Diätetik abzuraten.

Neben der Ernährung hat auch der **Schlafrhythmus** Auswirkungen auf die menschliche Gesundheit. In der chinesischen Medizin wird insbesondere die Zeit zwischen 11 und 13 Uhr (*wu*) und die Zeit um Mitternacht, d. h. zwischen 23 und 1 Uhr morgens (*zi*), als Zeit der Ruhe und Regeneration ausgewiesen (Abb. 8). Die Zeit zwischen 11 und 13 Uhr markiert die Wende vom Yang zu Yin. In dieser Zeit ist Yang an seinem höchsten Punkt angelangt und gleichzeitig im Absteigen begriffen, während Yin in der Entstehungsphase befindlich ist. Diese Zeit markiert damit einen besonderen Wendepunkt zwischen sich abschwächendem Yang und noch schwachem Yin. Die Zeit zwischen 23 und 1 Uhr markiert die Wende vom höchsten, im Absteigen begriffenen Yin zu beginnendem Yang. Beide Wendepunkte sind besonders anfällige Zeiten, für deren Überwindung der Körper ein gewisses Maß an Energie bereitstellen muß. Der gesunde Körper besitzt genügend Qi, um den Wandel zu vollziehen, der kranke verkraftet den Wandel weniger gut, da das gesunde Qi des Körpers bereits angegriffen ist. Ist der Körper in einem kritischen Maß erschöpft, kann letztlich keine Energie mehr bereitgestellt werden, und der Tod tritt in den folgenden Stunden, d. h. in den Morgenstunden zwischen 3 und 5 Uhr oder nachmittags zwischen 15 und 17 Uhr, ein.

Liegt die Arbeitszeit des Menschen zwischen 6 Uhr und 16 Uhr ohne Zwischenschaltung einer ausreichenden Regenerationsphase um die Mittagszeit, ist die Folge des permanenten Energieverbrauchs eine Erschöpfung der geistig-mentalen Kapazitäten, welche die Schwelle der Aufmerksamkeit und Reizbarkeit nach unten treibt. Das Resultat sind Unkonzentriertheit, Aggressivität, Bluthochdruck und Kopfschmerz am Abend. Gleiches gilt für einen Arbeitsrhythmus zwischen 11 Uhr vormittags und 3 Uhr früh, denn auch hier wird regelmäßig ein zu großes Maß an Energie verbraucht. Langfristig ergibt sich ein Zustand des Qi-Mangels, es entwickelt sich ein chronisches Erschöpfungssyndrom.

Besonderen Einfluß auf die Gesundheit der Frau haben die Gewohnheiten im Bereich der **Sexualität**. Es gilt zunächst die Regel, daß der junge Mensch, Mann oder Frau, sexuelle Kontakte nicht zu früh, d. h. nicht vor der vollständigen Reife des Nieren-Qi, aufnehmen sollte, um Schädigungen des Nieren-Qi zu vermeiden. In der klassischen philosophischen Literatur wird aus diesem Grund auf ein ideales Heiratsalter, d. h. auf ein ideales Alter für erste sexuelle Kontakte, von 20 Jahren bei der Frau und 30 Jahren beim Mann hingewiesen (Liji). Aus moderner Sicht läßt sich sagen, daß das Nieren-Qi beim Mann wie bei der Frau etwa ab dem 16.-18. Lebensjahr einen entsprechenden Reifezustand erreicht hat. Die Spätfolge zu früher und intensiver sexueller Aktivitäten können in einem leichteren Stadium latente Lumbalschmerzen, Kurzatmigkeit, Herzstolpern oder feiner Tinnitus sein, in schwereren Fällen kann es bei Frauen zu menstruellen Störungen sowie Fertilitätsstörungen bei beiden Geschlechtern kommen. Entsprechendes gilt für zu intensive oder häufige sexuelle Kontakte im Erwachsenenalter. Sexuelle Aktivitäten während der Menstruation begünstigen Infektio-

nen, nach chinesischer Vorstellung, das Eindringen exogener pathogener Faktoren, v. a. von Wind, in den weiblichen Körper. Die Symptome sind hier neben menstruellen Störungen v. a. Fluor. Sexuelle Aktivitäten in Zeiten erhöhter emotionaler Belastungen wie Streß, Streit und Ärger führen zu Stagnationen des Qi, letztlich oder langfristig zu menstruellen oder gar Fertilitätsstörungen.

> Die hier aufgeführten Fakten sollten bei der Anamnese und im Beratungsgespräch in jedem Falle zur Sprache gebracht werden.

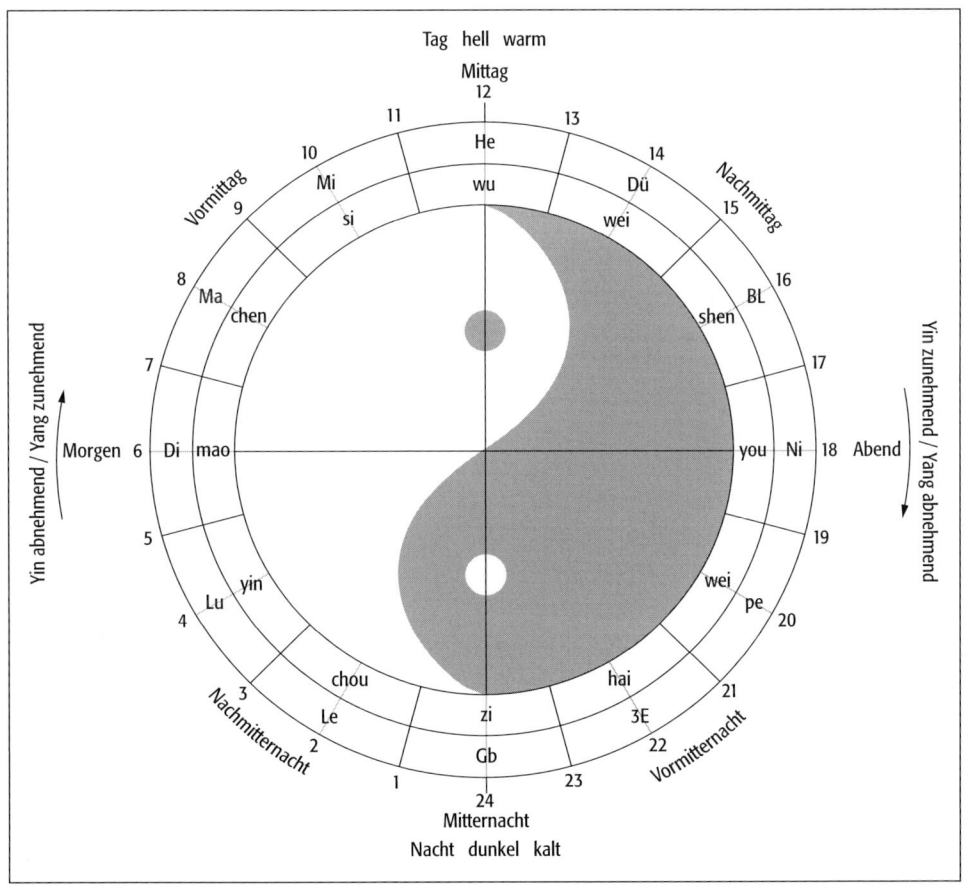

Abb. 8: Die biologische Uhr nach Yin und Yang.

4.3 Dysfunktionen von Organen

In den folgenden Abschnitten werden wir uns mit den pathologischen Veränderungen der mit der Frauenheilkunde in engem Zusammenhang stehenden Organe Niere, Leber und Milz beschäftigen, daneben mit den Problemen von Qi und Blut. Zuletzt richtet sich unser Interesse auf die für die Frauenheilkunde wichtigen Extraleitbahnen Chongmai, Renmai, Dumai und Daimai. Bei der Besprechung der Dysfunktionen von Organen werden wir der Vollständigkeit halber nochmals kompakt die Zuständigkeiten der einzelnen Funktionskreise zusammenfassen.

4.3.1 Die Niere

Zum biologischen Funktionskreis der Niere gehören in der chinesischen Medizin die Organe Niere, Blase sowie die zugehörigen Leitbahnen, Knochen, Mark, Gehirn, Ohren und die beiden Teile des genitalen Bereichs (Anus und Vagina) (er Yin). Die Lage der Nieren im Lendenbereich rechts und links der Wirbelsäule repräsentiert den Ort, an dem der Ursprung des echten Yin (Ur-Yin) und des echten Yang (Ur-Yang) angesiedelt ist. Die Niere hat Speicherfunktion bezüglich Essenz, Wasser und Qi. Sie versorgt Knochen, Mark und Gehirn und öffnet sich in den Ohren. Durch ihren engen Zusammenhang mit der geschlechtlichen Entwicklung und der Grundkonstitution, d. h. der konstitutionellen Erbanlage des Menschen, ist sie die „Wurzel des Lebens". Die Nierenleitbahn verläuft über die Fußsohle, Ferse, Lende, Knie, Kehle und Zungengrund. Die Blase steht im Innen-außen-Verhältnis zur Niere und ist für die Ausscheidung des Harns zuständig. Ihre Leitbahn verläuft über den Teil der Niere und ihren Zustimmungspunkt, über den inneren Canthus, Kopf, Genick, Rücken und Lendenbereich, Kniekehle, Wade, die laterale Seite des Unterschenkels und des Fußes. Wenn eines der beiden Organe pathologische Veränderungen zeigt, können sich diese auch an den beiden genannten Leitbahnen manifestieren.

Die Hauptfunktion der Niere ist zunächst die des Speicherns von Essenz. Dies ist bereits im *Huangdi Neijing* (*Lingshu* Kap. 8) verankert. Das *Nieren-Qi* wird aus der Wandelung von Nierenessenz gewonnen. Das Nieren-Qi im weiteren Sinne repräsentiert die gesamte Funktion der Nierenessenz wie die Entwicklung des menschlichen Körpers (Wachstum, Entwicklung und Zerfall) und die Reproduktionsfähigkeit. Im engen Sinn ist das Nieren-Qi die Speicherfunktion der Niere (*gushe* und *na Qi*).

Das *Nieren-Yin* ist die Wurzel der Körperflüssigkeiten des menschlichen Körpers. Es regiert Wasser. Im Regelkreis der Fünf Phasen ist Wasser das ernährende Element für Holz (Leber). Holz kontrolliert Feuer und wird selbst durch Metall ernährt. Durch diese Beziehung unterhält die Niere mit allen Speicherorganen eine besonderes Verhältnis der Ernährung und Befeuchtung.

Nieren-Yang, das Ur-Yang des Körpers, ist die Wurzel des Yang im Körper. Es unterstützt das Feuer des Herzens, die Verdampfungsfunktion des Dreifachwärmers und die Verdauungsfunktion der Milz. Außerdem wärmt es den menschlichen Körper und die Speicherorgane. Die Harmonie zwischen Nieren-Yin und Nieren-Yang hat grundlegende Bedeutung für die Harmonie im gesamten Körper.

Die Niere unterstützt und unterhält die Funktionen des Wasserhaushaltes. Durch das Nieren-Yang werden die klaren Partikel des Wassers zur Lunge geleitet und von dort über den gesamten Körper verteilt. Durch die Kontrolle des Nieren-Qi über die Verdampfung des Wassers werden die Abfallteile über die Blase ausgeschieden.

Die Qualität des Haares steht, ebenso wie das Hörvermögen, in direktem Zusammenhang mit der Nierenfunktion. Pathologische Veränderungen der Niere ergeben sich meist nicht durch exogene, sondern im wesentlichen durch endogene Faktoren.

Als äußere Faktoren kommen lediglich bakterielle oder virale Infektionen, daneben Übertragungen von anderen Organen über die *Sanjiao*-Leitbahn in Betracht. Diese Arten von Erkrankungen gehören alle zu den Füllekrankheiten.

Endogene Faktoren sind Erschöpfung des Ur-Yin durch sexuelles Verlangen oder chronische Erkankungen anderer Organe, die zu Leerezuständen der Niere führen. Häufige pathologische Erscheinungen, die in direktem Zusammenhang mit der Frauenheilkunde stehen, sind *Nieren-Yin-Mangel*, *Nieren-Yang-Mangel*, *Erschöpfung der Nierenessenz* und *Instabilität des Nieren-Qi* sowie *mangelnde Speicherung von Qi*.

Nieren-Yin-Mangel wird hervorgerufen durch übertriebene sexuelle Aktivität, Eindringen von Hitze wie Fieber oder chronische Krankheiten. Aus der Verletzung des Yin wird allmählich eine Erschöpfung des Nieren-Yin, die zu den folgenden Symptomen führen kann:

- latente Lendenschmerzen
- Menorrhagien, sexuelle Träume, und Amenorrhoe
- Nachtschweiß, heiße Handflächen, Juckreiz in den Knochen, Hitze am Nachmittag (Pseudo-Yang)

- schlechte Entwicklung im Kindesalter, Osteoporose oder Osteomalazie, chronische Zahnschmerzen und lockeres Zahnwerk
- Tinnitus mit hohem Pfeifton und vermindertes Hörvermögen und grauer Star

Nieren-Yang-Mangel wird wie Nieren-Yin-Mangel entweder durch Vererbung übertragen, durch unangemessene Lebensführung oder durch die langfristige übermäßige Einnahme „kalter" Arzneien hervorgerufen. Nieren-Yang-Mangel geht einher mit einem Nachlassen des Feuers des *mingmen*. Aus Nieren-Yang-Mangel können die folgenden Krankheitsbilder entstehen:

- Kältephobie, besonders kalte Extremitäten
- Spermatorrhoe und bei Frauen Sterilität durch Kälte im Uterus
- Miktionsstörungen, Polyurie, Harninkontinenz, Ödeme oder Bildung von Schleim aus Wasseransammlungen
- morgendliche Diarrhoe (*wugen xie*), weiche breiige Stühle (*bian tang*)
- Schädigungen der Stimmbänder mit chronischer Heiserkeit

Nieren-Yin-Mangel kann untherapiert langfristig zu einem Nieren-Yang-Mangel führen und umgekehrt. Letztendlich sind beide im Mangelzustand befindlich.

Die *Erschöpfung von Nierenessenz* entwickelt sich zumeist aus einem Nieren-Yin-Mangel. In schweren Fällen sind die Auswirkungen der Erschöpfung von Nierenessenz noch gravierender als die des Nieren-Yin-Mangels. Dabei können folgende Krankheitsbilder auftreten:

- verlangsamte Bewegungen, Schwäche von Lende und Knie
- Gedächtnisschwäche, Benommenheit, Vergeßlichkeit, verlangsamte geistige Reaktionen, Apathie
- Infektionsneigungen und pathologische Veränderungen anderer Speicherorgane

Instabilität des Nieren-Qi wird hervorgerufen durch eine Schwäche des Nieren-Qi. Dies wirkt sich auf eine Instabilität des Quell-Qi aus. Folgende Krankheitsbilder können sich entwickeln:

- Früh- oder Fehlgeburt
- Harninkontinenz, Enurese und Polyurie
- Uterusprolaps, Anusprolaps

Mangelnde Speicherung von Qi wirkt sich im wesentlichen auf den Respirationstrakt aus. Dieses Phänomen ist in der Frauenheilkunde nicht von besonderer Bedeutung, weshalb hier nicht weiter darauf eingegangen werden soll.

4.3.2 Die Leber

Der Leber-Gallefunktionskreis umfaßt Leber, Galle, die entsprechenden Leitbahnen, Sehnen und Bindegewebe, Finger- und Fußnägel und Augen. Die Leber liegt unterhalb der Rippen auf der rechten Seite, das Qi der Leber läuft im wesentlichen auf der linken Seite. Die Galle ist eigentlich ein Hohlorgan. Sie ist zwar das entsprechende Yang-Organ zur Leber, gehört aber zu den sog. „Sonderorganen", da sie wie die Speicherorgane Speicherfunktion (Galle) besitzt. Die Leberleitbahn verläuft über die Innenseite der Unter- und Oberschenkel, die Genitalorgane, Unterleib, Flanken und

Scheitel. Die Gallenblasenleitbahn verläuft vom äußeren Canthus über die Vor- und Rückseite der Ohren, den seitlichen Nackenbereich, Achsel, Flanken und die äußere Seite der Ober- und Unterschenkel. Sie ist die Leitbahn mit den meisten Verzweigungen. Sämtliche pathologischen Veränderungen in den Funktionskreisen können sich an den Leitbahnverläufen manifestieren.

Sehnen und Bindegewebe sind ein wesentlicher Bestandteil des menschlichen Körpers: Bindegewebe befindet sich an fast allen Körperstellen. Sehnen sind Verbindungsstücke zwischen Knochen, Muskeln und Gelenken und im wesentlichen für den Bereich der Bewegung zuständig. Sehnen wie Bindegewebe sind von der Ernährung und Befeuchtung von Blut abhängig. Solange die Leberfunktion normal ist, können sie entsprechend ernährt werden und sich frei bewegen. Ist die Verteilungsfunktion gestört, wird die Ernährung von Sehnen und Bindegewebe mit Blut beeinträchtigt, was zu Spasmen oder schlaffen Lähmungen führen kann. Die Fingernägel, die ebenfalls von der Blutversorgung durch die Leber abhängig sind, zeigen dann Glanzlosigkeit oder Brüchigkeit. Die Augen gelten als die Körperöffnungen zur Leber. Sowohl Blutmangel im Leberfunktionskreis als auch Stau des Leber-Qi können die Sehfähigkeit beeinträchtigen.

Störungen der Leber- und Gallefunktionen können durch verschiedene Faktoren hervorgerufen werden. Es sind dies zum einen die exogenen Faktoren Wind und die übrigen klimatischen Einflüsse, zum anderen sind es innere emotionale Faktoren, daneben Alkohol und Blutstasen. Folgende Störungen können auftreten: *blockierendes Leber-Qi, Querverlauf des Leber-*

Qi, loderndes Leberfeuer, aufsteigendes Leber-Yang, Leberwind, der sich im Inneren bewegt, *Schädigungen und Erschöpfung des Leberblutes, Kälteblockade in der Leberleitbahn, Blutstauungen in der Leberleitbahn, Blockade der Gallenleitbahn, feuchte Hitze in Leber und Galle.* Die häufigste und klinisch wichtigste Störung ist das zuerst genannte blockierende Leber-Qi.

Blockierendes Leber-Qi wird hauptsächlich durch emotionale Regungen hervorgerufen, in zweiter Linie durch Infektionen. Beide Faktoren führen zu einem Stagnieren des Leber-Qi und zu Schleimbildung. Die klinischen Manifestationen des blockierenden Leber-Qi sind:

- Dysmenorrhoe, verspätete Menstruation
- Schluckbeschwerden, Brustbeklemmungen und prämenstruelles Syndrom
- Brustspannungsschmerzen, stechende Schmerzen im Intercostalbereich
- dunkle Verfärbung der Gesichtshaut
- Geschwüre und Tumoren, v. a. in den Genitalorganen (Brust, Uterus)

Querverlauf des Leber-Qi ist eine Folge stagnierenden Leber-Qi. Der Querverlauf kann sich in der eigenen Leitbahn zeigen oder andere Systeme betreffen. Die klinischen Manifestationen sind:

- Reizbarkeit, Hysterie, Schmerzen in den Flanken,
- Appetitlosigkeit, Magenschmerzen, saures Aufstoßen, Übelkeit mit Erbrechen
- wechselnde Qualitäten des Stuhls, Leibschmerzen mit Blähungen
- starke menstruelle Blutungen

Aufsteigendes loderndes Leberfeuer wird durch emotionale Regungen, Stauungen des Leber-Qi, hervorgerufen, wobei sich das gestaute Qi allmählich zu Feuer wandelt. Durch die aufsteigende Tendenz des Feuers ergeben sich die pathologischen Manifestationen im wesentlichen im Leberfunktionskreis selbst. Die klinischen Manifestationen sind v. a. im Kopfbereich konzentriert:

- Kopfschmerzen, v. a. im Bereich des Scheitels mit oder ohne Schwindel
- gerötete druckschmerzhafte Augen und gerötetes Gesicht
- bitterer Mundgeschmack, trockene Kehle und Durst mit trockener, gelbbelegter Zunge
- Hämatemesis, Epistaxis, Hämoptoe
- nervöse Unruhe, Beklemmungsgefühl in den Flanken, Reizbarkeit und Schlaflosigkeit

Aufsteigendes Leber-Yang kann eine Folge von Blutmangel sein oder auch von Leber- oder Herzfeuer, das die Yin-Flüssigkeit im Körper verdampft hat. In diesem Fall kontrolliert mangelndes Yin das Yang nicht mehr, und Yang steigt allein nach oben. Der pathologische Mechanismus ist in diesem Fall der, daß im Stamm (ben) (zu ben und biao → Kap. 6.3, S. 91) Leere herrscht, und die Symptomatik sich als Fülle zeigt. Eine weitere Bedeutung ist, daß im oberen Teil des Körpers Fülle herrscht, im unteren Leere. Durch das aufsteigende Yang sammelt sich das Qi im oberen Teil des Körpers, während im unteren Teil die Yin-Flüssigkeit erschöpft ist. Daraus ergeben sich folgende klinische Manifestationen:

- Schwindel und Tinnitus mit tiefem Ton wie ein „Windzug"

- Kopfschmerzen mit Druckschmerzen in den Augen, Beklemmungsgefühl in den Flanken und Reizbarkeit

- Lumbalschmerzen und Kraftlosigkeit in den unteren Extremitäten

- Kälte in den unteren Extremitäten

Leberwind, der sich im Innern bewegt, hat verschiedene Ursachen. Er kann durch die Wandelung von Leber-Yang erzeugt sein, durch extreme Hitze oder durch Yin-Mangel. Die pathologische Basis ist zuerst ein Leber-Yin-Mangel, damit gehört der Leberwind zum „inneren Wind". Klinisch sind hiervon im wesentlichen Sehnen und Bindegewebe, d. h. der Bewegungsapparat und die Bewegungsfähigkeit von Muskeln und Gelenken, betroffen. Die klinischen Manifestationen sind:

- trockener Mund, geringer Zungenbelag bei roter Zunge

- Nystagmus oder Schüttellähmung, Taubheitsgefühl in den Extremitäten

- hohes Fieber mit Krämpfen, Ophistotonus, nach oben gerichteter Blick, Bewußtlosigkeit

- Vorzeichen für einen Schlaganfall. Es kommt zu Taubheitsgefühl in den Extremitäten, Spasmen, undeutlicher Sprache durch Lähmung der Zunge, Hemiplegie, Gesichtslähmung, instabilem Gang

Schädigungen und Erschöpfung des Leberblutes kann durch eine ursprüngliche Mangelversorgung, durch große Blutverluste oder durch eine Überfunktion der Leber verursacht sein. Eine Unterversorgung kann sich durch Schwächen von Milz und Niere er-

geben: Wenn die Milz ihrer Ernährungsfunktion nicht nachkommen kann, ergibt sich zwangsläufig eine Unterversorgung der Leber mit Blut. Ist die Nierenessenz, der Grundbaustoff des Blutes, nicht ausreichend vorhanden, hat dies dieselbe Konsequenz.

Die organische Ursache für Blutverluste ist im wesentlichen in einer Störung der Kontrollfunktion der Milz oder der Speicherfunktion der Niere zu suchen. Die klinischen Manifestationen sind:

- geringe Mengen Menstruationsblutes oder Amenorrhoe

- glanzlose Gesichtsfarbe, brüchige Nägel

- Kreislaufstörungen

- trockene Augen, Nachtblindheit

- Krampfneigung

Bei *Kälteblockaden in der Leberleitbahn* logiert Kälte in der Leberleitbahn und hindert Qi und Blut am freien Fluß. Die Kälte, die zusammenziehende Wirkung besitzt, kann zum einen von außen in die Leitbahn eingedrungen sein, zum anderen kann ein Mangel an Leber-Yang Kälte im Innern verursacht haben. Entsprechend diesen beiden Ursachen werden sie „Leere-Kälte" oder „Fülle-Kälte" genannt. Die klinischen Manifestationen der Kälte sind:

- körperliche Schwäche

- Kopfschmerzen am Scheitel

- Dysmenorrhoe, Amenorrhoe

- Schmerzen in den Flanken, Leibschmerzen

- kalte untere Extremitäten, zyanotische Fingernägel

Blutstauungen in der Leberleitbahn werden durch verschiedene Faktoren verursacht: Kälte, die Blut zum Koagulieren bringt, Verdampfung von Blut durch Hitze, Kraftlosigkeit der Blutzirkulation durch eine Schwäche im Herzfunktionskreis, Blutstau durch Qi-Stagnation, Trauma und Blutungen, bei denen das Blut nicht abgeht, sondern im Inneren stagniert.

Alle Ursachen verursachen einen Stau des Blutes, der sich zu echten Tumoren entwickeln kann. Diese haben eine bestimmte Gestalt und sind fest an einer Stelle lokalisiert.

Feuchte Hitze in Leber und Galle kann zwei Ursachen haben: Der pathogene Faktor Feuchte Hitze kann von der Shaoyang-Leitbahn des Dreifachwärmers in Leber und Galle eingedrungen sein, oder innere Hitze von Magen und Milz hat auf Leber- und Gallenleitbahn übergegriffen. Die klinischen Manifestationen sind:

- gelber übelriechender Fluor, Pruritus, Strangurie

- bitterer Geschmack, Schmerzen in den Flanken

- Unterbrustschmerzen

- Ikterus (Yanghuang oder Yinhuang → Kap. 5.1.2, S. 61)

4.3.3 Die Milz

Der Funktionskreis der Milz besteht aus Milz, Pankreas, Magen, Duodenum, Teilen des Jejunums (die Resorptionsfunktionen) den entsprechenden Leitbahnen, Muskeln, den vier Extremitäten und den Lippen.

Milz und Magen gehören zum mittleren Erwärmer. Der Magen hat die Funktion, die Nahrung aufzunehmen, die Milz sorgt für Verdauung und Weitertransport der Nährstoffe. Die Funktion der Milz ist die der Wandelung: Sie sorgt für das Aufsteigen der klaren Partikel aus der Nahrung. Der Magen ist für die Ableitung der Abfallstoffe verantwortlich. Die Qualität der Milz ist feucht, die des Magens ist trocken. Pathologische Veränderungen bewegen sich in diesem Rahmen, und wenn sie in einem der Organe auftreten, beeinträchtigen sie das andere.

Die Milzleitbahn verläuft über die große Zehe, die mediale Seite des Unterschenkels, in das innere Abdomen, zur Zungenwurzel. Die Magenleitbahn verläuft von der Stirn über Nase, Lippen, Oberkiefer, Kehle, obere Bauchregion, untere Bauchregion, die lateral-frontale Seite des Ober- und Unterschenkels über den Fußrücken zur zweiten Zehe. Pathologische Veränderungen beider Organe können sich an diesen Stellen manifestieren.

Die von der Milz verteilten Nährstoffe sind der Baustein für die Funktionen im menschlichen Körper. Insbesondere sind sie die Nahrung für die Muskulatur. Nach seiner Geburt ist der Mensch für seine gesamten Organfunktionen von der Resorptionsfähigkeit der Milz abhängig. Aus diesem Grunde wird die Milz die „Wurzel der zweiten Lebensquelle" (*houtian zhi ben*) genannt.

Der Mund ist der Ort, an dem die Nahrung in den Körper eintritt, das Qi der Milzleitbahn umkreist den Mund. Aus diesem Grund ist der Mund die Körperöffnung der Milz. Da die Milzleitbahn zum Zungengrund verläuft, ist die Zunge bei gesundem Milz-Qi beweglich.

Die am häufigsten auftretenden pathologischen Veränderungen sind: *gestörte Transportfunktion, Milz-Yang-Mangel, Absenken des Milz-Qi, mangelnde Blutkontrolle der Milz.*

Die *gestörte Transportfunktion* hat ihre Ursache zunächst in unangemessener Ernährung. Emotionale Störungen − entweder im Milzfunktionskreis selbst durch Grübelei oder durch Ärger, der die Leber geschädigt und auf die Milz übergegriffen hat („Holz greift Erde an", *mu ke tu*) − stellen einen zweiten Ursachenfaktor dar. Die dritte Ursache ist extreme körperliche Schwäche durch Entbindung oder lange schwere Krankheiten. Die klinischen Manifestationen zeigen sich im wesentlichen in Qi- und Blutmangel, Störungen der Verdauungsfunktion und Störungen im Wasserhaushalt:

- glanzlose Gesichtshaut, blasse Lippen, breite, zarte Zunge, schwache Muskulatur
- Appetitlosigkeit, Völlegefühl, Blähungen, Übelkeit mit Erbrechen, breiige Stühle
- Abhusten von Schleim
- Ödeme, Oligurie oder Polyurie

Milz-Yang-Mangel ist ein weitergehendes Stadium mangelnder Transportfunktion der Milz. Die Ursache kann sein ein Yang-Mangel durch Qi-Schwäche oder das Eindringen exogener Faktoren wie Kälte und kalte Feuchtigkeit sowie kalte Speisen und Getränke. Die klinischen Manifestationen sind:

- reichlich klarer Fluor, permanenter Unterleibsschmerz, ziehende Lumbalschmerzen mit Schweregefühl, Kältephobie
- Erbrechen, Diarrhoe
- Schwindel
- Ödeme

Absenken von Milz-Qi bedeutet, daß die Funktion der Milz, die Organe in ihrer Position zu halten, abgeschwächt ist. Ursache ist eine Schwäche des Milz-Qi. Klinische Manifestationen sind in der Reihenfolge des Schweregrades:

- Appetitlosigkeit, fahle Gesichtsfarbe, Abgeschlagenheit
- leise Stimme, Kältephobie, spontanes Schwitzen, Benommenheit, vermindertes Hör- und Sehvermögen
- Anus- und Uterusprolaps, Gastroptose, Nierensenkung

Mangelnde Kontrolle des Blutes rührt von einer Schwäche des Milz-Qi. Durch Schwäche des Milz-Qi kann das Blut nicht in den Gefäßen gehalten werden, es tritt aus seinen Bahnen heraus. Milz-Qi-Schwäche kann ihrerseits durch körperliche und geistige Überanstrengung oder durch chronische Krankheiten verursacht werden. Die wesentlichen klinischen Manifestationen mangelnder Blutkontrolle durch die Milz sind Blutungen. Wenn die Yang-Netzgefäße betroffen sind, tritt das Blut nach außen aus; sind die Yin-Blutgefäße betroffen, dann werden die Schleimhäute betroffen, und das Blut tritt im Inneren des Körpers aus. Die klinischen Manifestationen sind:

- Hämatemesis, Epistaxis, Hämoptoe, Hämaturie, Menorrhagien
- azyklische Blutungen, Blut im Stuhl, subkutane Blutungen

4.4 Blutstörungen

Der Begriff „Blut" (*xue*) der chinesischen Medizin ist partiell identisch mit dem Begriff „Blut" in der westlichen Schulmedizin. Das Blut im Sinne der chinesischen Medizin bezeichnet zunächst die rote Flüssigkeit, die in den Blutgefäßen zirkuliert. Anders als in der westlichen Medizin impliziert der Begriff „Blut" in der chinesischen Medizin jedoch nicht nur die materielle Substanz, sondern auch die Funktion des Blutes. Der Zustand des Blutes (Blutmangel, Bluthitze, Blutkälte) wird bemessen nach Volumen, Anteilen der verschiedenen Bestandteile sowie nach der Funktion (Zirkulation, Teilchenaustausch, Konsistenz, Fließfähigkeit).

Die **Bildung** des Blutes steht in engem Zusammenhang mit den Speicherorganen bzw. Funktionskreisen von Milz und Niere. Die im Milzfunktionskreis, d. h. im Bereich des mittleren Erwärmers, resorbierten Nahrungsbestandteile werden durch das Milz-Qi zum Herzen transportiert und erhalten dort ihre rote Farbe. Sind die Resorptionsfunktionen von Milz, Magen und Dünndarm gestört, ist hiervon auch das Blut betroffen, d. h. es ergeben sich dadurch Zustände des sog. „Blutmangels" („echter Blutmangel"). Diese können sich schulmedizinisch gesehen in Thrombopenie, erniedrigtem HB-Wert etc. manifestieren. Die zweite Quelle für die Blutbildung neben der Milz ist die Niere. Die Niere speichert die Essenz jing, die ihrerseits ein Baustoff des Blutes ist. Aus diesem Grund spricht die chinesische Medizin von der gleichen Quelle für Blut und Essenz.

Für seine **Funktion** ist das Blut zunächst von dem ihm inhärenten Ernährungs-Qi abhängig, einem Qi, welches überhaupt für die Fließfähigkeit des Blutes verantwortlich ist. Steht das Blut unter dem Einfluß dieses Ernährungs-Qi, wird es aktiviert, besteht keine Berührung zwischen beiden, geht das Blut zugrunde, es „erschöpft" sich. Die reguläre Zirkulation des Blutes in den Blutgefäßen ist von der Be-

förderungsaktion von Herz-Qi (xinqi) und Lungen-Qi (feiqi) abhängig, bzw. dem sog. zongqi. Das zongqi ist das Qi, welches aus der Luft in den Thoraxbereich eindringt. Es repräsentiert dies den Sauerstoff, der aus der Luft in die Lungen aufgenommen wird. Funktionsschwächen von Herz und Lungen führen daher zu unzureichendem Blut sowie zu Zirkulationsstörungen bis hin zu Blutstasen.

Der enge **Bezug** zwischen Blut, Lungen-, Herz- und Ernährungs-Qi erklärt die enge Beziehung zwischen Blut und Qi. Das Qi ist der Aktivierungsmotor des Blutes und ist verantwortlich für den regulären Verlauf des Blutes in den Gefäßen. Man sagt, das Qi sei der „Führer" (Yang), das Blut der „Träger" (Yin). Wenn Qi zirkuliert, zirkuliert auch Blut, umgekehrt stagniert Blut, wenn Qi stagniert.

Die engste Beziehung unterhält das Blut zu den Speicherorganen Niere, Herz, Milz und Leber. Milz und Niere sind, wie gesehen, für die Blutbildung verantwortlich, und das Herz-Qi ist der wichtigste Aktivator für die Blutzirkulation. Die Milz übt daneben die Kontrollfunktion über das Blut aus. Das Milz-Qi hält das Blut in seinen Bahnen, ist es zu schwach, kommt es zu Blutaustritten. Die Leber ist der Speicher für das Blut, das Blut nährt seinerseits die Leber. Da die Leber Augen, Sehnen und Nägel regiert, können sich Zustände des Blutmangels in Phänomenen wie Spasmen, blassen, verformten Nägeln oder Augenerkrankungen wie z. B. Nachtblindheit manifestieren. Eine gestörte Speicherfunktion der Leber kann, ebenso wie eine Abschwächung des Milz-Qi, zu Blutungen führen.

Für eine Frau ist neben diesen Beziehungen des Blutes zu den Speicherorganen diejenige zu Gebärmutter, Chongmai und

Renmai von besonderer Bedeutung. Blutstasen und Blutmangel sind wesentliche Ursachen für pathologische Veränderungen in Gebärmutter, Chongmai und Renmai, pathologische Zustände von Chongmai und Renmai sind ihrerseits Ursache für menstruelle Störungen (→ s. u.).

Die Beziehung des Blutes zu den übrigen Körperflüssigkeiten ist die des gegenseitigen Wandels: Die Körperflüssigkeiten, ursprünglich ein Teil des Blutes, werden wiederum zu Blut, sobald sie in die Blutbahnen gelangen. Insofern haben Blut und die übrigen Körperflüssigkeiten die gleiche Quelle und beeinflussen sich darum auch im pathologischen Geschehen. Daher heißt es in der klassischen Literatur: „Blutverlust führt zu wenig Schweiß, Schwitzen führt zu Blutarmut".

Die möglichen pathologischen Zustände des Blutes sind *Blutmangel*, *Blutstagnation*, *Bluthitze* und *Blutkälte*.

4.4.1 Blutmangel

Blutmangel bedeutet zum einen ein verringertes Blutvolumen, d. h. Mangel an bestimmten Blutbestandteilen, zum anderen eine Minderfunktion des Blutes. Blutmangel kann durch exogene wie endogene Faktoren verursacht werden. Die wichtigsten exogenen Faktoren sind v. a. Hitze und Trockenheit, denn beide vermögen das Yin und die Körperflüssigkeiten zu schädigen und zu verbrennen. Übersteigerte emotionale Regungen über einen langen Zeitraum hinweg vermögen das Yin-Blut zu verbrauchen, so daß es zu Zuständen des Blutmangels kommt. Falsche Ernährung schädigen die Milz, damit auf indirektem Wege das Blut. Der Blutmangel, der durch die Resorptionsstörung entsteht, hat seine Ursache in einer zu geringen Menge an Baustoffen (echter Blutmangel → s. o.). Gleiches gilt für die sexuelle Überaktivität, welche die Nierenessenz verbraucht. Die klinischen Manifestationen von Blutmangel sind:

- blasse Gesichtsfarbe, blasse Zunge, Formveränderungen der Nägel
- Abgeschlagenheit, Benommenheit, Tinnitus, undeutliches Sehen
- Krampfneigung der Extremitäten, Kurzatmigkeit, Herzstolpern
- Schlaflosigkeit
- zu geringe Menstruationsblutung, verlängerter Zyklus, Amenorrhoe

4.4.2 Blutstagnation

Zur Blutstagnation gehören die Verlangsamung der Blutzirkulation, die Verdickung des Blutes mit lokalem Stau sowie die Veränderung von Qualität und Komposition des Blutes.

Blutstagnation ist eine wichtige Krankheitsursache in der chinesischen Medizin mit einem breiten Spektrum. Sie kann durch klimatische Faktoren ausgelöst werden, wobei Kälte durch ihre Eigenschaft, sich nach innen zu ziehen, den häufigsten Ursachenfaktor darstellt. Wenn Kälte ins Innere eindringt, kommt es zu einer Verlangsamung des Blutflusses. Hitze und Trockenheit können hingegen zu einer Erhitzung und Verbrennung des Blutes führen, damit ebenfalls zur Blutstagnation. Zum anderen führen übermäßige emotionale Regungen zu einer Funktionsstörung des Qi, die ihrerseits eine Blutstagnation provoziert.

Ein weiterer Faktor, der zur Blutstagnation führen kann, ist **Schleim**. Schleim ist im wesentlichen das Resultat einer Schädigung der Milz. Wenn Schleim im Inneren die Leitbahnen blockiert, wird der Blutfluß gestört, und eine Stagnation des Blutes ist die Folge. Letzte und wohl bekannteste Ursache für eine Blutstagnation ist neben langfristiger physischer und psychischer Überanstrengung der Bewegungsmangel. Die klinischen Manifestationen der Blutstagnation sind:

- stechende oder dumpfe lokalisierbare Schmerzen

- lokale Schwellungen oder Hämatome und Furunkel

- psychische Symptome wie nervöse Unruhe, Hysterie, Depressionen

- Selbstgespräche, Schizophrenie

- trockene schuppige Haut, blasse Haut, Krampfadern, Varizen

- menstruelle Störungen wie schwarzes Blut mit Klumpen, Dysmenorrhoe, Amenorrhoe

- Blutungen wie subkutane Blutungen, Resistenzen im Leib

- Taubheitsgefühl, Sensibilitätsstörungen

- Haarausfall

- gestaute Unterzungenvenen, zyanotische Lippen mit rauhem oder verlangsamtem Puls

4.4.3 Bluthitze

Der Begriff „Bluthitze" besagt, daß das Blut durch den Faktor Hitze angegriffen wurde. Als pathogene Hitzefaktoren können fungieren exogene Hitze, übersteigerte emotionale Regungen sowie die Er-

nährung mit Nahrungsmitteln, die von ihrer Qualität her „heiß" sind. In der Folge eines Hitzeangriffs auf das Blut kommt es letztlich zu einer Schädigung des Yin. Das Blut gerät in Bewegung, der Geist, d. h. die Psyche, wird angegriffen. Die klinischen Manifestationen der Bluthitze sind:

- nächtliches Fieber mit wenig Durst

- Blutungen wie Epistaxis, Hämoptoe, helles Blut im Stuhl oder Urin

- Hämatemesis

- Menorrhagien, starke menstruelle Blutungen von dunkler Farbe und klebriger Konsistenz

- nervöse Unruhe

4.4.4 Blutkälte

Blutkälte kommt dadurch zustande, daß entweder das Blut durch den Faktor Kälte angegriffen wurde oder daß ein Mangel von Yang-Qi zu einer Mindererwärmung des Blutes geführt hat. Es kommt bei Blutkälte zur Koagulation des Blutes und in der Folge zu gestörter Blutzirkulation. Die klinischen Manifestationen der Blutkälte sind:

- Erfrierungen

- zyanotisches Gesicht, mit Kältephobie

- Taubheitsgefühl in den Extremitäten, Krämpfe

- verspätete Menstruation, zu geringe Blutmenge mit dunklem Blut und Klumpen, Dysmenorrhoe, Amenorrhoe, ständige Blutungen nach der Entbindung

- Sterilität durch Kälte in der Gebärmutter

4.5 Qi-Störungen

Der Begriff „Qi" in der chinesischen Medizin hat ein breites Bedeutungsspektrum. In jedem Falle ist Qi ein funktionales Phänomen, das die Lebensfunktionen jedes biologischen Organismus aufrechterhält. Das Qi bewegt sich in den Leitbahnen und Netzgefäßen, seine Bewegungsrichtungen sind daher die nach oben, unten, außen und innen. Seine Besonderheit ist die kontinuierliche Zirkulation. Die verschiedenen Arten des Qi seien hier kurz dargestellt:

Vor der Geburt ist der Organismus vom Qi von Vater und Mutter abhängig, d.h. das Qi der Eltern wird auf den Fötus übertragen. Das angeborene Qi ist damit das „Qi der ersten Lebensquelle" (*xiantian zhi qi*) oder das Ur-Qi (*yuanqi*). Im wesentlichen sind dies die genetischen Anlagen und die körperliche Grundkonstitution, die Grundenergie, die dem Menschen oder jedem Lebewesen durch seine Geburt gegeben ist. Diese ererbten energetischen Grundreserven werden in der Niere gespeichert, dem Speicher des Ur-Qi.

Nach seiner Geburt wird der Organismus von dem Qi, das durch die Nahrung aufgenommen wird, ernährt, durch das sog. „Qi der zweiten Lebensquelle" (*houtian zhi qi*). Dieses Qi der zweiten Lebensquelle, das Nahrungs-Qi, wird durch Milz und Magen in die klaren und unreinen Bestandteile geteilt. Die klaren Bestandteile werden vom Körper verwertet als Ernährungs-Qi (*yingqi*), welches im Blut auftritt und dessen integraler Bestandteil es ist. Konkret sind dies die aus den Dünndarmzotten resorbierten Blutbaustoffe wie Proteine, Lipoide, Zuckerverbindungen, Vitamine etc. (→ Kap. 4.4, S. 46)

Durch Mund und Nase wird Sauerstoff eingeatmet, dieser wird über die Lunge resorbiert und durch seine Verwertung im Zellgewebe zu körpereigenem Qi, welches die Stoffwechselvorgänge aufrecht erhält.

Der Körper bzw. die Körperoberfläche wird durch das sog. Abwehr-Qi (*weiqi*) geschützt. Dieses stellt die Abwehrkraft des Körpers gegen klimatische Einflüsse oder Erreger von außen dar, insgesamt die Immunabwehr. Jedes Speicherorgan hat wiederum seine Funktion, die durch das ihm eigene Qi repräsentiert wird.

Das Qi, das durch die Leitbahnen fließt und durch Herz- und Lungen-Qi aktiviert wird, ist für den Unterhalt der biologischen und biochemischen Abläufe im Organismus verantwortlich.

Äußere pathogene Faktoren, emotionale Erregung, Fehlernährung und Überanstrengung bewirken eine Abschwächung des Qi. Sein Fluß wird blockiert oder zumindest gestört, was zur Entstehung von Krankheiten führen kann. Die verschiedenen pathologischen Zustände des Qi sind: *unterdrücktes* Qi, Qi-*Stagnation*, *gegenläufiges* Qi, Qi-*Schwäche*, *abgesenktes* Qi und Qi-*Kollaps*.

Im akuten Zustand oder in der Frühphase einer Krankheit ist die körpereigene Abwehr, d.h. das „gesunde" Qi (*zheng Qi*), noch stark und stabil. Trifft ein exogener pathogener Faktor (*xie Qi*) auf starkes *zheng* Qi, ergibt sich ein Füllezustand (*shizheng*). Die meisten in diesem Stadium auftretenden pathologischen Situationen sind *unterdrücktes* Qi, Qi-*Stagnation* und *gegenläufiges* Qi. Bei chronischen Krankheiten ist hingegen die körpereigene Abwehr, d.h. das *zheng* Qi, geschwächt. Die Innenorgane sind bereits in ihrer geregelten Funktion gestört, wodurch Zustände der *Qi-Schwäche* oder *abge-*

senktes Qi entstehen. Im schlimmsten Fall kommt es zum *Qi-Kollaps*.

4.5.1 Unterdrücktes Qi

Unterdrücktes Qi entsteht zunächst durch eine Blockade des Qi-Flusses, bei der es zu einer Unterdrückung der Zirkulation kommt. Hauptursache sind emotionale Erregungen, welche den Funktionskreis der Leber beeinträchtigen wie Depressionen und Aggressivität, daneben aber auch Grübelei und Melancholie. Durch den Einfluß der emotionalen Regungen wird die Verteilungsfunktion der Leber gestört, es kommt in der Folge zu Unterdrückungen des Qi. Weitere Ursache für unterdrücktes Qi sind Schwächezustände im Qi der Innenorgane. Klinische Manifestationen des unterdrückten Qi sind:

- Brustbeklemmungen, depressive Stimmungen
- Hitzesymptomatiken wie innere Unruhe, bitterer Mundgeschmack, trockene Kehle
- Tinnitus und Augenschwellungen, trockener Stuhl
- Schluckbeschwerden
- Blähungen, saures Aufstoßen

4.5.2 Qi-Stagnation

Die Qi-Stagnation ist ein fortgeschrittenes Stadium des unterdrückten Qi, bei der der Qi-Fluß an einer bestimmten Stelle blockiert ist. Die häufigsten Stellen, an denen eine Qi-Stagnation auftreten kann, sind Lunge, Leber, Milz, Magen und die Leitbahnen. Ursachen sind wie zuvor emotionale Regungen, des weiteren Fehlernährung, exogene Faktoren und trau-

matische Verletzungen. An den betroffenen Stellen entstehen ständig wanderndes Druck- und Spannungsgefühl oder lokale ziehende Schmerzen.

Ist die Qi-Stagnation in der Lunge lokalisiert, entstehen folgende klinische Manifestationen:

- Schmerzen im Schulterbereich
- Husten
- Beklemmungsgefühl im Thorax
- Atemnot und Auswurf

Qi-Stagnation in der Leber zeigt die Symptome:

- ziehende und Druckschmerzen in den Flanken und im Rippenbogen
- unregelmäßige Menstruation, Dysmenorrhoe, menstruelle Brustschmerzen

Qi-Stagnationen in Milz und Magen zeigen:

- Blähungen und Schmerzen im Leib
- Obstipation, saures Aufstoßen

Qi-Stagnation in den Leitbahnen zeigen sich in:

- lokalen Schmerzen
- Arthralgien und Bewegungseinschränkung

4.5.3 Gegenläufiges Qi

Gegenläufiges Qi liegt vor, wenn Qi, das sich senken sollte, entgegen seiner Richtung nach oben steigt, oder der normale Qi-Fluß durch den Körper nach oben zu schnell erfolgt. Die pathologische Manifestation kann im selben Organ erfolgen, oder die Beziehung zwischen den Organen beeinträchtigen.

In der klinischen Praxis zeigen sich Störungen durch gegenläufiges Qi am häufigsten in den Organen Lunge, Magen und Leber. Die klinischen Manifestationen sind:

- gegenläufiges Lungen-Qi:
  Husten, Reizhusten, Atemnot
- gegenläufiges Magen-Qi:
  Schluckauf, Aufstoßen, Übelkeit, Erbrechen
- gegenläufiges Leber-Qi:
  nervöse Unruhe, pulsierende Kopfschmerzen, Schwindel bis zur Ohnmacht

4.5.4 Qi-Schwäche

Qi-Schwäche entsteht durch zu starken Verbrauch oder zu geringe Bildung des Qi, wobei der Verbrauch der klinisch bedeutsamere Ursachenfaktor ist. Hauptursachen sind v. a. chronische Erkrankungen, physische und psychische Erschöpfung, Alter (Verbrauch) und Fehlernährung (Bildung). Durch die entstehende Volumenverringerung können die Funktionen der Organe nicht mehr richtig ausgeführt werden, es kommt daher zu pathologischen Erscheinungen in den inneren Organen. Die Qi-Schwäche zeigt folgende klinischen Manifestationen:

- körperliche Erschöpfung, Abgeschlagenheit
- Benommenheit, Kreislaufbeschwerden
- leise kraftlose Stimme
- Völlegefühl, Verdauungsstörungen
- Erkältungsneigung, spontanes Schwitzen
- fahle Gesichtsfarbe, schwacher Puls, blasse Zunge

4.5.5 Abgesenktes Qi

Bei abgesenktem Qi liegen sowohl funktional schwaches Qi als auch eine Störung der aufsteigenden Kraft des Qi vor. Ursachen können genetische Anlage, chronische Erkrankungen, hohes Alter, Fehlernährung und körperliche Überanstrengung sein. Vor allem chronische Durchfallerkrankungen sowie zu viele Geburten und mangelnde Nachsorge nach der Entbindung sind Ursache für die Erscheinung des abgesenkten Qi. Die klinischen Manifestationen sind, neben den unter Kap. 4.5.4, genannten:

- Schweregefühl und ziehendes Gefühl im Unterleib
- Gastroptose, Nierensenkung, Uterusprolaps, Anusprolaps, Hiatushernie

4.5.6 Qi-Kollaps

Beim Qi-Kollaps ist die Qi-Schwäche an ihrem äußersten Punkt angelangt. Das Yang-Qi ist in diesem Zustand fast aus dem Körper gewichen. Damit ist der Qi-Kollaps ein äußerst ernster Gesundheitszustand. Ursache sind meist große Verluste von Blut und den übrigen Körperflüssigkeiten. Er tritt auf bei großen Schweißverlusten, Exsikkose, großen Blutverlusten und großen Samenverlusten nach mehrmaligem Orgasmus in Folge, nach Schlaganfall und bei komatösen Zuständen. Die klinischen Manifestationen sind:

- flache Atmung, Bewußtlosigkeit
- weißes Gesicht, kalte Extremitäten
- flacher Puls
- Enurese, geöffneter Mund

4.6 Veränderung in den außerordentlichen Gefäßen (*ji jing*)

Die **Leitbahnen** (*jingmai*) des Körpers umfassen die zwölf Hauptleitbahnen. Ihre Funktion ist die Durchleitung von Blut und Qi sowie die Verbindung von äußeren und inneren Körperteilen und der unteren Körperregion mit der oberen.

Die Verbindungen zwischen den im Innen-außen-Verhältnis stehenden Leitbahnen werden durch die **Netzbahnen** (*luomai*) hergestellt. Die Verbindungen und Vernetzungen in den verschiedenen Gewebeschichten werden durch die **tertiären Netzbahnen** (*sunmai*) beschrieben.

Die acht außerordentlichen Gefäße oder **Extraleitbahnen** (*ji jing*) Renmai, Dumai, Chongmai, Daimai, Yinqiao, Yangqiao, Yinwei und Yangweimai sind keine Leitbahnen im eigentlichen Sinne wie die Hauptleitbahnen, da sie − mit Ausnahme von Renmai und Dumai − keine eigenen Punkte tragen und keinen Bezug zu den inneren Organen besitzen. Ihre Aufgabe liegt in der Kontrolle von Qi und Blut in den Hauptleitbahnen.

Für den weiblichen Organismus sind, wie gesehen, v. a. Renmai, Chongmai, Dumai und Daimai von Bedeutung. Pathologische Veränderungen dieser Bahnen nehmen direkten Einfluß auf die Funktionen des weiblichen Organismus, auf Menstruation und Fertilität. Pathologische Veränderungen in Chongmai und Renmai treten zumeist gekoppelt auf, da beide Bahnen in direkter Verbindung zum Blut stehen. Aus diesem Grunde werden sie in der Literatur gemeinsam behandelt. Man unterscheidet *Schwäche in Chongmai und Renmai*, *Instabilität von Chongmai und Renmai*, *Blockaden in Chongmai und Renmai*, *Hitze in Chongmai und Renmai*.

Da Dumai und Daimai v. a. mit Fertilität, Entzündungen der Genitalorgane und Schwangerschaft in Verbindung stehen, werden sie hier nur kurz behandelt.

4.6.1 Schwäche in Chongmai und Renmai

Schwäche in Chongmai und Renmai, die beide mit der Niere in Verbindung stehen, kann durch genetische Anlage oder durch Schädigungen der beiden Bahnen verursacht werden. Weitere mögliche Ursachen sind ein Bezug zum Lebensalter, den geographischen Bedingungen und den jahreszeitlichen klimatischen Einflüssen. Die Schwäche von Chongmai und Renmai ist ein Phänomen, von dem v. a. bestimmte Frauentypen betroffen sind: junge Frauen, Frauen mit angeborener Nierenschwäche, solche, die in kalten Regionen leben oder eine niedrige Körpertemperatur besitzen. Die klinischen Manifestationen der Schwäche in Chongmai und Renmai sind:

- verspätete Menstruation, geringe Blutmenge

- Amenorrhoe, Sterilität

4.6.2 Instabilität von Chongmai und Renmai

Instabilität von Chongmai und Remai rührt von einer schwachen Funktion der beiden Bahnen. Ursachen sind pathologische Veränderungen in Herz, Milz, Leber und Niere oder Schädigungen in den beiden Bahnen selbst. Die klinischen Manifestationen sind Folge der mangelnden Kontrollfunktion über Blut und Körperflüssigkeiten:

- Menorrhagien

- azyklische Blutungen

- Blutungen in der Frühphase der Schwangerschaft (innerhalb 28 Wochen, v.a. 6.-10. Woche)

- Abort oder habitueller Abort

- starke Nachblutungen nach der Geburt

- reichlich klarer Fluor

4.6.3 Blockaden in Chongmai und Renmai

Blockaden in den beiden Bahnen können durch koaguliertes stagnierendes Blut in den Gefäßen verursacht werden. Weitere Ursachen sind Kälte, die von außen eindringt, oder Fehlernährung, zu starke körperliche Bewegung (Leistungssport) während der Menstruation, Unachtsamkeit in der Lebensführung in dieser Zeit sowie nach der Entbindung oder Abtreibung. Die klinischen Manifestationen sind:

- zyklische Unregelmäßigkeiten (verfrühte oder verspätete Menstruation)

- Dysmenorrhoe

- azyklische Blutungen

- Myome, Zysten

4.6.4 Hitze in Chongmai und Renmai

Hitze in Chongmai und Renmai können in jedem Lebensalter der Frau auftreten, vornehmlich sind jedoch die Perioden der Adoleszenz und der Reifung betroffen, insbesondere die Zeit der Reife. Diese Zeit ist geprägt durch intensiven sexuellen Verkehr, Schwangerschaften und Stillzeiten. Hitze, die in Chongmai und Renmai eingedrungen ist, gerät in Kampf mit dem Blut. Die Folge ist, daß das Blut in den Leitbahnen außer Kontrolle gerät und feuchte Hitze zu Stagnationen von Qi und Blut führt.

Man unterscheidet Leere-Hitze- und Fülle-Hitzezustände. Leere-Hitze entsteht durch konstitutionellen Yin-Mangel oder durch Blutverluste mit Schädigung des Yin bei chronischen Krankheiten. Durch den entstandenen Yin-Mangel steigt Yang unkontrolliert nach oben.

Fülle-Hitze kann durch konstitutionell bedingten Yang-Überschuß entstehen oder durch langfristige Ernährung mit scharfen Lebensmitteln. Eine weitere Ursache ist emotionale Erregung, die Leberfeuer produziert, das dann die Leitbahnen blockiert. Fülle-Hitze wird letztlich auch durch Infektionen verursacht. Eine besondere Infektanfälligkeit besteht für den weiblichen Organismus während der Menstruation oder nach der Entbindung. Die klinischen Manifestationen sind je nach Ursache unterschiedlich:

- starke Blutungen, verlängerter Zyklus, unregelmäßige Blutungen

- Amenorrhoe

- Epistaxis während der Menstruation

- Schmerzen im Unterleib, reichlich Fluor

- hohes Fieber nach der Entbindung oder niedere Körpertemperatur mit Gewichtsverlust

4.6.5 Kälte in Chongmai und Renmai

Kälte in Chongmai und Renmai wird durch exogene Kälte (Fülle) oder konstitutionell bedingten Yin-Mangel (Leere) verursacht. Die Kälte dringt in die Leitbahnen ein und behindert dort den freien Fluß von Qi und Blut. Fülle-Kälte tritt am häufigsten auf bei gesunden jungen Frauen, v. a. in Fällen, in denen nach der Entbindung nicht auf die körperliche Schonung und Ernährung geachtet wird oder die Ernährung im wesentlichen aus kalten Nahrungsmitteln besteht. Auch zu leichte, nicht klimagerechte Kleidung ist ein Faktor, der in dieses Spektrum gehört.

Leere-Kälte tritt meist bei schwachen oder alten Personen auf. Die klinischen Manifestationen der Kälte in Chongmai und Renmai sind:

- Schmerzen im Unterleib
- Kältegefühl und Schmerzen im Unterleib vor und nach der Menstruation
- verspätete Menstruation
- Amenorrhoe, Sterilität
- Schmerzen im Unterleib nach der Entbindung
- kalte Extremitäten
- fahles Gesicht

4.6.6 Gegenläufiges Qi in Chongmai und Renmai

Gegenläufiges Qi in Chongmai und Renmai entsteht, wenn Qi und Blut der beiden Bahnen nach oben drücken. Ursachen können Blockaden durch den Fötus oder Blockaden in Baomai und Baoluo sein.

Nach der Empfängnis fließen Qi und Blut nicht mehr nach unten, sondern stagnieren in den beiden Leitbahnen und sammeln sich an. Das Qi steigt nach oben und greift letztlich auf den Magen über. Die Folge sind Übelkeit und Erbrechen.

Blockaden in Baomai und Baoluo führen zu Blockaden im Bereich des Uterus und stören den Blutabgang bei der Menstruation. Durch den blockierten Blutabgang ergibt sich ein Blutüberschuß in Chongmai und Renmai. Das überschüssige Blut steigt nach oben. Die Folge sind

Epistaxis vor oder während der Menstruation oder die „umgedrehte Menstruation" (*daojing*), bei der es zu geringer Menstruationsblutung mit größeren Blutungen aus der Nase kommt.

Die klinischen Manifestationen des gegenläufigen Qi in Chongmai und Renmai sind:

- Erbrechen während der Schwangerschaft oder Menstruation
- Atemnot und innere Unruhe während der Schwangerschaft
- „umgedrehte" Menstruation (*daojing*)

4.6.7 Erschöpfung des Dumai

Der Dumai hat in seinem unteren Verlauf Verbindung zur Niere, in seinem oberen Verlauf Verbindung zum Gehirn. Er regiert sämtliche Yang-Leitbahnen. Aus diesem Grund haben sämtliche pathologischen Veränderungen in den Yang-Leitbahnen direkten Einfluß auf den Dumai. Wenn der Dumai selbst erschöpft ist, kommt es in der Folge zu Schmerzen im Bereich des Steißbeins, zu Schwäche oder Kältegefühl im Lendenbereich, entlang der Wirbelsäule, zu Versteifungen des Genicks sowie zu Verkrümmungen oder Versteifungen der Wirbelsäule, letztlich auch zu neurologischen Erkrankungen. Im Bereich der Frauenheilkunde stellt die Erschöpfung des Dumai einen wesentlichen Faktor für die Sterilität dar (*Suwen*, Kap. 60).

4.6.8 Dysbalancen des Daimai

Der Daimai umschließt die Taille und hält die drei Bahnen Renmai, Chongmai und Dumai im Gleichgewicht. Erschöpfungszustände des Daimai wirken sich daher auf seine Kontrollfunktion dieser drei Bahnen aus. Im frauenheilkundlichen Bereich bedeutet dies das Auftreten von Fluor, Lumbalschmerzen, Kältegefühl in den Lenden etc. Einwirkungen durch die pathogenen Faktoren Wind-Hitze oder Feuchtigkeit bewirken die Bildung von Herpes-Zoster-Infektionen.

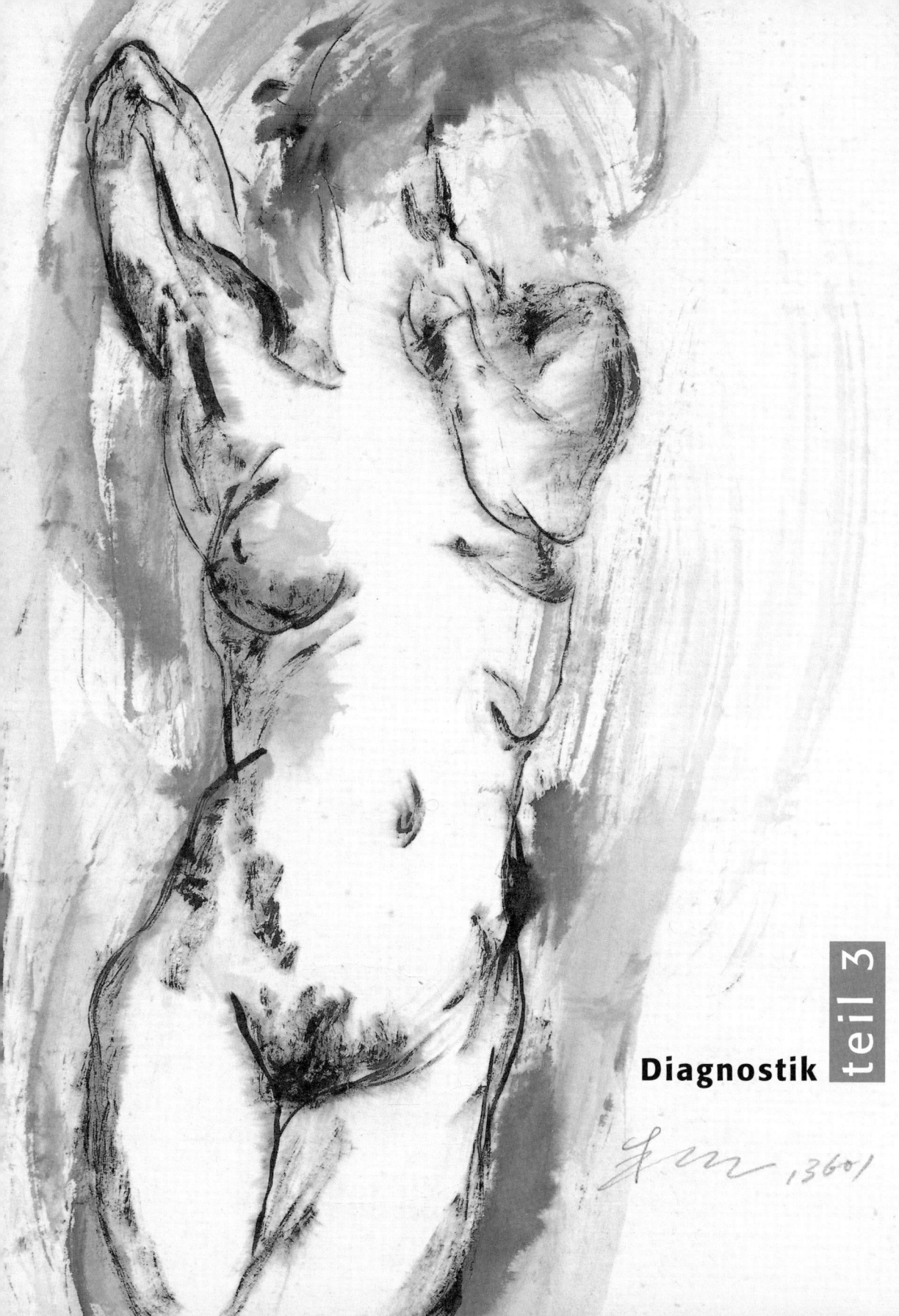

Diagnostik teil 3

5 Grundprinzipien der chinesischen Diagnostik

Das Ziel jeder medizinischen Behandlung ist die Wiederherstellung der Gesundheit des Körpers. Daher muß der erste Schritt zur Behandlung das genaue Verständnis der pathologischen Veränderungen im Körper des Patienten sein.

Der menschliche Organismus ist ein belebtes biologisches Wesen, dessen innere und äußere Erscheinung in direktem Zusammenhang miteinander stehen. Der Arzt erfährt die pathologischen Veränderungen des Patienten zunächst über die persönliche Erfahrung sowie durch die eigenen Sinnesorgane. Er sieht, hört, fragt und tastet nach den Veränderungen. Daraus ergeben sich die vier in der chinesischen Medizin bekannten Diagnoseverfahren.

Durch die persönliche Informationsaufnahme und die Einteilung in die acht Leitkriterien (Yin-Yang, Fülle-Leere, Kälte-Hitze, innen-außen) entscheidet er über die Einordnung der vorhandenen Phänomene. Er erkennt

- Lokalisation

- Schwere (Oberfläche-Tiefe)

- Zustand (akut-chronisch)

- Charakter (Yin-Yang, Hitze-Kälte) der Erkrankung und den

- aktuellen Zustand des Patienten (Schwäche-Stärke).

Erst danach ist es dem Therapeuten möglich, eine entsprechende Therapie einzuleiten.

Eine einmalig durchgeführte Diagnose reflektiert den aktuellen Zustand des Patienten. Jede Veränderung im Organismus des Patienten wird ein anderes Ergebnis liefern.

> Es ergibt sich daher die Notwendigkeit, mit jeder Behandlung eine kurze erneute Diagnostik durchzuführen, um den aktuellen Zustand des Patienten zu erfassen.

Der Vorteil der vier Diagnoseverfahren ist zum einen die einfache Erfassung des gesamten Menschen, zum anderen die direkte Aufnahme der Informationen über den Krankheitszustand des Patienten ohne Zwischenschaltung komplizierter und teurer Apparaturen. Der Nachteil ist die verbleibende Unsicherheit bezüglich histologischer Veränderungen.

> Von daher ist die Kombination dieser beiden Methoden, der Diagnostik nach den vier Regeln und der Laboruntersuchung, dringend empfehlenswert. So werden unnötige Verzögerungen bei notwendigen schulmedizinischen Behandlungen vermieden.

Im folgenden werden kurz einige wichtige Grundregeln und die wichtigsten diagnostischen Zeichen besprochen.

5.1 Betrachtung

Die Betrachtung ist ein diagnostisches Verfahren, bei dem der Arzt gezielt die Gesamtkonstitution sowie einzelne Details der äußeren Erscheinung des Patienten beobachtet, um wichtige Daten über den Gesundheits- oder Krankheitszustand zu sammeln.

Betrachtet werden Vitalität, Gesichtsfarbe, Körperkonstitution, Körperhaltung, Zunge, Sekretionen und Ausscheidungen (Harn, Stuhl). Bei Frauen ist hier insbesondere auch das Menstruationsblut zu beobachten.

5.1.1 Vitalität

Die Vitalität (*shen*) ist die äußere Manifestation der Lebensaktivität des Menschen. Ihre materiellen Grundlagen sind Essenz und Qi. Die optische Untersuchung der Vitalität dient daher dem Verständnis der Situation von Essenz und Qi. Dabei lassen sich vier Situationen unterscheiden, wobei v. a. der Augenausdruck einen wichtigen diagnostischen Schlüssel darstellt.

a) Vorhandensein von Vitalität (*de shen*)

b) geringe Vitalität (*shao shen*)

c) Verlorensein von Vitalität (*shi shen*)

d) falsche Vitalität (*jia shen*)

a) Vorhandensein von Vitalität

bedeutet, daß Qi und Essenz in ausreichender Menge vorhanden sind, die Innenorgane keine besonderen Schädigungen aufweisen. Die pathologischen Veränderungen sind leicht und oberflächlich. Die Heilung ist leicht, die Prognose gut.

Die klinischen Manifestationen vorhandener Vitalität sind klarer Blick, klarer Verstand, deutliche Artikulation. Die Haut des Patienten ist zart und strahlend, die Mimik natürlich. Die Reaktionen sind normal, die Bewegungen von natürlicher Geschwindigkeit.

b) Geringe Vitalität

bedeutet, daß Qi und Essenz schwach, nicht ausreichend sind. Wenn sich die Situation des Körpers nach der Erkrankung vom Zustand der vorhandenen Vitalität zu dem der geringen Vitalität wandelt, verschlechtert sich dementsprechend die Prognose und umgekehrt.

Die klinischen Manifestationen der geringen Vitalität sind matte Augen, Kraftlosigkeit, leise Stimme, leicht verzögerte Reaktionen, verlangsamtes Denken als Zeichen für Schwäche des gesunden Qi im Körper.

c) Verlorensein von Vitalität

ist ein Zeichen für Erschöpfungszustände von Essenz und Qi, für schwere Schädigungen der Organfunktionen. Die Heilungschancen in diesem Stadium sind gering, die Prognose ist schlecht.

Die klinischen Manifestationen verlorener Vitalität sind glanzlose Augen, starre Pupillen, Verwirrtheit, Apathie, fahle matte Haut, stark verlangsamte Reaktion, langsame Bewegungen, oberflächliche Atmung.

d) Falsche Vitalität

ist eine plötzliche Verbesserung der Situation des Patienten im letzten Stadium der Krankheit kurz vor dem Tod. Die chinesische Medizintheorie spricht vom Stadium der Trennung von Yin und Yang. Yin hält Yang nicht mehr, das Yang tritt allein aus dem Körper, und es kommt zur Ausprägung eines falschen Lebenszeichens. Wenn das Yang-Qi in einer weiteren Phase völlig erschöpft ist, tritt der Tod ein.

Die klinischen Manifestationen der falschen Vitalität sind mannigfaltig: Bei chronisch schwer kranken Patienten mit Bewußtseinsstörungen und kraftloser Sprache kommt es plötzlich zur Klärung des Geistes mit deutlicher lauter Sprache oder zu plötzlich deutlichem Erinnerungsvermögen. Eine ursprünglich matte fahle Haut wird rosig und strahlend. Appetitlose Patienten verlangen plötzlich nach großen Portionen.

Daß die plötzlich eintretenden Veränderungen nicht auf eine Normalisierung des Gesundheitszustandes hindeuten, läßt sich z. B. daran feststellen, daß die deutlich artikulierten Sätze unablässig wiederholt werden oder daß die rosige Hautfarbe nicht von innen strahlt, sondern geschminkt wirkt. Dabei handelt es sich um das bekannte Phänomen des „letzten Aufflackerns vor dem Tod".

5.1.2 Gesichtsfarbe

Bei der Gesichtsfarbe werden sowohl Färbung als auch Schimmer der Gesichtshaut betrachtet. Die normale Gesichtsfarbe des Europäers ist fleichfarbig, leicht rosig und feucht schimmernd mit geringen Unterschieden je nach Hauttyp. Farbveränderungen, die über den normalen Rahmen hinausgehen, sind pathologisch. Sie zeigen wenig Glanz. Die chinesische Medizin unterscheidet entsprechend den Fünf Phasen die fünf patologischen Farben rot, weiß, grün, gelb und schwarz.

Rot

Eine zu starke Rotfärbung des Gesichtes weist auf Hitzesymptomatik hin. Reicht die Rotfärbung über das gesamte Gesicht, ist dies ein Zeichen für *Fülle-Hitze*. Wenn ausschließlich die Wangen gerötet sind, deutet dies auf *Pseudo-Hitze*, d. h. auf Hitze durch Yin-Mangel. Eine weiße Grundfarbe mit roten oberflächlichen Flecken tritt meist bei Intensivpatienten auf. Sie deutet auf Mangel von Nieren-Yang und Hyperaktivität von kaltem Yin im Inneren hin, welches echtes Yang an die Oberfläche treibt (*dai Yang*).

Weiß

Eine auffallend weiße oder blasse Gesichtsfarbe deutet auf *Leere-Kältesymptomatik* und *Blutverlust* hin. Blaß-weiße Farbe mit Gedunsenheit deutet auf *unzureichendes Yang-Qi*. Wenn die Gesichtsfarbe weiß-

gelblich ist, sind Blut und Qi im Mangelzustand. Ein blasses, lebloses Gesicht bedeutet, daß *Lungen-Qi* im *Mangelzustand* ist oder eine *Kältesymptomatik* vorliegt.

Grün

Zur Färbung *qing* gehören sowohl die grünliche Gesichtsfärbung als auch die zyanotische Färbung. Grünliche Verfärbung der Gesichtshaut spricht für *Schmerz, Kälte, Stau*. Grünlicher Schimmer tritt auch bei Erkrankungen des Leberfunktionskreises auf. Bei Kälte- und Stauungssymptomatik ist die Färbung des Gesichts tendenziell zyanotisch.

Gelb

Ein deutlicher Gelbstich der Haut deutet auf *Leerezustände, Feuchtigkeitssymptomatik* oder Milzerkrankungen. Gelbe Gesichtshaut ohne Glanz zeigt Qi- und Blutmangel an. Gelbe Farbe auf der Hautoberfläche zeigt Feuchtigkeit an der Hautoberfläche. Helle strahlende Gelbfärbung der Gesichtshaut gehört zur Gelbsucht vom Yang-Typ (*yanghuang*), dunklere matte Gelbfärbung mit Grauschleier zeigen eine Gelbsucht vom Yin-Typ (*yinhuang*).

Schwarz

Schwärzlicher Schimmer durch die Gesichtshaut deutet auf eine Schädigung der Niere oder Wassersymptomatik hin, d. h. Wassereinlagerungen im Körper (*shuiyin*). Lokale schwarze Verfärbungen an den Orbita zeigen Schleim-Feuchtigkeit durch Nierenschwäche.

5.1.3 Zunge

Die Zunge ist das einzige Organ, das einen direkten Einblick in die Geschehnisse der Innenorgane erlaubt.

Die Oberfläche der Zunge ist von verschiedenen Arten von Papillen überzogen, die der Zunge ihre samtartige Beschaffenheit verleihen. Für die Zungendiagnose von Bedeutung sind dabei die fadenförmigen Papillen (Papillae filiformes) und die pilzförmigen Papillen (Papillae fungiformes). Die fadenförmigen Papillen finden sich dichtgedrängt im Bereich des ganzen papillären Abschnitts der Zunge, besonders im vorderen und mittleren Bereich. Sie bilden den zu betrachtenden Zungenbelag. Der physiologische Belag ist dünn und weißlich, jeder dickere oder anders gefärbte Belag zeigt einen pathologischen Zustand an. In der chinesischen Medizin wird die Bildung des Zungenbelags als Funktion des Magen-Qi interpretiert. Wenn bei ausreichendem Magen-Qi ein Angriff durch pathogenes Qi erfolgt, entsteht ein Füllezustand. Dabei kommt es zur Hypertrophie der Fadenpapillen und dadurch zur Bildung eines dicken Belags. Bei mangelndem Magen-Yin atrophieren dagegen die Fadenpapillen, was einen geringen oder fehlenden Belag zur Folge hat.

Die pilzförmigen Papillen finden sich verstreut zwischen den Fadenpapillen, v. a. am Seiten- und am vorderen Rand der Zunge. Sie sind von Mikrokapillaren durchzogen und gut durchblutet, was ihnen ein rötliches Erscheinungsbild verleiht. Bei Vorliegen einer Hitzesymptomatik sind die pilzförmigen Papillen besonders gut durchblutet, was sich in auffälligen Pünktchen auf der Zunge manifestiert. Auch während der Menstruation ergibt sich eine Mehrdurchblutung der pilzförmigen Papillen, die rötlichen Punkte auf der Zungenoberfläche sind dann physiologisch.

Die zungeneigene Muskulatur, die auf Form und Flexibilität der Zunge Einfluß nimmt, besteht aus längs-, quer- und vertikalverlaufenden Muskeln. Form und Zustand der Zunge sind vom Zustand von Qi und Blut im Körper sowie vom Feuchtigkeitsgehalt im interstitiellen Raum abhängig. Die normale Zunge verläuft in U-Form, und jede Veränderung der Zungenform hat diagnostische Bedeutung. Dünne und schmale Zunge bedeutet einen Mangel an Blut und Qi, eine dicke Zunge ergibt sich bei Schleim-Feuchtigkeitsretention im Körper. Die beiden Unterzungenvenen verlaufen parallel im unteren Drittel der Zunge. Sie sind fein und gerade im Verlauf. Die Kapillargefäße am oberen Rand sind unter Normalumständen nicht sichtbar.

Unterzunge

Bei pathologischen Prozessen können sich die Unterzungenvenen in Form und Farbe verändern. Es kann dazu kommen, daß der untere Bereich verdickt ist, daß sich Ausbuchtungen bilden oder Abzweigungen. Auch die Kapillaren können ihr Erscheinungsbild verändern. Es können feine rote Äderchen sichtbar werden, wodurch sich das gesamte Erscheinungsbild der Unterzunge durch pathologische Röte verändern kann.

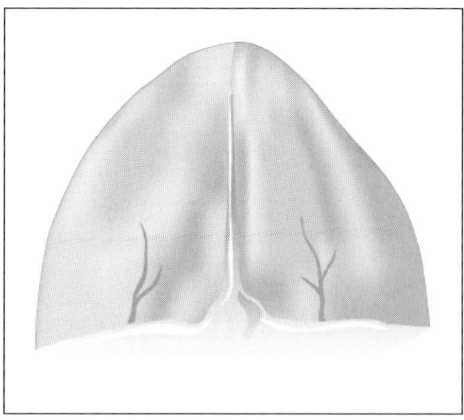

Abb. 9: Unterzunge.

Die Zungenoberfläche wird im Hinblick auf den akuten oder chronischen Zustand des Patienten in verschiedene Reflexzonen untergliedert. Der akute Zustand des Patienten wird über die Relation der Zungenoberfläche zu den **Hohlorganen** diagnostiziert (Abb. 10).

Die Zungenspitze reflektiert den Bereich des Oberbauches, d. h. den oberen Magenbereich (Cardia und Fundus) und die Gallenblase (oberer Erwärmer), die Mittelregion der Zunge den mittleren Bauchbereich mit dem unteren Bereich des Magens (Pylorus), Duodenum und Dünndarm (Jejunum), Colon ascendens und transversus und Teile des Colon descendens (mittlerer Erwärmer), und die Zungenwurzel reflektiert den Unterbauchbereich mit Colon descendens, Dünndarm (Ileum), Rektum und Blase (unterer Erwärmer).

Die Betrachtung der Zunge bzw. der Veränderung des Belags nach dieser Unterteilung ist v. a. bei akuten Symptomen wie Appendizitis und Ileus wichtig. Ein akutes Abdomen bewirkt eine schnelle Veränderung des Zungenbelags, wobei die Veränderung des Zungenbelags entsprechend dem Krankheitsprozeß verläuft.

Die Betrachtung der Reflexzonen der fünf **Speicherorgane** dient der Informationsaufnahme über den chronischen Zustand des Patienten (Abb. 11). Die Reflexzonen der Speicherorgane zeigen folgendes Bild: Die Zungenspitze reflektiert Herz und Lunge, die Zungenmitte reflektiert Magen und Milz, und auf der Zungenwurzel spiegelt sich die Niere. Der rechte und linke Zungenrand sind der Spiegel für Leber und Galle.

Chronische pathologische Veränderungen der Speicherorgane reflektieren sich in diesen Bereichen der Zunge. Verändern können sich Form, Beschaffenheit (z. B. Rißbildung, Zahneindrücke), und Farbe des Zungenkörpers oder der oberflächliche Belag und die äußere Erscheinung der Blutgefäße (z. B. Stauvenen).

> Man betrachtet drei Aspekte des Zungenkörpers: Vitalität, Farbe und Form. Bei der Betrachtung des Zungenbelags ist auf Lokalisation, Farbe, Beschaffenheit und Regelmäßigkeit zu achten. Erst die Beachtung aller Aspekte der Zunge läßt einen gültigen diagnostischen Schluß zu.

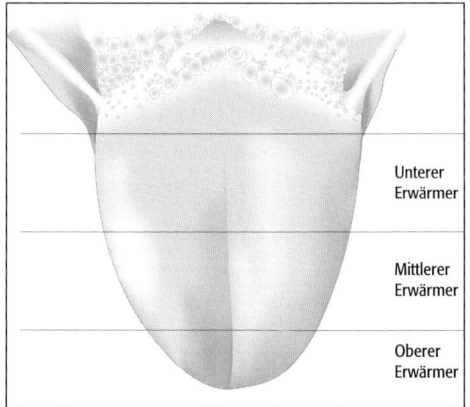

Abb. 10: Die Beziehung der Zungenabschnitte zu den Drei Erwärmern.

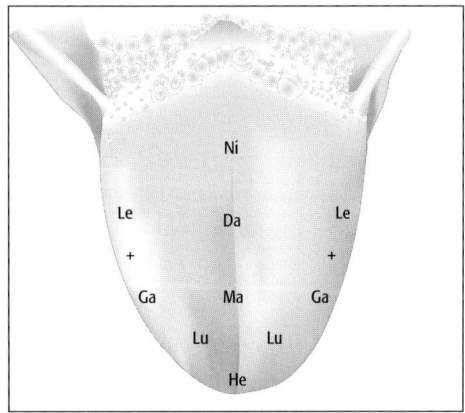

Abb. 11: Die Beziehung der Zungenabschnitte zu den inneren Organen.

Die **normale** Zunge ist weich und flexibel und von frischer hellroter Farbe. Sie ist oval und leicht spitz zulaufend. Der Zungenkörper ist durch den Belag sichtbar. Der physiologische Belag ist weiß und dünn und gleichmäßig glatt. Er ist weder feucht noch besonders trocken und nicht klebrig. Er läßt sich nicht abkratzen. Unter der normalen Zunge versteht man die hellrote Zunge ohne Venenstau mit geringem weißem Belag.

Vitalität des Zungenkörpers

Die vitale Zunge ist beweglich, wie die normale Zunge gefärbt und ein Zeichen für geringes pathologisches Geschehen im Körper. Die Zunge, die Verlust der Vitalität (*shishen*) anzeigt, ist von geringer Beweglichkeit (→ s. u.), atrophiert und mit Rissen belegt. Ihre Farbe ist glanzlos. Das pathologische Geschehen im Körper ist weit fortgeschritten.

Zungenfarbe

Man unterscheidet fünf Grundfarben der Zunge: hellrot, blaß, rot, dunkelrot und lila.

- **Hellrot** ist die Farbe der normalen Zunge.

- Die **blasse** Zungenfarbe ergibt sich durch mangelnde Durchblutung oder durch zuviel Flüssigkeitsansammlung im Zungenkörper. Blasse Zungenfarbe deutet auf *Erschöpfung von Qi und Blut* oder auf *Schwäche von Yang-Qi*.

- Die **rote** Zunge ist dunkler und von intensiverem Rot als die normale Zunge. Die intensive Rotfärbung deutet auf *Hitze im Körper* hin. Bei akuten Zuständen ist der Zungenbelag weiß oder gelb und trocken, was ein Anzeichen für *Fülle-Hitze im Körper* ist. Bei chronischen Erkrankungen ist die Zunge ohne Belag ein Hinweis auf *Pseudo-Hitze durch Yin-Mangel*. Wenn lediglich die Zungenspitze deutlich rot gefärbt ist, herrscht *Hitze im Herzfunktionskreis*.

- Die **dunkle, scharlachrote** Zungenfarbe ist eine Weiterentwicklung der zuvor beschriebenen Symptomatik. Sie deutet auf hochgradige *innere Hitze* hin und tritt bei Infektionskrankheiten mit Fieber auf. Sie ist ein Indiz dafür, daß Hitze bis zu den Innenorganen vorgedrungen ist. Wenn die scharlachrote Zunge mit wenig oder ohne Belag bei chronischen Krankheiten auftritt, deutet dies auf *Pseudo-Hitze durch Yin-Mangel* hin. Eine glatte scharlachrote Zunge ohne Belag bei atrophiertem Zungenkörper deutet auf *völlige Erschöpfung von Magen-Yin* hin (→ s. u.).

- Bei der **lilafarbenen** Zunge sind verschiedene Stadien zu unterscheiden. Die Zunge, die rot mit Lilastich ist, zeigt an, daß *Hitze zu stark ist und Yin und Blut angegriffen hat*. Die Färbung tritt durch unzureichenden Fluß von Qi und Blut auf. Sie zeigt einen extremen Hitzezustand an.

Die **zyanotisch-weißliche** Zunge deutet auf *Kälte im Inneren*, die Yang-Qi verbraucht hat. Die Färbung rührt ebenfalls von mangelnder Blut- und Qi-Zirkulation. Sie zeigt einen *extremen Kältezustand* an.

Lokale bläuliche Flecken oder Punkte deuten auf *Blutstau*.

Zungenform

Bei der Zungenform sind Größe, Dicke und Beschaffenheit zu berücksichtigen.

- Die **breite** Zunge
Die Zunge, die über die Mundwinkel hinausreicht („Omegaform"), deutet

auf Füllezustände. Eine breite Zunge, die rot gefärbt und am Rand verdickt ist, zeigt *Fülle-Hitze* an, genauer gesagt Fülle-Hitze in Leber und Galle. Die breite Zunge, die deutlich verdickt ist, aber tendenziell blaß und klebrig, deutet auf eine vorhandene *Schleim-* symptomatik hin. Die breite Zunge mit Zahneindrücken am Rand zeigt Schwäche des Milz-Qi an.

- Die **spitze** Zunge
  Eine atrophierte spitz zulaufende Zunge (V-Form) deutet auf *Leere an Qi*, v. a. auf *Leere des Lungen-Qi* oder auf *Blutmangel in der Leber*, hin. Eine kurze kleine Zunge ist ein Zeichen für einen hochgradigen *Mangel an Essenz und Qi*.

- Die **derbe** (*lao*) Zunge
  Eine alte harte Zunge mit grober Struktur zeigt *Fülle-Hitze* an.

- Die **zarte** Zunge
  Die fein strukturierte zarte Zunge, die blaß ist, zeigt *Yang-Mangel* an. Ist sie dunkelrot, logiert *Hitze* in Herz und Milz.

- Die **rissige** Zunge
  Risse auf der Zungenoberfläche bilden sich durch einen *Mangel an Blut und Essenz* oder *Erschöpfung von Yin-Flüssig-keit* im Körper.

- Die **Dornen**zunge
  Stark spitz hervortretende rote Papillen sind Zeichen für eine Hitzesymptoma-tik („Dornenzunge") und dafür, daß *extreme Hitze* in den Innenorganen lo-giert, daß Hitze Blut und Nahrungs-Qi angegriffen hat.

- Die **kurze** Zunge
  Die kurze Zunge, die nicht bis zum Mund reicht, zeigt ein lebensbedroh-liches Stadium an. Es sind hier drei

verschiedene Situationen zu unter-scheiden:
(1) *Extreme Hitze* hat das Yin völlig erschöpft.
(2) *Qi und Blut* sind restlos *verbraucht*.
(3) Durch *Yang-Mangel* koaguliert Kälte im Körperinneren.

- Die **lange** Zunge
  Die lange Zunge, die kaum in den Mund zurückgeführt werden kann, deutet darauf hin, daß *Schleim-Hitze* das Herz blockiert. Die Zunge ist dann dunkelrot gefärbt. Die tenden-ziell weiße lange Zunge mit Taub-heitsgefühl deutet auf *Mangel an Qi* hin.

Flexibilität

Bei Beweglichkeit und Haltung der Zunge sind verschiedene Situationen zu unter-scheiden:

- **Vibrieren**
  Weiße Zunge mit unwillkürlichen Vi-brationen tritt auf, wenn *schwaches Yang-Qi* die Blutgefäße und Muskeln nicht ernähren kann. Hellrote zitternde Zun-ge deutet auf *Mangel an Qi und Blut* hin. Beide Situationen sind Leerezustände. Scharlachrote Zunge mit Zittern zeigt an, daß *extreme Hitze* Wind erzeugt hat. Zyanotische Zunge mit Venenstau und Zittern zeigt inneren Leberwind.

- **Steifheit**
  Steife unbewegliche Zunge deutet auf Fülle-Hitzesymptomatik. Sie tritt zumeist vor oder nach einem Schlag-anfall auf.

- **Schlaffheit**
  Die schlaffe unbewegliche Zunge deutet auf eine *Leeresymptomatik* hin. Trockene rote schlaffe Zunge mit Belag deutet darauf hin, daß hohes

Fieber die Körperflüssigkeiten angegriffen hat. Schlaffe kraftlose Zunge ohne Farbe deutet auf *Mangel an Blut und Qi* hin. *Yin-Mangel* führt zu schlaffer roter Zunge mit geringem oder ohne Belag.

- **Schiefe** Zunge tritt meist bei Facialisparese oder Schlaganfall auf.

- **Hin- und Herbewegen** der Zunge („Zungenspielen") deutet auf Hitze in Herz und Milz hin und tritt meist bei Kindern auf.

Farbe des Zungenbelags

Für den zu untersuchenden Belag kommen die Fadenpapillen und die pilzförmigen Papillen in Frage. Der Zungenbelag wird durch die Fadenpapillen gebildet. Diese bilden ständig eine Art Hornpartikel, die wieder abgestoßen werden. Ein gesunder Mensch hat einen gleichmäßigen dünnen weißen Belag. Ist die Abstoßung verlangsamt oder das Wachstum beschleunigt, entsteht ein dicker Belag.

Der Zungenbelag ist von seiner Farbe, Dicke, Feuchtigkeit und Lokalisation her zu betrachten. Des weiteren ist zu unterscheiden, ob der Belag „ohne Wurzel" ist oder „mit", d. h. ob er sich abkratzen läßt oder nicht.

- Der **dünne weiße** Belag
Der gesunde Mensch zeigt einen dünnen weißen Belag in der Zungenmitte oder am Zungengrund. Wenn sich der Belag im Krankheitsfall zeigt, bedeutet dies, daß die Störung im Körper geringfügig ist, die Krankheit sich an der Oberfläche befindet.

- Der **dicke weiße** Belag
Wenn er sich bei Erkrankungen durch exogene Faktoren zeigt, dann ist er ein Hinweis darauf, daß die Krankheit sich noch an der Körperoberfläche befindet, die inneren Organe noch nicht angegriffen sind. Wenn er sich bei chronischen Erkrankungen zeigt, dann läßt dies den Schluß zu, daß es sich um eine *Kältesymptomatik* handelt. Der Wandel zu Hitze hat sich noch nicht vollzogen. Lockerer dicker weißer Belag wie Puder zeigt an, daß *Feuchtigkeit* Hitze im Leib unterdrückt hat. Er zeigt sich häufig bei Infektionskrankheiten oder akutem Abdomen bei Darmverschluß oder Pankreatitis.

- Der **gelbe** Belag
Der weiße Belag hat sich zu gelbem gewandelt. Er gehört zu Symptomen *innerer Hitze*. Je tiefer die gelbe Färbung ist, desto ernster ist die Hitzesymptomatik. Der geringe gelbe Belag zeigt eine geringe Hitze, tiefgelber Belag zeigt Hitzesymptomatik mittleren Grades, trockener dunkelgelber Belag zeigt extreme Hitze.

- Der **graue** Belag
Leicht grauer Belag kann sich aus weißem oder gelbem Belag gebildet haben. Er gehört sowohl zu *Kälte- als auch zu Hitzesymptomatik*. Grauer Belag mit Feuchtigkeit zeigt Kältesymptomatik, grauer trockener Belag weist auf Hitze.

- Der **schwarze** Belag
Der schwarze Belag bildet sich aus grauem Belag. Er kann wie der graue Belag auf *Kälte- oder Hitzesymptomatik* hinweisen, je nachdem, ob er feucht ist oder trocken. Der pathologische Zustand ist hier ernster als beim grauen Belag.

Beschaffenheit des Zungenbelags

Ein Zungenbelag, der die Sicht auf den Zungenkörper erlaubt, ist dünn. Ist der Zungenkörper nicht mehr erkennbar, handelt es sich um einen dicken Belag.

- **Dicke**
  Die Dicke des Zungenbelages ist Indikator für die Stärke des pathogenen Faktors. Der dünne Belag weist damit auf schwachen pathogenen Faktor, der dicke auf einen starken. Ein dünner Belag, der stetig dicker wird, weist auf eine Verschlimmerung der Symptomatik und umgekehrt. Als Ursache für fehlenden Belag sieht die chinesische Medizin mangelndes Magen-Yin. Fehlender Belag ist nach chinesischer Medizintheorie vergleichbar mit zu trockenem Boden, auf dem kein Gras wachsen kann.

- **Feuchtigkeit**
  Der gesunde Zungenbelag zeigt angenehme Feuchte. Zeigt sich auf dem Belag eine zu feuchte schmierige Schicht, spricht man in der chinesischen Medizin von *huatai*. Er zeigt an, daß sich im Inneren *Wasser, Feuchtigkeit und Schleim* gebildet haben. Trockener Belag, der sich uneben anfühlt, zeigt an, daß sich im Inneren *Hitze* gebildet und die Körperflüssigkeiten angegriffen hat.

- **Konsistenz**
  Klebriger feuchter Belag auf feinen Papillen, der sich nicht entfernen läßt, wird „klebriger Belag" (*nitai*) genannt. Er weist auf *Schleim-Feuchtigkeitssymptomatik* hin oder auf Verbleiben unverdauter Nahrung im mittleren Verdauungstrakt. Grobkörniger leicht entfernbarer Belag wird „fauler Belag" (*futai*) genannt.

- **Fehlender** Belag
  Teilweise fehlender Belag mit deutlich sichtbarer Grenze wird *huabo tai* (Blümchenbelag oder Landkartenzunge) genannt. Er deutet darauf hin, daß Magen-Qi und Magen-Yin Schaden genommen haben. Wenn der Belag klebrig aber mit freien Stellen durchsetzt ist, ist *Schleim-Feuchtigkeit* nicht gelöst, das gesunde Qi hat bereits starken Schaden genommen.

> **Beachte**
> Bei fünf von tausend Menschen liegt die Landkartenzunge physiologisch vor!

- Wenn der Belag auf der gesamten Zunge fehlt, die Zunge wie ein Spiegel wirkt (Lackzunge), dann ist das Magen-Qi erschöpft, das Magen-Yin versiegt.

- Ein Belag, der sich **nicht entfernen** läßt (*yougen tai*), zeigt Fülle-Hitzesymptomatik bei starkem Magen-Qi. Läßt sich der Belag mit einem Skalpell abkratzen, dann spricht man von *Leere-Kältesymptomatik* bei schwachem Magen-Qi.

Venen

- **Ausbuchtungen**
  Ausbuchtungen oder Abzweigungen der Unterzungenvenen sind meist lila verfärbt. Sie sind Zeichen für *Blutstau*, der sich auch in die inneren Organe erstreckt.

- **Rötung der Kapillaren**
  Gerötete Kapillaren am unteren Zungenrand deuten auf eine Erweiterung hin. Sie sind ein Indiz für eine *Hitze*symptomatik (Fülle-Hitze oder Leere-Hitze).

5.2 Riechen und Hören

Das chinesische Zeichen „*wen*" steht für zwei Bedeutungen: zum einen für „Riechen", zum anderen für „Hören". Das, was die chinesische Medizin „*wenzhen*" nennt, bezieht sich damit auf die Informationsaufnahme über Nase und Ohr. Gegenstand der Beobachtung sind Stimme (Husten, Aufsoßen, Seufzen), Sprache und Sprachinhalt, daneben der Geruch von Atem, Körperausdünstungen und Exkrementen, bei Frauen zusätzlich der Geruch des Menstruationsblutes oder des Fluors. Die Aufnahme der Information erfolgt z. T. über die Befragung.

5.2.1 Die Stimme

Die Lautstärke und Artikulation der Stimme geben Auskunft über den Zustand des Qi. Die normale Stimme ist natürlich, harmonisch im Klang, die Aussprache deutlich, Gedanken und Sprechen entsprechen einander. Dies zeigt ein gesundes Qi.

- **Zu laute** Stimme zeigt *Füllesymptomatik* und zeigt, daß das gesunde Qi des Körpers ausreichend ist.

- **Kraftlose heisere** Stimme zeigt ungenügendes gesundes Qi und *Leeresymptomatik*.

- **Heiserkeit** und **Stimmlosigkeit (Aphasie)**, die **plötzlich** auftreten, sind durch Lungen-Qi, das sich nicht ausbreitet, bedingt. Pathogenes Qi logiert im Bereich der Stimmbänder. Dies gehört zu den *Füllesymptomen* („Volles Metall klingt nicht").

- **Allmählicher Stimmverlust** oder Heiserkeit nach langer Krankheit deutet auf *Mangel an Lungen- und Nieren-Yin*

(„Beschädigtes Metall klingt nicht"). Stimmverlust bei schwerer Krankheit deutet auf erschöpftes Qi der inneren Organe hin und auf eine lebensbedrohliche Situation.

- **Hin und wieder** auftretender **Stimmverlust** in der Spätphase der Schwangerschaft ohne weitere Beschwerden deutet auf Blockade der Nierenleitbahn durch den Fötus hin, so daß das Nieren-Qi nicht nach oben dringen kann. Man nannt dies *zi yin* (Stimmlosigkeit durch den Fötus).

- Wenn der Patient momentan **mehr spricht** als normal, gehört dies zu den *Fülle-Hitzesymptomatiken*, umgekehrt, wenn er weniger als normal spricht, zu den *Leere-Kältesymptomatiken*.

- **Kurze schnelle flache Atem**züge gehören zu *Qi-Schwäche*.

- **Betontes Ausatmen** deutet auf *Fülle*symptomatik mit Lungen-Qi, das sich nicht verteilt. **Betontes Einatmen** deutet auf Leeresymptomatik, wobei das Lungen-Qi im Mangelzustand ist.

- **Kurzer Schluckauf**, häufig und mit Kraft, deutet auf Magenfülle mit gegenläufigem Qi. Tritt der Schluckauf bei chronischen Krankheiten auf und ist kraftlos, ist das Magen-Qi abgeschwächt.

- **Saures Aufstoßen** wird durch stagnierende Nahrung im oberen Verdauungstrakt verursacht, die zu Aufsteigen des Magen-Qi führt. Häufiges Aufstoßen wird entweder durch die Disharmonie von Leber und Magen oder Magen-Qi, das sich nicht nach unten senkt, verursacht.

5.2.2 Geruch

Der Geruch von Atem und Körperausdünstungen gibt Aufschluß über die metabolische Situation im Organismus. Die chinesische Medizin geht davon aus, daß die Stoffwechselprozesse im Körper, solange sich Blut und Qi im Kreislauf befinden, normal verlaufen und sich von daher kein besonderer Geruch entwickeln kann. Geruch entsteht erst, wenn Disharmonien im Kreislauf von Blut und Qi vorhanden sind.

- **Mundgeruch**
  Der Hauptgrund für Mundgeruch ist *aufsteigende Magenhitze*, die ihrerseits wieder durch Hitze in der Jangming-Leitbahn verursacht sein kann. Die zweite Ursache liegt im Mundbereich selbst, d. h. in Problemen von Zähnen und Zahnfleisch. Saurer Mundgeruch entsteht durch stagnierende Nahrung im Magen. Fischiger Mundgeruch rührt zumeist von entzündlichen Prozessen, v. a. in der Lunge.
- **Schweiß**
  Strenger Schweißgeruch weist auf *Hitze-Feuchtigkeit* im Körper hin.
- **Stuhl**
  Faulig riechender Stuhl weist auf *Hitze in Magen und Darm* hin, streng fischig riechender Stuhl auf *Kälte in Magen und Darm*. Beide sind *Füllesymptome*. Leeresymptomatik führt keinen besonderen Geruch des Stuhls mit sich.
- **Urin**
  Streng riechender Urin weist auf *Hitze-Feuchtigkeit* in der Blase. Wenig Geruch des Urins liegt bei Leere- und Kältesymptomen vor.
- **Fluor**
  Übelriechender Fluor weist auf *Hitze-Feuchtigkeit* im unteren Erwärmer.

Fischig riechender Fluor weist auf *Leere-Kälte* hin.

5.3 Befragen

Die Befragung dient dem Verständnis der Entstehung der Krankheit, Entwicklung, Therapieergebnis, Hauptsymptomen und anderen Symptomen, die mit der Erkrankung in Verbindung stehen.

Zunächst entspricht die Befragung der Anamnese in der Schulmedizin. Gegenstand sind Krankheitsgeschichte, Familienanamnese, Infektionskrankheiten, Kinderkrankheiten, soziale Verhältnisse und bei Frauen Fragen zu Menstruation und Schwangerschaften.

In die Anamnese der chinesischen Medizin gehört zu den zentralen Fragen die nach der aktuellen Situation des Patienten. Man erfragt erst die Hauptsymptome, dann die Nebensymptome, die evtl. mit den Hauptsymptomen in Zusammenhang stehen und der Differentialdiagnose dienen.

Für das Erfragen der Hauptsymptome gilt:

- Lokalisation (wo?)
- Charakter und Schweregrad (wie?)
- Zeit des Entstehens (wann?)
- auslösende Ursache (warum?)

Der Fragenkatalog umfaßt die sog. **„zehn Fragen"**, deren Reihenfolge seit dem berühmten mingzeitlichen Arzt Zhang Jiebin für chinesische Ärzte allgemein verbindlich ist. Der Arzt fragt in folgender Reihenfolge nach:

- Wärme-Kälte
- Schweiß
- Kopf-Körper
- Ausscheidungen
- Appetit und Durst
- Thorax und Abdomen
- Sinnesorganen
- Schlaf
- Krankheitsgeschichte
- Krankheitsursache

5.3.1 Wärme-Kälte

Die Frage nach Wärme- und Kältegefühl dient der Differentialdiagnose hinsichtlich des Bestehens eines Hitze-, Kälte- Pseudo-Hitze oder Leere-Kältezustandes. Der Arzt fragt nach dem Wärme- oder Kälteempfinden des Patienten am ganzen Körper und an den Extremitäten.

- Zeigt der Patient **Wärmeempfindlichkeit**, läßt dies auf *Fülle-Hitze* schließen.

- **Kältephobie ohne Schweiß** tritt sowohl bei *Qi-Schwäche* als auch bei *Wind-Kälte* im Körper auf.

- Sind **Handflächen und Fußsohlen wärmer** als Hand- oder Fußrücken bei bestehender Kältephobie, dann liegt innere Hitze durch Yin-Mangel vor (*Pseudo-Yang*).

- **Kalte Extremitäten** deuten auf sich ausbreitende Kälte im Körper durch *Yang-Mangel* hin.

5.3.2 Schweiß

Die Frage nach der Transpiration des Patienten dient vorwiegend der Aufklärung der Lungenfunktion und darüber, wie das Verhältnis zwischen Yin-Qi und Yang-Qi im Körper ist. Die Hautporen werden durch die Lunge kontrolliert. Physiologisch entwickelt sich Schweiß dann, wenn überschüssige Hitze des Körpers an der Körperoberfläche zerstreut wird. Die Schweißentwicklung auf dieser Basis zeigt einen Fülle-Hitzezustand im Körper an. Schweiß kann sich jedoch auch bei Leerezuständen entwickeln. Liegt eine Schwäche des Yin-Qi im Körper vor, dann tritt Yang allein nach außen, und es entwickelt sich Schweiß.

- Bei kräftiger Entwicklung **warmen Schweißes** mit Durst und Verlangen nach kalten Getränken und trockenem Stuhl liegt ein *Fülle-Hitzezustand* vor.

- Schwitzen bei geringer Belastung oder spontanes Schwitzen am Tage weist auf *Schwäche des Lungen-Qi*.

- Nachtschweiß im Bereich des Thorax deutet auf *Yin-Mangel*.

5.3.3 Kopf und Körper

Der Kopfbereich ist eine zentrale Sammelstelle für die Yang-Leitbahnen des Körpers. Die Frage nach der Lokalisation des Schmerzes etwa bei Kopfschmerzen dient der Feststellung, welche Leitbahnen betroffen sind. Danach werden Art und Charakteristik des Schmerzes erfragt. Der Charakter der Beschwerden läßt dann Rückschlüsse auf die Charakteristik der Erkrankung zu.

Bei **Kopfschmerzen** z.B. unterscheidet man Frontalkopfschmerzen, einseitige migräneartige Kopfschmerzen, Kopfschmerzen, die vom Hinterkopf nach vorn ziehen und Kopfschmerzen, die sich an der Schädeldecke sammeln.

- Bei **Frontalkopfschmerz** ist die Yangming-Leitbahn betroffen. Er ist meist begleitet von Übelkeit und Erbrechen und deutet auf *gegenläufiges Qi in der Yangming-Leitbahn* hin.

- **Migräneartiger Schmerz** deutet auf *Blockaden der Shaoyang-Leitbahn* hin, auf stagnierendes oder rebellierendes Qi in der Shaoyang-Leitbahn. Die Qualität dieses Schmerzes ist zumeist pulsierend.

- Der **vom Hinterkopf nach vorn** ziehende Kopfschmerz wird durch *Störungen der Taiyang-Leitbahn* verursacht, die von Kälte blockiert wird.

- Der **Kopfschmerz auf der Schädeldecke** deutet auf *aufsteigendes Leber-Yang*. Der Schmerz vermittelt das Gefühl, als ob sich der Schädel entzweispalten wollte.

- **Schmerzen**, die den **ganzen Kopf** betreffen und sich anfühlen, als ob der Kopf eingeschnürt wäre, deuten auf *Schleim-Fülle*.

- **Leichterer Schmerz** über den **gesamten Kopf** verteilt, der von Benommenheit begleitet ist, deutet auf *Nierenschwäche*.

Bei **Körperschmerzen** ist nach Ganzkörper- und nach lokalen Schmerzen zu fragen. Bei Ganzkörperschmerzen sind zwei Situationen zu unterscheiden.

- **Ganzkörperschmerzen** mit verstopfter Nase, Halsschmerzen, evtl. Fieber oder Schweiß sind durch exogene pathogene Faktoren (Wind, Kälte) bedingt.

- Bei Qi-Stagnationen sind die **Schmerzen stechend und wandernd** von einem Ort zum anderen. Begleitsymptome sind meist Mundtrockenheit und bitterer Mundgeschmack.

- **Lokale Schmerzen** gehören häufig zu den Bi-Syndromen. Stechende Schmerzen an den Gelenken, die keinen festen Ort haben und wandern, werden „wandernde Bi-Syndrome" genannt.

- **Starke Schmerzen,** die durch **Kälte verschlimmert** werden, gehören zu den Kälte-Bi-Syndromen.

- **Ziehende Schmerzen**, die an **ein und demselben Ort** bleiben und ein Gefühl der Schwere vermitteln, sind durch *Feuchtigkeit* verursacht (*zhao bi*).

5.3.4 Ausscheidungen

Die Frage nach den Ausscheidungen dient der Bestandsaufnahme über die gesamte Verdauungsfunktion. Man erfragt Konsistenz, Häufigkeit und Uhrzeit des Stuhlgangs und Menge, Farbe, Geruch und Uhrzeit beim Harn.

Anhand der Konsistenz des **Stuhls** (evtl. Vorhandensein unverdauter Nahrungsreste) läßt sich die Funktion des Dünndarms ablesen. Die Konsistenz, d.h. flüssig oder trocken, zeigt die Funktion des Dickdarms an, insgesamt wird hier die Funktion der Milz abgelesen. Menge und Farbe zeigen das Verhältnis von Yin und Yang im Körper an.

Der **normale** Stuhl ist weder weich noch hart, geformt und leicht riechend. Er geht täglich einmal ab (1).

Die Pathologie des Stuhls bildet eine sechsstufige Skala, wobei drei Stufen die weiche Konsistenz beschreiben, zwei die harte (Abb. 12).

- Stuhl, der **anfangs trocken, dann weich** abgeht (2), spricht für eine Milzschwäche bei gleichzeitiger Hitze im Anus. Ist der Stuhl dabei klebrig und schwer auszuscheiden, liegt eine Hitze-Feuchtigkeitssymptomatik vor. Grund für diese Art des Stuhlgangs ist oftmals Streß.

- **Breiiger geruchsarmer** Stuhl (3) zeigt Milzschwäche oder Schwäche des Yang-Qi.

- Die letzte Stufe auf dieser Skala bildet der **wässrige** Stuhl (4), der vorwiegend am frühen Morgen zwischen vier und fünf Uhr abgeht. Dabei besteht ein starker Stuhldrang, der jedoch nicht von Bauchschmerzen begleitet ist. Er ist ein Hinweis auf Nieren-Yang-Mangel.

- **Trockener** Stuhl (5) ist ein Zeichen für Hitze im Darm.

- Eine stärker ausgeprägte Hitzesymptomatik mit Hitze und Trockenheit im Darm wird markiert durch **schafskotähnlichen** (6) Stuhl, der im Abstand von mehreren Tagen einmal abgeht und z.T. mit abdominalen Schmerzen verbunden ist.

Beim **Harn** werden im wesentlichen Farbe und Menge erfragt.

- **Viel klarer** Urin, der über den Tag ausgeschieden wird, zeigt an, daß die Verdampfungsfunktion des Dreifachwärmers abgeschwächt ist oder ein Yang-Mangel vorliegt.

- **Mehrfaches Wasserlassen** während der Nacht ist Zeichen für Nieren-Yang-Mangel.

- **Urininkontinenz** ergibt sich bei ernstem Qi-Mangel oder Milz- und Nierenschwäche.

- Erschöpfungszustände und körperliche Überarbeitung können Ursache für **schaumigen** Urin sein.

- **Rötlich-gelber** Urin, der in geringen Mengen abgeht, spricht für Hitze in Blase oder Dreifachwärmer.

- Geringe Mengen **dunkelgelben** Urins mit Blutbeimengungen, begleitet von permanentem Harndrang und -brennen sind Manifestationen einer Feuersymptomatik. Es ist dies die Manifestation dessen, was die chinesische Medizin *shire xiazhu* nennt: „Feuchte Hitze hat den unteren Erwärmer angegriffen".

5.3.5 Appetit und Durst

Durch die Frage nach dem **Appetit** des Patienten läßt sich feststellen, ob sich der Körper im Zustand der Fülle oder Leere befindet. Es läßt sich dadurch v. a. eine **Prognose** für die Heilung stellen und die aktuelle Situation des Patienten diagnostizieren.

- **Normaler Appetit** zeigt an, daß im Körper gesundes Qi weilt, daß Magen-Qi vorhanden ist. Wenn bei langen schweren Krankheiten der Appetit langsam nachläßt, ist die Prognose schlecht und umgekehrt.

- Zuviel Appetit, d.h. **Heißhunger**, deutet auf *Magenhitze*.

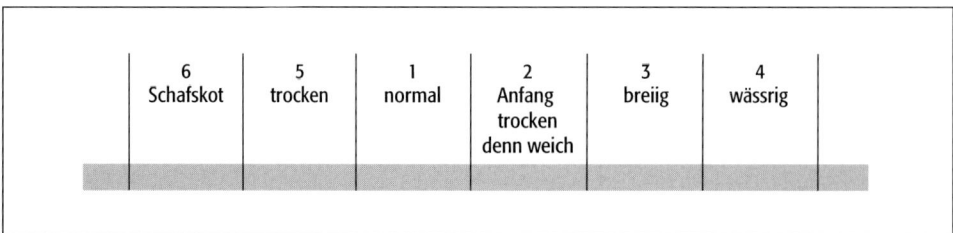

Abb. 12: Skala der Stuhlqualitäten.

- Guter Appetit mit **Völlegefühl nach dem Essen** zeigt eine *Milzschwäche*.

- **Appetitlosigkeit** durch emotionelle Störungen deutet auf *Stagnation des Leber-Qi*.

- Völlige **Appetitlosigkeit** und **Sättigungsgefühl** nach Aufnahme geringster Mengen deutet auf *Schwäche des Magen-Qi*.

Die Frage nach dem **Durst** dient der Klärung der Frage nach Kälte, Hitze oder Feuchtigkeit in den Organen.

- **Durst mit Verlangen** nach kalten Getränken deutet auf *Hitze* hin, die in den Yangming-Leitbahnen stagniert. Begleitsymptome sind hier warmer Schweiß, trockene Stühle und gelber Urin.

- **Durst mit wenig Verlangen** nach Getränken ist ein Zeichen für *Hitze in Blut und Nahrungs-Qi*. Begleitsymptome sind niedrigeres Fieber am Nachmittag und innere Unruhe.

- **Durst ohne Verlangen** nach Getränken zeigt sich bei *Hitze-Feuchtigkeit im Körper*. Begleitsymptome sind Druckgefühl im Unterbauch und Unruhe, klebrige Stühle, gelber Urin.

- **Durst mit Unfähigkeit**, Getränke zu sich zu nehmen, wird durch *Schleim- oder Feuchtigkeitsblockaden im Inneren* verursacht. Die Zunge ist blaß und dick mit Zahneindrücken.

- **Durst mit wenig Verlangen** nach Getränken während der **Nacht** sind Zeichen einer *Pseudo-Hitze*.

5.3.6 Thorax und Abdomen

Die Frage nach „Thorax und Abdomen" soll den Zustand speziell der fünf Speicherorgane abklären. Zum Thoraxbereich gehören **Lunge** und **Herz**, zum Abdomen zählen **Leber**, **Milz** und **Niere**.

Die erste Frage gilt der nach Symptomen im Lungenfunktionskreis. Der Husten bietet hier ein gutes Mittel zur Differentialdiagnose.

- **Reizhusten** mit geringem zähem Schleim deutet auf *Hitze in der Lungenleitbahn*.

- **Trockener Husten** zeigt *Lungen-Yin-Mangel* an.

- **Husten mit dickem gelb-grünem Schleim** deutet auf *Fülle-Hitze in der Lungenleitbahn* hin.

- **Husten mit durchsichtigem Schleim** tritt auf bei *Schwäche des Lungen-Qi*.

- **Husten mit viel schaumigem Schleim** deutet auf *Schwäche in Milz und Lunge* hin.

- **Herzstolpern**, Dyspnoe und Kraftlosigkeit treten meist bei *Mangel an Herz-Qi und Herzblut* auf. *Mangel an Herz-Yin* geht mit Schlaflosigkeit, Alpträumen, heißen Handflächen und Fußsohlen einher.

- **Herzstolpern**, Leeregefühl im oberen Thoraxbereich, kalte Extemitäten und spontanes Schwitzen deuten auf *Mangel an Herz-Yang*.

- **Druckgefühl in den Flanken** oder stechende Schmerzen im Thoraxbereich mit Beklemmungsgefühl und Spannungsgefühl in den Mammae deuten auf *Stagnation des Leber-Qi*.

- **Schwindel, Kopfschmerzen**, Nachtblindheit, Reizbarkeit, heiße rote Wangen, Hitze in Handflächen und Fußsohlen und viele Träume deuten auf *Mangel an Leberblut*.

- **Schmerzen unterhalb des Rippenbogens**, „Schwarzsehen", Kältephobie, Schmerzen im Unterleib sind Symptome für *Mangel an Leber-Yang*.

- **Völlegefühl im Oberbauch**, Appetitlosigkeit, Völlegefühl nach dem Essen, weicher Stuhl, Müdigkeit deuten auf *Mangel an Milz-Qi*.

- **Magerkeit**, Abgeschlagenheit, Blähungen, weiche Stühle mit Senkung der Innenorgane deuten auf *abgeschwächtes Milz-Qi*.

- **Kältephobie**, Kältegefühl im Unterleib, breiige Stühle, dicke Zunge mit Zahneindrücken sind Zeichen für *Mangel an Milz-Yang*.

- **Lumbalgien**, Schwäche der unteren Extremitäten, Benommenheit, hoher Tinnitus sind typische Zeichen eines *Mangels an Nieren-Qi*.

- Lumbalschmerzen, schwache untere Extremitäten, Fersenschmerzen, Hitze in Handflächen und Fußsohlen, Nachtschweiß, Schlafstörungen deuten auf *Mangel des Nieren-Yin*.

- Lumbalschmerzen und ziehende Schmerzen mit Kältegefühl und Ödembildungen unterhalb des Lendenbereiches mit weißer Gesichtsfarbe und Kältephobie und reichlich klarem Urin deuten auf *Nieren-Yang-Mangel*.

5.3.7 Sinnesorgane

Die Sinnesorgane sind die Öffnungen der Speicherorgane und repräsentieren den Zustand ihrer Speicherorgane. Für die Diagnose besonders bedeutsam sind **Augen** und **Ohren**, denn sie liefern diagnostische Hinweise auf die Funktion der Speicherorgane insgesamt: Die Augen gelten zwar als das Öffnungsorgan der Leber, sie stehen jedoch mit sämtlichen Speicherorganen in Verbindung. Die Ohren sind das Öffnungsorgan der Niere, aufgrund der Verläufe der Shaoyang-Leitbahnen unterhalten sie allerdings auch eine Beziehung zu Galle und Dreifachwärmer. Die Veränderung des Geschmackssinns zeigt Veränderungen in den Speicherorganen an, deshalb werden auch diesbezügliche Fragen gestellt.

Augen

- **Trockene Augen** mit schlechter Sicht („Schleier"), schlechte Sicht bei Nacht (Nachtblindheit) zeigen *Mangel an Leberblut*.

- **Linsentrübung** (grauer Star) mit Benommenheit und Tinnitus zeigt *Mangel an Nieren-Qi und Nierenessenz* an.

- **Vermehrte** Bildung von roten Blutgefäßen im Bulbus deuten auf *Herzfeuer* hin, das die Lunge angreift. Rötung des inneren Canthus weist ebenfalls auf *Herzfeuer* hin.

Ohren

- **Tinnitus**, der sich allmählich entwickelt und einen feinen pfeifenden Ton hat, ist durch *Nierenschwäche* verursacht. Begleitsymptome sind meist latente Lumbalgien und Benommenheit.

- Plötzlich auftretender Tinnitus mit kräftigem Ton und Druckschmerzen der Ohren, der teilweise zum Hörsturz führt, ist meist durch aufsteigendes *Leber- und Gallefeuer* verursacht.

- Tinnitus, der sich bei Erschöpfung verstärkt, hat seine Ursache meist in *Milzschwäche*. Begleitsymptome sind hier Blähungen und weiche Stühle.

Geschmack

- **Bitterer Mundgeschmack** zeigt sich meist bei *Hitze in Leber und Galle*.

- **Süßer** Mundgeschmack hat zwei verschiedene Ursachen: *echte oder Pseudo-Hitze in der Milz*.

- **Salziger** Geschmack deutet auf *Nierenschwäche* hin.

- **Saurer** Geschmack entsteht bei *Leberhitze*, bei einem *Angriff der Leber auf die Milz* (Holz greift Erde an) oder bei *Stagnation unverdauter Nahrung im Magen*.

- **Klebriger Mund** entsteht bei *Feuchtigkeit, die die Milz blockiert*.

- **Fehlender** Mundgeschmack kann durch *Milzschwäche oder Feuchtigkeitsblockade im mittleren Erwärmer* verursacht sein.

5.3.8 Schlaf

Der Schlaf gibt Auskunft über die **Regenerationsfähigkeit** des Körpers. Langfristige Schlafstörungen führen zu Schwäche der Innenorgane und Körperfunktionen allgemein. Schlafstörungen sind damit ein wichtiges diagnostisches Indiz und v. a. ein Indiz für die Prognose. Schlafstörungen können durch die verschiedensten Faktoren verursacht werden, was die Frage danach notwendig macht. Man unterscheidet Einschlafstörungen, Durchschlafstörungen, oberflächlichen Schlaf und traumreichen Schlaf.

- **Einschlafstörungen** rühren von *Herzfeuer* her. Dieses kann sowohl durch Mangel an Herz-Yin als auch durch Disharmonie zwischen Niere und Herz angefacht werden. Wenn Nierenwasser das Herzfeuer nicht kontrollieren kann, steigt Herzfeuer allein nach oben.

- **Durchschlafstörungen**, d. h. mehrfaches Aufwachen während der Nacht, können im wesentlichen auf *Leberfeuer oder stagnierendes Leber-Qi* zurückgeführt werden, wenn der Patient zwischen ein und drei Uhr aufwacht. Auch *gestörtes Magen-Qi* kommt als Ursache in Frage.

- **Oberflächlicher Schlaf** ist das Resultat aus einer *Schwäche von Milz und Herz*, wobei es zu einer Mangelversorgung mit Blut kommt.

- **Traumreicher Schlaf** hat viele mögliche Ursachen: *Schwäche von Milz- und Herz, Disharmonie zwischen Herz und Niere, Schleim-Feuer im Inneren, gestörtes Magen-Qi*.

5.3.9 Krankheitsgeschichte

Sofern die Frau wegen menstrueller Probleme die Praxis aufsucht, richtet sich die Konzentration bei der Krankheitsgeschichte auf die Frage nach dem Menstruationsverhalten in der Vergangenheit.

Man beginnt mit der Frage nach der Menstruationsgeschichte (Menarche – Menopause). Im allgemeinen beginnt die Menarche mit spätestens 14 Jahren, die Menopause setzt mit etwa 49 Jahren ein. Mangel an Nieren-Qi kann sowohl zu verspäteter Menarche als auch zu verfrühter Menopause führen. In der Folge wird nacheinander nach **Rhythmik**, **Dauer**, **Farbe** und **Qualität** der Menstruation gefragt.

Der normale Rhythmus beträgt ca. 28-30 Tage, die normale Menstruation dauert etwa 3-7 Tage, und es gehen ca. 80 ml Blut ab.

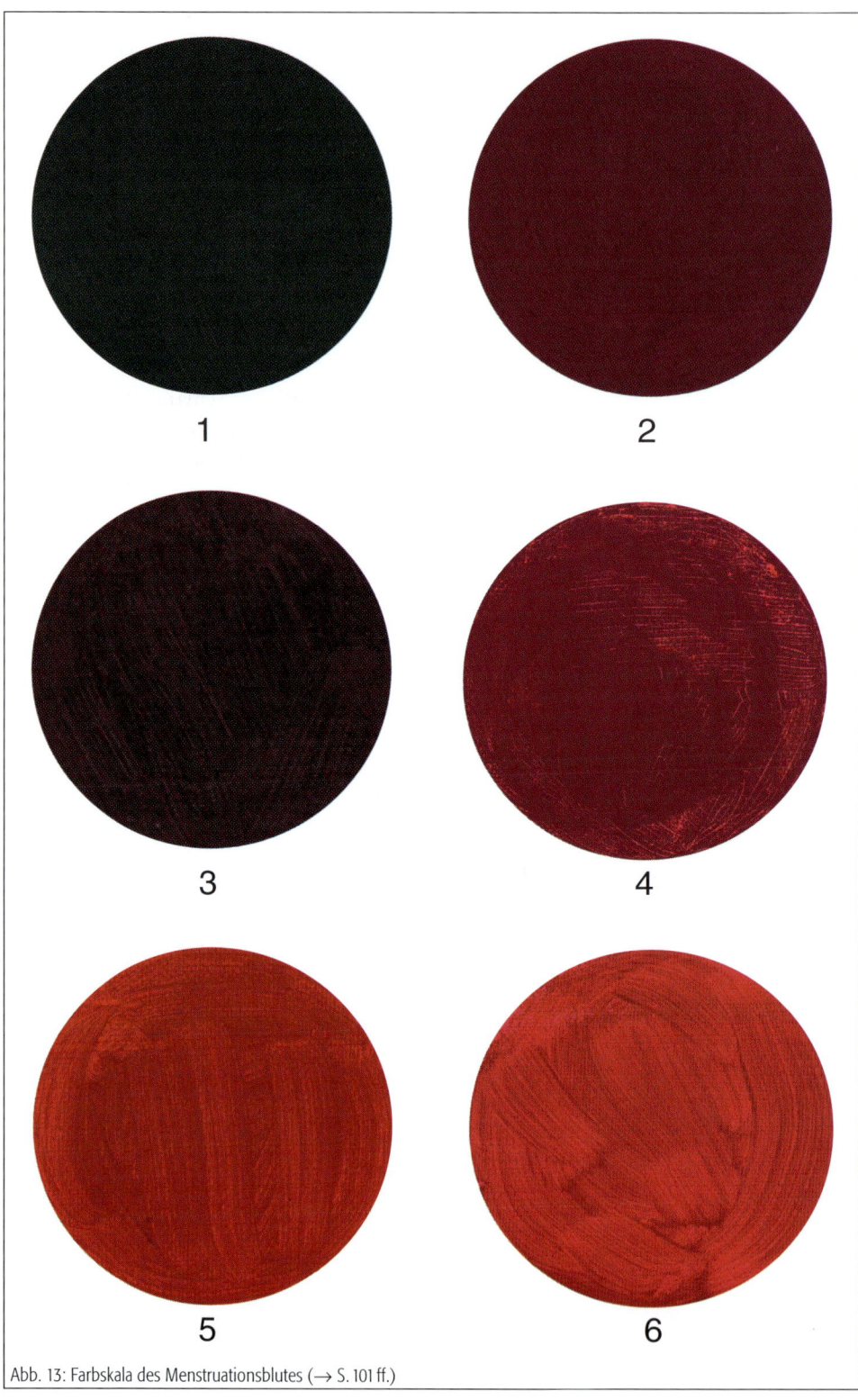

Abb. 13: Farbskala des Menstruationsblutes (→ S. 101 ff.)

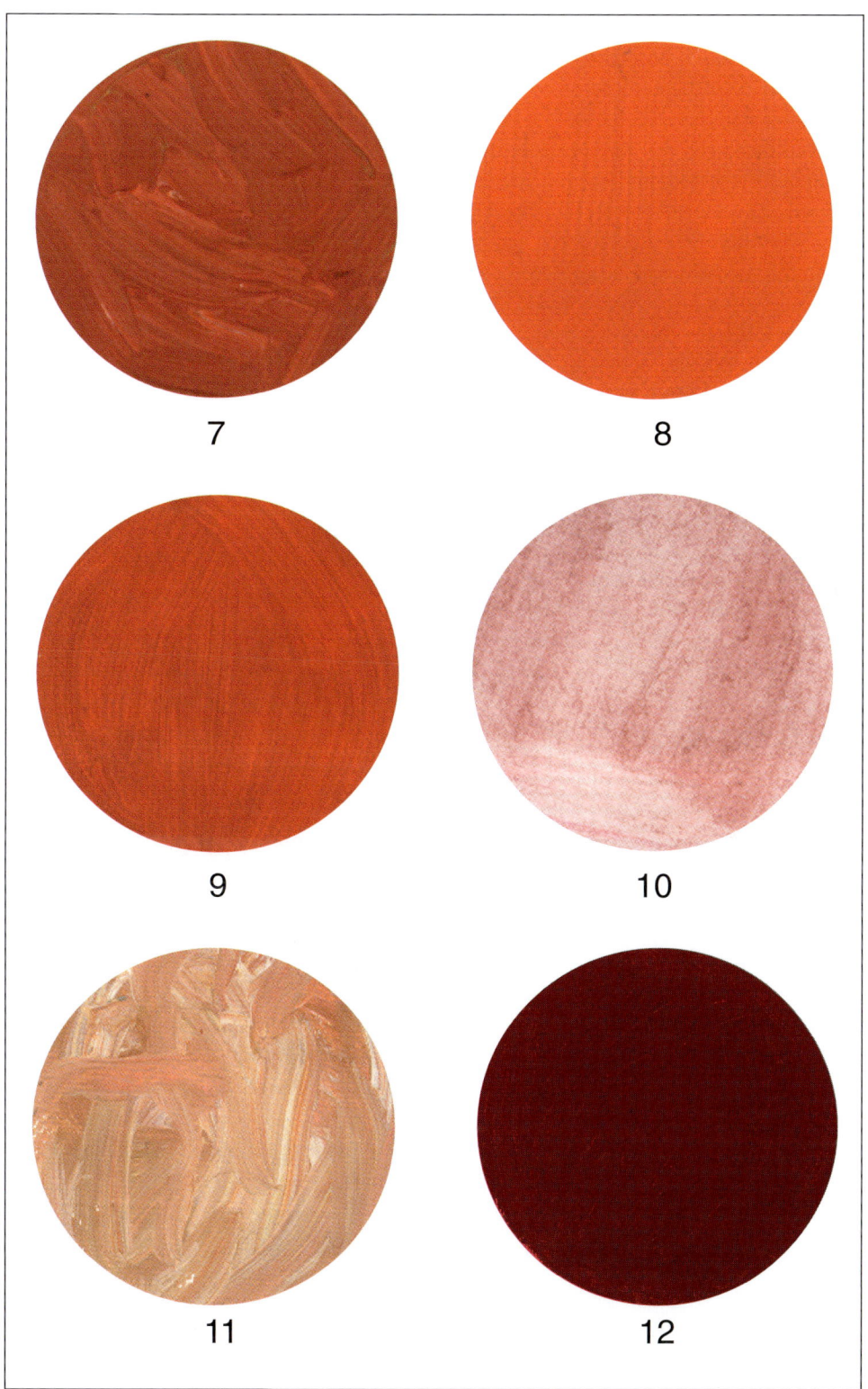

7

8

9

10

11

12

Verzögerungen im Rhythmus können bedingt sein durch Blutkälte, Blutmangel, Qi-Stagnation, Blutstau, Schleim-Feuchtigkeit (→ Kap. 7.1.2, S. 104).

Verkürzungen des Rhythmus können sich durch verschiedene Ursachen ergeben wie Milzschwäche, Nierenschwäche, Yin-Schwäche, Bluthitze durch Hitze in den Yangming-Leitbahnen, Bluthitze durch gestautes Leber-Qi (→ Kap. 7.1.1, S. 101).

Rhythmusverschiebungen ohne feste Regel haben ihre Ursachen in Leberstau, Nierenschwäche und Milzschwäche (→ Kap. 7.1.8, S. 121).

Die **verlängerte Menstruationsdauer** rührt von Blutstau, feuchter Hitze im Körper, Bluthitze durch Yin-Mangel oder von Milzschwäche (→ Kap. 7.1.5, S. 113).

Eine **verminderte Blutmenge** kann verursacht werden durch Blutmangel, Nierenschwäche, Blutstau oder Schleim-Feuchtigkeit, die im Inneren blockieren (→ Kap. 7.1.6, S. 116).

Die **Farbe des Blutes** (Abb. 13) und die Konsistenz sind ein wesentlicher Indikator für das Vorliegen von Kälte-, Hitze, Fülle- und Leerezuständen sowie von Stauungen von Blut und Qi. Die normale Farbe des Blutes ist von frischem Rot (9), das Blut ist frei von Klumpenbildungen, und es fließt gut ab. Ab dem 3. Tag zeigen sich kleine Schleimfäden, die durch das abgehende Endometrium gebildet werden.

(1) **Schwarz** wird durch eine schwere Stauungssymptomatik in der Gebärmutter verursacht und deutet auf totes Blut in der Gebärmutter. Die Vorstufen zu dieser schwergradigen Stauungssymptomatik werden repräsentiert durch die beiden Farbtöne (2) und (3).

(2) **Dunkel-aubergine** deutet auf schwergradigen Blutstau, der durch Hitze verursacht wurde.

(3) **Schwarz mit Lilastich** deutet auf Blutstau, der durch Kälte verursacht wurde.

(4) **Purpurfarbenes** Blut ist Zeichen für eine Blutstagnation leichten bis mittleren Grades oder Yang-Mangel-Symptome.

(5) Das **burgunder**-farbene Blut zeigt Qi-Stagnation mit Blutstagnation.

(6) **Mittelrot-violettes** Blut, erscheint im Vergleich zu (5) heller, zeigt eine Qi-Schwäche.

(7) **Kräftig-rotes Blut**, das von zu **dicker Konsistenz** ist, zeigt echte Hitze.

(8) Das **hellrote** dickflüssige Blut ist Zeichen für einen Leber- und Nieren-Yin-Mangel.

(9) Das **frisch-rote** Blut ohne Klumpen ist die normale Blutfarbe.

(10) **Blasses** wässriges Blut ergibt sich bei Milz- und Nierenschwäche.

(11) Das **blasse** Blut mit **Schleim**-beimengungen tritt bei Schleimsymptomatik auf.

(12) **Klumpen**.

Die chinesische Medizin unterscheidet traditionell fünf **Farben des Fluor**. In der heutigen Praxis werden nur noch die vier häufiger anzutreffenden Farben weiß, gelb, rot und mischfarbig differenziert.

Der physiologische Fluor dient der Befeuchtung der Vagina und tritt, wenn überhaupt, nur in geringen Mengen aus. Er ist farblich nicht differenziert und verbreitet keinen Geruch. Fluor, der in größeren Mengen austritt und eine deutliche Färbung aufweist, gilt als pathologisch und bedarf der Untersuchung.

- **Weißer Fluor** (*baidai*) ist weiß-gelb und von der Konsistenz ähnlich wie Eiweiß. Er deutet auf Leerezustand, genauer auf *Milz-* oder *Nierenschwäche*. Ist die Farbe **milchig**, deutet dies auf *Kälte-Feuchtigkeit*.

- **Deutlich gelber Fluor** von zäher Konsistenz weist auf *Hitze-Feuchtigkeit* im Körper.

- **Roter** Fluor (*chidai*) deutet ebenfalls auf Hitze oder *Pseudo-Hitze* (entzündliche Prozesse).

- Bei Fluor, der **verschiedene** Farben und Konsistenzen zeigt und von üblem Geruch ist, ist abzuklären, ob Uterustumore vorhanden sind.

5.3.10 Krankheitsursache

Bei der Frage nach der Krankheitsursache sind **Zeitpunkt** und **auslösende Faktoren** von Bedeutung. Der Mensch als biologisches Wesen lebt in seiner Umwelt und ist ständig bestimmten Reizen ausgesetzt: Klima, Lebensgewohnheiten, soziale Kontakte, Arbeit etc. Lebt der Mensch im für ihn angemessenen Rahmen, besteht ein inneres wie äußeres Gleichgewicht. Zuviel oder zuwenig der für ihn wichtigen Reizfaktoren, physisch wie psychisch, führen ihn aus seinem Gleichgewicht heraus. Das entstehende Ungleichgewicht führt zu spezifischen Symptomen wie z. B. Schmerz, Organstörungen, menstruellen Phänomenen bei Frauen. Die Befragung nach der Krankheitsursache dient dem Verständnis des Reizungleichgewichts mit dem Ziel, dieses auszuschalten, um eine sinnvolle und effiziente Therapie ansetzen zu können.

5.4 Tasten

Das Tasten (Palpation) umfaßt das Tasten sowohl des radialen Pulses[2] als auch spezieller Reizpunkte, um Krankheitszeichen auszuloten. Das Tasten des Pulses wie der Reizpunkte führt letztlich zum Verständnis der physischen Gesamtsituation, d. h. von Lokalisation, Zustand, Charakter (Kälte, Hitze) und Tiefe (oberflächlich-tief) einer Erkrankung. Sie tritt als adjuvante diagnostische Methode zu den übrigen hinzu. Seit der frühen Hanzeit (drittes vorchristliches Jahrhundert) ist die Pulsdiagnose integraler Bestandteil jeder chinesischen Diagnostik. Durch Wang Shuhe wurde sie im dritten nachchristlichen Jahrhundert systematisiert (*Maijing*) und im 16. Jahrhundert durch Li Shizhen zur Vollendung gebracht.

Der Puls ist in Frequenz und Qualität von verschiedenen Faktoren abhängig, insbesondere vom Herzen und der Beschaffenheit der Arterien. Die Reizleitungsfähigkeit des Herzens beeinflußt den Pulsrhythmus, die Kontraktionskraft des Herzmuskels und Schlagvolumen bestimmen die Pulsgröße, der Spannungszustand der Arterienwände definiert Tiefe des Pulses und seine Spannung. Die Qualitäten des Pulses sind eine Funktion von Fließfähigkeit und Zusammensetzung des Blutes. Indirekt wirken die metabolische Situation des Organismus, die Funktion des Nervensystems und der Innenorgane auf Frequenz und Qualität der peripheren Pulse ein. Die chinesische Pulsdiagnostik unterscheidet 28 verschiedene Pulsqualitäten, die nach Frequenz, Qualität und Amplitude differenziert werden. Gemessen werden sie an drei verschiedenen Stellen und auf drei unterschiedlichen Ebenen. Die Zuordnung zu den inneren Organen zeigt folgendes Bild:

---

2 Die Palpation der Pulse an den übrigen Körperstellen Kopf (GB 3, 3E 21, Ma 3) und Fuß (Le 10, Le 3, Ni 3, Ma 42) tritt in der heutigen klinischen Praxis gegenüber der Palpation der Radialispulse an Bedeutung zurück.

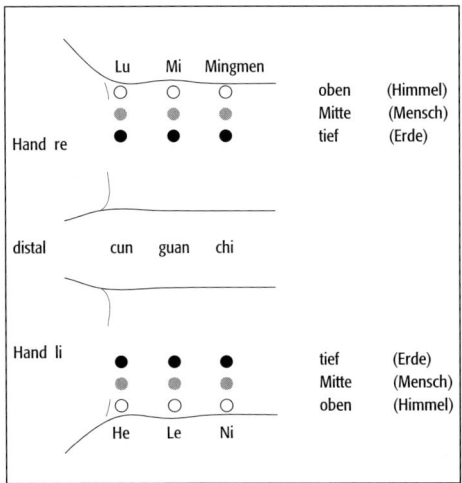

Abb. 14: Taststellen der Pulsdiagnose.

Die Technik der Pulsdiagnose

Prinzipiell kann die Pulsdiagnose zu jeder Tageszeit durchgeführt werden, die verläßlichsten Ergebnisse erhält man jedoch am Morgen. Der Puls kann im Liegen oder Sitzen getastet werden, wichtig ist, daß die Hand des Patienten auf der Höhe seines Herzens positioniert ist. Unterhalb des Unterarms des sitzenden Patienten muß ein kleines Kissen angebracht werden, um einen freien Fluß der Blutgefäße zu gewährleisten. Die rechte Hand des Therapeuten diagnostiziert den Puls der linken Hand des Patienten und umgekehrt.

Die Pulsdiagnose kann nur genau sein, wenn der Arzt selbst ruhig und konzentriert auf die Signale unter seinen Fingerbeeren achtet. Seine Atemzüge sollte er auf etwa 18 pro Minute regulieren. Auch der Patient sollte in Ruhelage sein.

Der Mittelfinger des Therapeuten wird zuerst auf den Processus styloideus radii (Torstelle *guan*) als Maßstab aufgelegt, Zeige- und Ringfinger distal bzw. proximal davon. Der Zeigefinger liegt auf der Handgelenksfalte, der Ringfinger hat den gleichen Abstand vom Mittelfinger wie der Zeigefinger. Damit sind Zoll- (*cun*) und Fußstelle (*chi*) festgelegt. Die Finger des Therapeuten bilden eine gerade Linie, die Fingerbeeren bilden einen Winkel von 45° zum Handgelenk des Patienten.

Zunächst liegen die Finger auf der Haut (Himmelsebene) ohne Druck. Auf dieser Ebene wird der oberflächliche Puls getastet. In einem zweiten Schritt werden die Finger in die Tiefe (Erdebene) gedrückt. Auf dieser Ebene wird der tiefe Puls getastet. Anschließend wird der Druck zurückgeführt auf die mittlere Ebene (Mensch). Auf dieser Ebene werden letztlich die Pulsqualitäten bestimmt, um den Fluß des Blutes in den Gefäßen zu erkennen. Daneben werden die Grenzen der Ausdehnung des Pulses untersucht, d.h. die Beschaffenheit der Arterien. Das Tasten sollte 10-15 Minuten nicht unterschreiten, um den Herzrhythmus genau festzustellen. Es wird in dieser Zeit mit allen Fingern gleichzeitig und bei Bedarf einzeln an jeder Stelle getastet. Das Andrücken mit allen Fingern dient dem Verständnis der Gesamtsituation, das Andrücken mit nur einem Finger dient dem Verständnis des Organgeschehens. Es wird also insgesamt auf drei Ebenen an neun verschiedenen Stellen gemessen, wobei auf Größe, Form, Amplitude, Frequenz und Kraft geachtet wird.

Beachte

- Die Pulsqualitäten sind zu einem nicht unwesentlichen Teil von Geschlecht, Konstitution und Lebensalter des Patienten abhängig. Die Pulse von Frauen sind durch den höheren Feuchtigkeitsgehalt im Unterhautfettgewebe allgemeinen weicher und weniger kraftvoll als die von Männern. Kinder zeigen beschleunigte und oberflächliche Pulse, während bei älteren Personen im Senium tendenziell weniger ausgeprägte und tiefere Pulse tastbar sind.

- Der jahreszeitliche klimatische Einfluß ist bei der Pulsdiagnose mit zu berücksichtigen. Bei warmer Witterung sind die Pulse im allgemeinen weicher und oberflächlicher, bei Kälte sind sie durch Gefäßverengung tiefer gelegen und tendenziell straffer.

- Veränderungen und Verfälschungen der Pulse ergeben sich durch momentane psychische Faktoren wie Stress oder Hast ebenso wie durch Koffein, Drogengenuß, Nikotin etc. (sog. Genußgifte) oder spezifische Medikamente auf chemischer Basis (z.B. Ovulationshemmer, ß-Blocker, Cortison etc.).

- Der Einfluß der verfälschenden Faktoren auf die Pulsqualitäten ist nicht immer genau auszuloten. Von daher kann die Pulsdiagnose in heutiger Zeit lediglich ein adjuvantes Diagnoseverfahren darstellen.

Der normale Puls

Die klinische Auswertung der Pulsbefunde setzt Klarheit über das voraus, was unter einem normalen Puls zu verstehen ist. Der normale Puls erfüllt zunächst drei Kriterien: Er hat *weiqi* (Magen-Qi), *shen* (Vitalität) und *gen* (Wurzel).

Daß jeder Puls *weiqi* aufweisen müsse, ist bereits im *Huangdi Neijing* verankert, wenn es heißt: „Wenn *wei* vorhanden ist, kann man leben, fehlt *wei*, stirbt man." (Suwen, Kap. 18). *Weiqi* bezieht sich hier nicht auf den Magen als solchen, sondern ganz allgemein auf denjenigen funktionalen Organkreis, der für den harmonischen Ausgleich im Energiekreislauf des Organismus sorgt. Das Vorhandensein dieses *weiqi* manifestiert sich darin, daß sich die Pulsqualitäten in ihrer Gesamtheit auf eine Mittellage einspielen. Sie besitzen jeweils eine Tendenz, kein Extrem. Das Vorhandensein von *weiqi* zeigt sich in ausgewogenen Pulsen und in einem klar definierbaren Pulsbild.

Ob ein Puls *shen* besitzt, bemißt sich an seiner Elastizität, mit der er am Finger ankommt. Ein Puls mit *shen* fühlt sich nicht einfach leblos an. Zumindest nach einiger Zeit ist er deutlich erkennbar, offenbart Pulsation und Rhythmus. Er ist ein Indiz für die Lebenskraft der inneren Organe.

Gen besitzt der Puls dann, wenn er an allen drei Stellen in der Tiefe tastbar ist. Eine andere Lehrmeinung besagt, daß er an der Fußstelle in der Tiefe tastbar sein muß.

Der normale Puls ist an allen drei Positionen tastbar. Er kommt 4mal pro Atemzug an (entsprechend 72 Schlägen pro Minute), ist regelmäßig und nicht zu kräftig. Seine Qualität ist nicht zu groß, nicht zu fein, nicht zu lang und nicht zu kurz, nicht oberflächlich, auch nicht tief, nicht beschleunigt und nicht verlangsamt.

Tabelle 1: Pulsqualitäten nach Yin und Yang.

Yin-Pulse	Yang-Pulse	Mischpulse
Tiefer Puls	Oberflächlicher Puls	Zerfließender Puls
Langsamer Puls	Schneller Puls	Röhrenartiger Puls
Rauher Puls	Schlüpfriger Puls	Trommelpuls
Leerer Puls	Voller Puls	
Weicher Puls	Großer Puls	
Schwacher Puls	Saitenförmiger Puls	
Gemäßigter Puls	Gespannter Puls	
Kurzer Puls	Langer Puls	
Feiner Puls		

In der klinischen Praxis treten in der Regel Mischpulse auf. Sie im einzelnen ausdiskutieren zu wollen, würde den Rahmen des Buches sprengen. Deshalb werden wir im folgenden diejenigen pathologischen Pulsqualitäten mit ihrer klinischen Bedeutung vorstellen, die speziell für die Frauenheilkunde wichtig sind.

- **Oberflächlicher** Puls (*fumai*)
  Der oberflächliche Puls ist bei leichtem Tasten spürbar, bei stärkerem Druck läßt die Kraft des Pulses nach. Ein oberflächlicher Puls weist auf oberflächliche Symptomatik. Oberflächlich und kräftig zeigt oberflächliche Fülle, oberflächlich und kraftlos bedeutet Leere an der Oberfläche. Oberflächlich und schnell zeigt Hitze an der Oberfläche, oberflächlich und gespannt zeigt Kälte an der Oberfläche.

- **Tiefer** Puls (*chenmai*)
  Der tiefe Puls ist an der Oberfläche und auf der mittleren Ebene undeutlich spürbar, er wird erst bei starkem Druck deutlich. Er deutet auf innere Symptomatik. Bei adipösen Patienten kann ein tiefer Puls physiologisch sein. Tief und kräftig bedeutet innere Fülle, tief und kraftlos bedeutet Leere im Inneren. Tief und schnell deutet auf innere Hitze, tief und langsam deutet auf Kälte im Inneren oder auf eine Stagnation des Qi.

- **Schneller** Puls (*suomai*)
  Der schnelle Puls kommt mehr als 5mal pro Atemzug (> 90 Schläge/min.). Der schnelle Puls deutet im wesentlichen auf Hitzeerkrankungen. Schneller kräftiger Puls deutet auf Fülle-Hitze, schneller kraftloser Puls auf Leere-Hitze. Er kann auch bei Yang-Mangel, Qi-Schwäche, Yin-Mangel und Blutmangel auftreten.

- **Langsamer** Puls (*chimai*)
  Der langsame Puls tritt 3mal oder weniger pro Atemzug auf (< 60/min.). Der langsame Puls zeigt häufig Kältesymptomatik an. Der tiefe Puls mit Kraft deutet auf Fülle-Kälte hin, langsamer kraftloser Puls auf Leere-Kälte. Wenn pathogene Hitze im Inneren stagniert und Qi und Blut dadurch nicht fließen, kann sich dies ebenfalls im langsamen Puls manifestieren.

- **Großer** Puls (*hongmai*)
  Der große Puls fühlt sich an allen drei Pulsstellen unter dem Finger sehr breit und deutlicher als der oberflächliche Puls an. Er gehört im wesentlichen zu Hitzesymptomen. Bei chronischer oder schwerer Krankheit kann der große Puls ebenfalls getastet werden, in der Tiefe jedoch ist er kraftlos. Dies ist ein Leeresymptom.

- **Feiner** Puls (*ximai*)
  Der feine Puls ist weich und fühlt sich an wie ein Faden. Sein Schlag ist noch deutlich differenzierbar. Er findet sich bei Leerezuständen, besonders bei Yin-Mangel und Blutmangel. Wenn Feuchtigkeit den Puls überdeckt, fühlt er sich ebenfalls fein an.

- **Leerer** Puls (*xumai*)
  Der leere Puls ist schwach und kraftlos, bei stärkerem Fingerdruck auf allen drei Ebenen fühlt man energielosen Schlag. Er zeigt einen Mangelzustand von Qi und Blut.

- **Voller** Puls (*shimai*)
  Der volle Puls ist kräftig und auf allen drei Ebenen kräftig spürbar. Er gehört

zu Füllezuständen, bei denen sowohl der pathogene Faktor (*xieqi*) als auch das gesunde Qi sehr stark sind.

- **Schlüpfriger** Puls (*huamai*)
  Der schlüpfrige Puls kommt fließend und in kleinen Druckwellen an und ist relativ schnell. Er zeigt Fülle-Hitze, Schleimblockaden im Inneren und unverdaute Nahrung im Magen an. Bei Frauen, die nach dem Aussetzen der Menstruation einen schlüpfrigen Puls zeigen, ist an eine Schwangerschaft zu denken. Bei gesunden Personen kann er eine halbe Stunde nach den Mahlzeiten an der Magenstelle (mittlere Position rechts) physiologisch auftreten.

- **Rauher** Puls (*semai*)
  Der rauhe Puls fühlt sich rauh wie eine geschabte Baumrinde an. Er kommt nicht fließend wie der schlüpfrige Puls, sondern vermittelt das Gefühl vorhandener Blockaden. Er zeigt Blutmangel, Blutstau, Qi-Stagnation und Mangel an Essenz an. Die Symptome führen zu unregelmäßigem Fluß des Blutes in den Blutgefäßen.

- **Saitenförmiger** Puls (*xianmai*)
  Der saitenförmige Puls ist kräftig, gespannt und flexibel wie eine Geigensaite. Er fühlt sich etwas hart an. Er zeigt Leber- und Gallenerkrankungen an, alle Arten von Wechselfieber (Shaoyang-Erkrankungen), Schleimblockaden, alle Arten von Schmerzsymptomen.

- **Gespannter** Puls (*jinmai*)
  Der gespannte Puls ist kräftig und fühlt sich unter dem Finger an wie ein kleines Gewinde. Er gehört zu Kältesymptomen und unverdauter Nahrung im Körper, v. a. aber zu Fülle.

- **Gemäßigter** Puls (*huanmai*)
  Der gemäßigte Puls kommt 4mal pro Atemzug. Der gemäßigte Puls bei Gesunden ist weder tief noch oberflächlich. Tiefer und langsamer Puls zeigt Feuchtigkeit, Wasseransammlungen im Körper an, oberflächlicher langsamer Puls tritt auf bei Erkältungskrankheiten.

- **Zerfließender** Puls (*rumai*)
  Der zerfließende Puls ist oberflächlich, fein und weich. Bei leichtem Druck ist er deutlich spürbar, bei festem Druck verschwindet er. Er gehört zu Feuchtigkeit und Leerezuständen.

- **Röhrenförmiger** Puls (*koumai*)
  Der röhrenförmige Puls ist nur an der Oberfläche spürbar wie ein leeres Gefäß. Bei festerem Druck verschwindet er. Er tritt auf nach plötzlichem großem Flüssigkeits- oder Blutverlust.

- **Trommel**puls (*gemai*)
  Der Trommelpuls fühlt sich an der Oberfläche wie das Fell einer Trommel an. Oberflächlich ist er hart, bei Druck leer. Er tritt auf bei Verlusten von Blut, Flüssigkeiten oder Essenz. In der Praxis kommt er nach Aborten und bei azyklischer Blutung vor.

Die **Palpation der Haut** dient dazu, lokale Hitze und Kälte zu differenzieren, Festigkeit und Flexibilität des Gewebes und lokale Druckschmerzhaftigkeit festzustellen.

- Relativ **warme Haut**, die allmählich kein Wärmegefühl mehr vermittelt, zeigt an, daß sich Hitze an der Körperoberfläche befindet.

- Wenn die Wärme bei längerem Druck noch deutlicher spürbar wird, bedeutet dies innere Hitze.

- Fühlt sich der Handrücken wärmer an als die Handfläche, zeigt dies Infektionskrankheiten an. Innere Hitze zeigt sich in warmen Handflächen bei relativ kaltem Handrücken.

- **Kalte Extremitäten** zeigen Yang-Mangel an. Der Yang-Mangel ist umso gravierender, je weiter sich die Kälte nach oben zieht.

- **Trockene oder rissige Haut** deutet auf Flüssigkeitsmangel im Körper, auf einen Mangelzustand des Blutes oder auf gestautes Blut hin.

- **Ödeme** der Muskeln oder Gelenke, die sich durch Fingerdruck eindellen, sind Wassereinlagerungen durch Yang-Mangel. Schwellungen, die sich bei Fingerdruck wie ein Ballon anfühlen und sich nicht eindellen, sind durch Qi-Stagnation verursacht.

- **Schmerzen**, die sich bei Druck verschlimmern, deuten auf eine Füllesymptomatik hin, wie Fülle-Kälte und Fülle-Hitze, Blut- und Qi-Stagnation.

- Schmerzen, die durch Druck nachlassen, deuten auf Mangelzustände hin, d. h. auf Blutmangel, Yang-Mangel oder Qi-Schwäche.

6.1 Die Beziehungen von Yin und Yang

Im allgemeinen stellen sich Ärzte und Therapeuten als erstes die Frage, welche Akupunkturpunkte sie für welches Krankheitsbild wählen sollen. Tatsächlich aber macht den guten Arzt die ganzheitliche Sicht des Organismus aus. Die ganzheitliche Sicht des menschlichen Organismus geht wiederum nicht über die Betrachtung der allgemeinen Prinzipien von Yin und Yang hinaus. Alles im menschlichen Körper bewegt sich um das Verhältnis, um die Harmonie zwischen diesen beiden Größen. Gesundheit und Krankheit definieren sich über Harmonie und Disharmonie von Yin und Yang. Aus diesem Grund wenden wir uns hier zunächst der Frage zu, was sich hinter den Begriffen Yin und Yang verbirgt, welche Überlegungen einer Therapie zugrunde liegen müssen.

Die Bedeutung der Begriffe Yin und Yang

Yin und Yang sind keine festen Größen, sie sind philosophische Begriffe, die eine Gegensätzlichkeit ausdrücken. Ihre Gesetzmäßigkeiten und die Gesetzmäßigkeiten ihrer Beziehungen untereinander wurden durch die Naturbeobachtungen früher chinesischer Philosophen entdeckt. Sie klassifizierten alle sich bewegenden, wachsenden, nach oben strebenden Dinge als Yang, alle ruhigen, statischen, nach unten strebenden Dinge als Yin. In der Hanzeit wurde die Yin-Yang-Theorie auf die Medizin übertragen. Die grundlegende Feststellung war, daß jedes lebende Wesen zunächst aus Festmaterie wie Muskeln, Knochen, Blut etc. bestand sowie aus Funktionen, die das Leben in diesen festen Strukturen aufrechterhalten. Die Festmaterie wurde gemäß der Grundüberlegung als Yin klassifiziert, die Funktion als Yang.

> Ein lebender Körper besteht aus Festmaterie (*ti*) und einer Funktion (*yong*). Die Festmaterie wird repräsentiert durch die anatomischen Strukturen, welche durch die Organfunktionen am Leben gehalten werden.

Ein Körper ohne Funktion kann ebenso wenig existieren wie Funktionen ohne feste materielle Hülle – fehlt eines der beiden Elemente, ist kein Leben möglich.

Yin und Yang, eine Einheit entgegengesetzter Pole

Yin und Yang sind entgegengesetzte Pole, die eine untrennbare Einheit bilden. Beide bedingen einander, keines kann ohne das andere existieren, keines existiert in sich allein ohne das andere.

Als Beispiel sei der menschliche Körper genannt: Der Rumpf ist im Vergleich zum Kopf Yin, mit den unteren Extremitäten verglichen, ist er oben, d. h. er repräsentiert Yang. Die fünf Speicherorgane Lunge, Herz, Leber, Milz und Niere lassen sich anhand ihrer anatomischen Lage in Yin und Yang unterteilen. Lunge und Herz im Thoraxbereich gelegen, repräsentieren Yang, Leber, Milz und Niere Yin. Herz und Lunge ergeben miteinander verglichen, daß Herz Yang ist und Lunge Yin. Unter den im Abdominalbereich gelegenen Organen repräsentieren Niere und Milz Yin, Leber Yang. Darüber hinaus besitzt jedes Speicherorgan eine Yin- und eine Yang-Funktion.

Yin und Yang in permanenter Bewegung

Yin und Yang sind nicht statisch, sondern in ständiger Bewegung begriffen, eines in Abhängigkeit vom anderen. Das bedeutet, das Wachstum des einen vollzieht sich proportional zur Abnahme des anderen.

Der Körper braucht für jede Art von körperlicher und emotionaler Bewegung eine Funktion, eine Energie (+ Yang), gleichzeitig verbraucht er Nahrungsstoffe (- Yin). Jede Aufnahme und Speicherung von Nährstoffen (+ Yin) verbraucht für

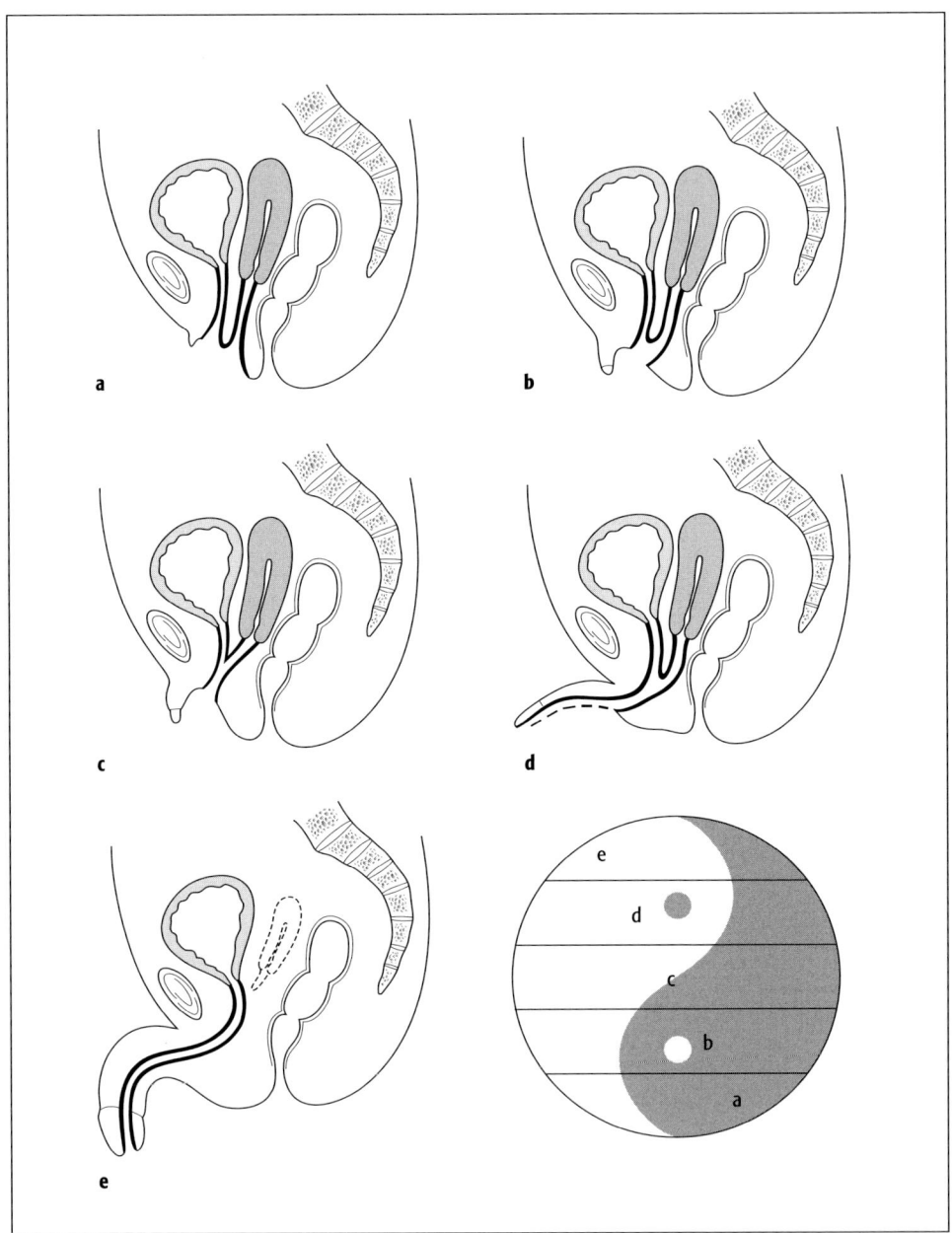

Abb. 15: Fehlbildungen der Geschlechtsorgane und ihre Darstellung als Entwicklungsabschnitt der Yin-Yang-Phasen.

die Verwertung und Verdauung eine bestimmte Energiemenge (-Yang).

Die proportionale Ab- und Zunahme von Yin und Yang vollzieht sich zu jeder Zeit im gesamten Körper. Im Normalfall vollzieht sich die Ab- und Zunahme von Yin und Yang in einem physiologischen Rahmen. Wird dieser gesprengt, kommt es zu pathologischen Veränderungen.

Die geschlechtliche Entwicklung des Fötus in den vierzig Wochen der Schwangerschaft vollzieht sich während der gesamten Zeit entsprechend den Gesetzen von Yin und Yang (Abb. 15). Jeder Mensch besitzt sowohl männliche als auch weibliche Hormone. Während der fetalen Entwicklung vollzieht sich die Determination, ob der gezeugte Fötus männlich (Yang) oder weiblich (Yin) wird, ob sein Organismus also vorwiegend durch männliche oder vorwiegend weibliche Hormone gesteuert wird (a und e). Neben der normalen Entwicklung zu einem bestimmten Geschlecht kann es während der fetalen Reifung zur Bildung von Pseudohermaphroditen (b, c und d) kommen. Pseudohermaphroditen sind Personen, bei denen die Androgen- und Östrogenausscheidung zwischen den männlichen und weiblichen Normwerten liegt. Gemessen an der Gesetzmäßigkeit der Entwicklung von Yin und Yang repräsentieren sie unterschiedliche Phasen dieser Entwicklung, als Zwischenstufen zwischen reinem Yin und reinem Yang.

Yin und Yang wandeln sich in ihr Gegenteil

Die Pole Yin und Yang sind in permanenter Bewegung begriffen. Unter bestimmten Umständen kann ein Pol sich in sein Gegenteil verwandeln, kann Yin zu Yang werden und umgekehrt.

Ein Beispiel aus der klinischen Praxis mag dies verdeutlichen: Eine Pneumonie in ihrem Initialstadium zeigt die Symptome hohes Fieber, rotes Gesicht, Husten, Schmerzen im Thoraxbereich und kräftigen schnellen Puls. All dies sind Yang-Symptome. Bis zur toxischen Phase haben sich die Symptome Schweißausbruch, kalte Extremitäten, blasses Gesicht, leichte flache Atmung und feiner Puls eingestellt. Diese Symptome gehören zu den Yin-Symptomen.

Ganz allgemein gilt dieses Prinzip für jede Therapie: Versorgt man einen Patienten mit Yang-Mangel-Symptomen ständig mit heißen Kräutern, um Yang zu stärken, und berücksichtigt dabei den stetigen Yin-Yang-Wandel nicht, so entstehen nach einer gewissen Zeit, wenn der Zeitpunkt des Wandels überschritten ist, schließlich Yang-Symptomatiken.

Gesundheit und Krankheit als Funktion von Yin und Yang

Der menschliche Organismus ist ein komplexes Gebilde, bestehend aus Milliarden einzelner Zellen. Er steht in permanenter Beziehung zu seiner Umwelt und besitzt ein bestimmtes Potential zur Informationsaufnahme. Jeder Reiz vermag bestimmte Veränderungen im Organismus hervorzurufen, die durch Anpassung kompensiert werden. Der Selbstregulierungsmechanismus des gesunden Organismus versetzt ihn in die Lage, auch pathogene Reize bis zu einem gewissen Maß zu kompensieren.

Beim gesunden Körper bewegen sich Yin und Yang täglich in einem bestimmten Rahmen, in dem der Selbstregulierungsmechanismus des Körpers funktioniert (Abb. 16 a: -1 bis +1; Abb. 16 b: I). In diesem Rahmen gehen Yin und Yang in die gleiche Richtung, Körper und Funktion halten zusammen.

Krankheit bedeutet eine Disharmonie zwischen Yin und Yang, eine Verschiebung auf die eine oder andere Seite über den physiologischen Rahmen hinaus, die Yin- oder Yang-Symptome entstehen läßt. In diesem Stadium ist die Anwendung von bestimmten Methoden zur Regulierung

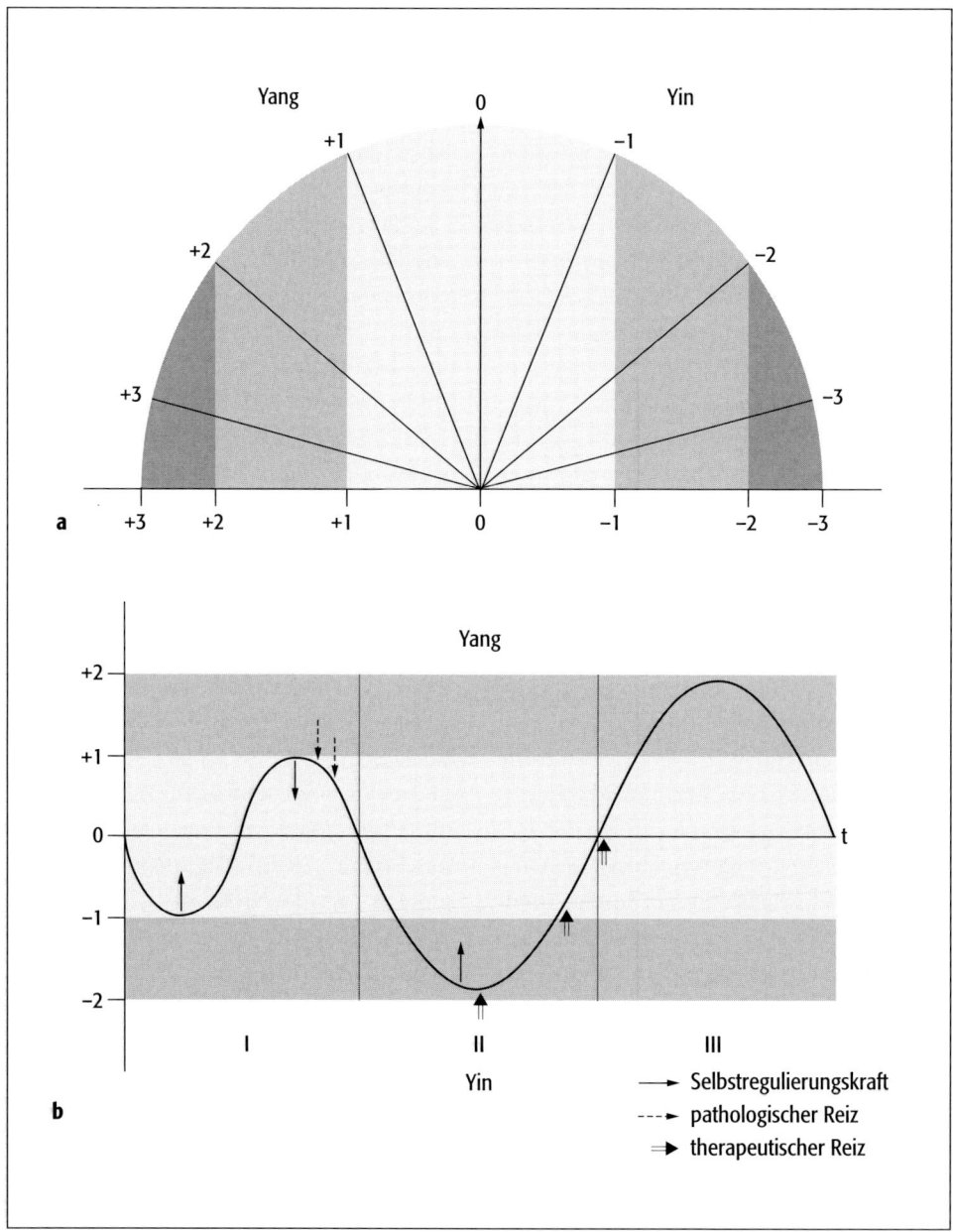

Abb. 16a: Gesundheit und Krankheit als Funktion von Yin und Yang.

Abb. 16b: Sinuskurve: Disharmonie von Yin und Yang auf der Zeitachse.

vonnöten, um dem Organismus zu helfen, wieder in seinen harmonischen Rahmen von Yin und Yang zurückzukehren (Yang = - 1 bis + 2, Yin = + 1 bis - 2). Abhängig von der Schwere der pathologischen Veränderung entscheidet der Therapeut über Methode und Anzahl der Sitzungen. Bei leichten Disharmonien, guter Konstitution und neu entstandenen pathologischen Veränderungen sind wenige Sitzungen vonnöten. Je weiter die Disharmonie fortgeschritten ist, desto mehr Kraft muß aufgewendet werden, um den Harmoniezustand wieder herzustellen. Geht die Disharmonie zwischen Yin und Yang über eine bestimmte Grenze hinaus (> +3 und < -3), sind beide an der Schwelle zur Trennung befindlich. Eine Therapie kann in diesem Stadium keinen grundlegenden Wandel mehr herbeiführen.

Starke pathogene Reize vermögen nach einer bestimmten Zeit, die Schwankungen über das physiologische Maß hinauszutragen und unterschiedliche Symptome und Störungen im Organismus hervorzurufen, sobald der Selbstregulierungsmechanismus des Körpers versagt. In dieser Phase (Abb. 16 b: II) wird das zusätzliche Setzen eines therapeutischen Reizes notwendig.

Die Therapie stellt an sich einen Reiz dar, weshalb am Beginn einer Therapie verschiedene Erstreaktionen auftreten können. Eventuell ist bereits nach einem Reiz die Störung sofort behoben oder aber die Wirkung tritt zeitversetzt ein. Eine weitere Möglichkeit ist, daß sich eine Erstverschlimmerung ergibt, bei der die Störung sich zunächst noch weiter ausprägt, ehe sie durch den Selbstregulierungsmechanismus behoben wird. Ist die Störung gering, wird ein leichter Reiz gesetzt, ist sie groß, muß der Reiz stärker sein, d. h. die Rezeptur muß aus der Kombination mehrerer Punkte bestehen, evtl. muß adjuvante Arznei verschrieben werden. Stets sind jedoch die permanenten Veränderungen im Körper des Patienten zu berücksichtigen, die Rezeptur muß immer an die Veränderungen angeglichen werden! Die Forderung nach Anpassung der Rezeptur macht eine neuerliche Kurzdiagnose vor jeder Behandlung notwendig. Ist die Störung im Körper des Patienten fast behoben, ist die Grenze erreicht, in welcher der Selbstregulierungsmechanismus des Menschen greift, dann darf der Reiz, der gesetzt werden soll, nur noch schwach sein, um Reaktionen, die den Patienten in die Gegenrichtung führen, zu vermeiden (Abb. 16 b: III).

Die Therapie muß **vor** Erreichen des Idealzustandes eingestellt werden, wobei das Erkennen des richtigen Zeitpunktes dem Therapeuten überlassen sein muß.

6.2 Therapieverfahren und ihre Auswahlprinzipien

Die chinesische Medizin unterscheidet die inneren Organe ihrerseits wieder in Speicher- und Hohlorgane. Die Speicherorgane haben keine direkte Verbindung zur äußeren Umwelt, ihre Aufgabe ist die Speicherung von Stoffen (zang). Sie sind Yin-Organe. Die Hohlorgane haben eine Verbindung zur Außenwelt durch ihre Aufnahme von Nährstoffen, die von außen in sie eindringen, und ihre Ausscheidungsfunktion von Abfallstoffen nach draußen. Sie sind Yang-Organe. Durch ihren Kontakt mit der Umwelt und fremden Stoffen stellen sie eine äußere Grenze im Körperinneren dar. Verglichen mit der äußeren Haut ist die Schleimhaut, die sie als innere Schutzgrenze auskleidet, Yin.

Für die Therapie stehen verschiedene Verfahren zur Auswahl. In der klinischen Praxis werden v. a. solche Arzneien verwendet, die über die Schleimhäute in den Körper eingebracht werden und dort ihre Wirkstoffe verbreiten. Diese Verfahrensweise wird in der chinesischen Medizin als „innere Therapie" bezeichnet. Diese innere Therapie ist nicht Gegenstand unserer Arbeit.

Wir wenden uns hauptsächlich den äußeren Therapieverfahren zu, welche über die äußere Haut als Reiz über verschiedene Schichten (Hautoberfläche, Netzgefäße, Leitbahnen) in den Körper dringen und diskutieren dabei, welche Methode auf welcher Schicht bei welchen Erkrankungen und Symptomen die Methode der Wahl ist.

Haut (*pibu*)

- **Schröpfgläser** sind in der Hauptsache bei Kältesymptomatik (Wind-Kälte, die über die Haut eingedrungen sind) und Stauungssymptomatik (z. B. zelluläre Ödeme) in den Leitbahnen und auf großen Flächen zu verwenden. Durch das Aufsetzen der Schröpfgläser auf Flächen, die Stauungssymptomatik zeigen wird diese kurzfristig verstärkt. Das Gehirn erhält die Information, daß sich ein Stau gebildet hat. Nachdem dieser zusätzliche Stau entfernt wurde, reagiert der Körper mit einer Selbstregulation der Stausituation und damit dem Abbau des Staus.
- **Moxa** ist eine Wärmetherapie. Sie wird daher im wesentlichen bei Kältesymptomatik oder bei Yang-Mangel als antagonistisches Verfahren eingesetzt. Die Moxatherapie kann auffüllende oder ableitende Wirkung haben. Bei starker Wärmezufuhr rötet sich die Haut, die Poren öffnen sich und die lokale Blutzirkulation wird angeregt. Diese Art der Moxibustion hat ableitende Wirkung auf Kälte oder Hitze. Bei bestehendem Yang-Mangel wird dagegen die Wärme so zugeführt, daß ein angenehmes Wärmegefühl entsteht, d. h. von einem weiteren Abstand zur Haut. Um die Wärme in die Tiefe zu transportieren, wird die Moxakugel auf die Nadel gesetzt.

- **Laser** tritt durch Wellen in die Haut ein und bewirkt eine Regulierung im zellulären Gewebe. Die Lasertherapie eignet sich vorzugsweise zur Behandlung von Kindern, da sie absolut schmerzfrei ist. Bei akuten Schmerzen tritt die analgetische Wirkung bei der Lasertherapie später ein als bei der Nadeltherapie. Chronische Erkrankungen sind einer Lasertherapie sehr gut zugänglich.

- Die Bedeutung der **Kräuterpflaster** liegt darin, daß sie durch das Einbringen der Heilstoffe über die Haut eine chemische Wirkung im Körper erzeugen. Im wesentlichen verwendet man dabei aromatische Kräuter.

Oberflächliche Netzgefäße (*fuluo, sunluo*)

Der Anwendungsbereich von **Blutlanzetten** und **Pflaumenhämmerchen** erstreckt sich auf Erkrankungen, die sich unter der Hautoberfläche im Bereich der Netzgefäße befinden und bei denen es sich v. a. um Hitzesymptome handelt. Blutaderlaß an den *shixuan*-Punkten bewirkt ein Ableiten von Fülle-Hitze. Das Pflaumenhämmerchen wird hauptsächlich eingesetzt, wenn Leere-Hitze (Pseudo-Hitze) die Haut angegriffen hat (z. B. Neurodermitis) oder bei Leeresymptomatik.

Leitbahnen (*jing*), tiefe Netzgefäße (*luo*), tendomuskuläre (*jinjing*)
und tertiäre Leitbahnen (*bieluo*)

Die **Nadeltherapie** erreicht den Bereich der Leitbahnen (jing). Wegen der Stimulation und weil sie alle drei Bereiche (Haut, Netzgefäße und Leitbahnen) erreicht, löst sie eine Sofortreaktion aus. Sie kann effektiv eingesetzt werden bei akuten funktionalen Störungen der Leitbahnen, wie bei chronischen Erkrankungen der Innenorgane. Aufgrund der Wirkung auf die inneren Organe und deren Störungen wird die Nadeltherapie in China von einigen Fachleuten als „innere Therapieform" bezeichnet.

6.3 Spezifische Prinzipien und Methoden der Akupunkturtherapie

Die Wirkung der Akupunkturbehandlung beruht auf einer Regulierung der Disharmonie zwischen Yin und Yang und einer Stärkung des gesunden Qi. Das krankmachende Qi wird aus dem Körper ausgeleitet, die Leitbahnen werden durchgängig gemacht, was eine freie Zirkulation von Qi und Blut bewirkt. Um diese Wirkung zu erzielen, bedarf es der Einhaltung spezifischer Prinzipien und der Zusammenstellung der geeigneten Rezeptur.

6.3.1 Spezifische Prinzipien

Bei der Behandlung mit Akupunktur gibt es drei Hauptprinzipien:

1. Prinzip: „Behandle die gleiche Krankheit unterschiedlich, behandle unterschiedliche Krankheiten gleich."

2. Prinzip: „Unterscheide die Systemerkrankungen von der Symptomatik".

3. Prinzip: „Gehe gegen die Symptomatik (zhengzhi) oder mit dem Charakter (fanzhi)."

Das erste Prinzip lautet: **„Behandle die gleiche Krankheit unterschiedlich, behandle unterschiedliche Krankheiten gleich"**. Die „gleiche Krankheit unterschiedlich behandeln" bedeutet, daß bei zwei Erkrankungen die Symptomatik zwar identisch ist, Ursache und Verlauf jedoch verschieden. Zwischenblutungen können z.B. durch Mangel an Nieren-Yin, durch Hitze-Feuchtigkeit oder Blutstau sowie psychisch bedingt sein. Die Therapie richtet sich jeweils nach den Ursachen. „Unterschiedliche Krankheiten gleich behandeln" bedeutet, daß zwar die betroffenen Körperstellen wie auch die Symptomatik unterschiedlich sind, der Hauptmechanismus der Krankheiten hingegen grundsätzlich der gleiche ist. Gastroptose und Uterusprolaps sind z.B. pathologische Erscheinungen, die an unterschiedlichen Körperstellen auftreten und dennoch die gleiche Ursache haben: Das Qi des mittleren Erwärmers (Milz-Qi) ist zu schwach, um die Organe in ihrer Position zu halten. Aus diesem Grund ist für die Therapien dieselbe Rezeptur möglich. In beiden Fällen sind Du 20 (baihui), Ren 12 (zhongwan) und Ren 6 (qihai) mit Akupunktur und Moxa wirksam.

Das zweite Prinzip lautet: **„Unterscheide die Systemerkrankungen von der Symptomatik"** und betrifft die Beziehung zwischen biao und ben. Je nach Bedeutung lassen diese beiden Begriffe verschiedene Übersetzungen zu: Im allgemeinen sagt man, das Innere sei ben, das Äußere die „Oberfläche" (biao). Das gesunde Qi ist ben, das krankmachende das „äußere Zeichen" (biao). Die Krankheitsursache ist ben, die äußeren Manifestationen sind die „Symptomatik" (biao). Die zuerst aufgetretene Krankheit ist ben, die anschließend aufgetretene Krankheit ist die „Folgeerscheinung" (biao). Für die Therapie bedeutet das Verhältnis von biao und ben, daß in Remittenzzuständen die Ursache, die auslösende Krankheit oder das gesunde Qi (ben) therapiert wird. In akuten Zuständen behandelt man erst die Symptomatik (biao) ehe man sich der Seite des ben zuwendet. Bei zugleich akuten und chronischen Zuständen werden beide Seiten parallel therapiert. Wenn z. B. eine Lebererkrankung zu Magenbeschwerden geführt hat, werden sowohl die Lebererkrankung als auch die Magensymptomatik behandelt.

Das dritte Prinzip lautet: „**Gehe gegen die Symptomatik** (zhengzhi) **oder mit dem Charakter** (fanzhi)". In der klinischen Praxis werden die Symptomatiken nach Kälte, Hitze, Fülle und Leere unterschieden. Zeigt eine Erkrankung die ihrer Zuordnung entsprechenden Symptome, dann wird die Methode angewandt, die den Symptomatiken entgegenwirkt (zhengzhi). Als Beispiel echter Kälte mag die Dysmenorrhoe gelten. Ist die Dysmenorrhoe durch Eindringen pathogener Kälte verursacht, ergeben sich Schmerzen im Abdominalbereich mit Kältegefühl und Druckintoleranz. Die Menstruationsmenge ist dabei gering, der Zungenbelag weiß, der Puls tief und gespannt. In diesem Fall wird die Methode des Wärmens angewandt, z. B. durch Anwendung der warmen Nadel. Zahnschmerzen mit Eiterbildungen sind ein Beispiel für echte Hitze in der Magenleitbahn, die durch Verwendung des xing-Punkts Ma 44 (nciting) in Kombination mit Di 4 (hegu) abgeleitet wird.

Wenn sich nach Analyse der klinischen Manifestationen einer Erkrankung ergibt, daß sie mit der eigentlichen Erkrankung im Widerspruch stehen, wendet man die fanzhi-Methode an. Schwäche des Milz-Qi z. B. kann Symptome hervorrufen wie Obstipation, abdominales Druckgefühl ohne Druckintoleranz bei schwachem kraftlosem Puls. In diesem Fall handelt es sich bei der Obstipation nicht um eine Fülle-, sondern um eine Leeresymptomatik. Aus diesem Grund ist hier keine ableitende Methode anzuwenden, sondern eine Methode, welche geeignet ist, das Milz-Qi zu stärken. Man nadelt Mi 9 (yinlingquan), Mi 6 (sanyinjiao), Ma 36 (zusanli) und Ren 10 (xiawan) als auffüllende Methode.

Die bakteriell bedingte Diarrhoe zeigt klinische Manifestationen wie Bauchschmerz mit Durchfällen, die mit Eiter und Blut gemischt sind, und Stuhldrang. Die Diarrhoe ist in diesem Fall kein Zeichen einer Leeresymptomatik, sondern die Folge eines Angriffs von Feuchtigkeit im Darmtrakt. In dieser Situation ist die Ableitung der Giftstoffe nach außen weiter zu forcieren.

6.3.2 Punktekombinationen

Für die Therapie kann ein einzelner Reizpunkt als „Einzel-Rezeptur" verwendet werden. Ab zwei Punkten handelt es sich um ein Kombinationsrezept, wobei die Rezeptur mit 2-3 Punkten als „kleine Rezeptur" gilt. Vier Punkte und mehr gelten als „große Rezeptur".

Für die Rezeptzusammenstellung gelten fünf große Grundregeln:	
1. Vorne-hinten	(qian-hou)
2. Außen-innen	(biao-li)
3. Links-rechts	(zuo-you)
4. Oben-unten	(shang-xia)
5. Fern-nah	(yuan-jin)

Vorne-hinten (*qian-hou*)

Die erste Regel ist die Kombination von Punkten, die auf der dorsalen Seite liegen, mit Punkten, die auf dem Abdomen lokalisiert sind. Solche Punkte sind z. B. Zustimmungs- und Alarmpunkte.

Für die Therapie von Dysmenorrhoe empfiehlt sich etwa die Kombination von Bl 32 (ciliao), Bl 54 (zhibian) (Rücken) und Ma 29 (guilai) (Abdomen).

Außen-innen (*biao-li*)

Die zweite Möglichkeit ist die Kombination von Punkten, bei denen das „Innenaußen"-Verhältnis eine Rolle spielt. Man wählt etwa die Kombination von Punkten auf Yin- und den entsprechenden Yang-Leitbahnen. Als Beispiel sei die Behandlung von klimakterischen Beschwerden genannt: Klimakterische Beschwerden, die durch unterdrücktes Leber-Qi verursacht sind, werden durch eine Kombination von Punkten der Leberleitbahn mit solchen der Gallenleitbahn behandelt. Neben Le 3 (taichong) und Le 14 (qimen) ist auch Gb 37 (guangming) ein Hauptpunkt.

Oben-unten (*shang-xia*)

Die dritte Kombinationsregel ist die „Oben-unten"-Regel. „Oben" bezeichnet die Körperhälfte oberhalb des Unterleibes, „unten" bezeichnet die Region unterhalb des Unterleibes. Diese Kombinationsregel hat den breitesten klinischen Anwendungsbereich. Amenorrhoe durch Schwäche von Blut und Qi wird therapiert durch eine Kombination der beiden Yangming-Punkte Ma 36 (zusanli) und Di 10 (shousanli).

Links-rechts (*zuo-you*)

Die vierte Möglichkeit ist die der „Links-rechts"-Kombination, d. h. der Kombination von Punkten auf der linken mit solchen auf der rechten Körperhälfte. Man nutzt hier den speziellen Leitbahnverlauf. Die Methode wird u. a. eingesetzt, um eine Disbalance des Qi-Flusses auf der linken oder rechten Seite des Körpers auszugleichen. Bei einseitigen Krankheitsbildern (z. B. Facialisparese) besteht im Akutstadium ein Füllezustand. Es wird daher die kranke Seite genadelt, um eine Regulierung der Qi-Störung herbeizuführen, den Füllezustand abzuleiten. Ist die Erkrankung in den chronischen Zustand übergegangen, besteht auf der kranken Seite ein Leere-Zustand. Aus diesem Grund wird häufig die gesunde Seite genadelt, um von dort der kranken Seite Qi zuzuführen.

Fern-nah (*yuan-jin*)

Die letzte Kombinationsregel ist die der Kombination von Punkten, die nah am pathologischen Geschehen lokalisiert sind, sog. Nahpunkten, mit weiter entfernt liegenden Punkten, den Fernpunkten. Bei Magenerkrankungen werden die Nahpunkte Ren 12 (zhongwan) und Bl 21 (weishu) mit den Fernpunkten Pe 6 (neiguan), Mi 4 (gongsun) und Ma 36 (zusanli) kombiniert.

Prinzipiell gilt natürlich, daß die Hauptpunkte vor den Hilfspunkten zu wählen sind.

6.3.3 Behandlungsdauer und -häufigkeit

Unsere Aufmerksamkeit gilt zuletzt der Behandlungsdauer und Behandlungshäufigkeit.

Im allgemeinen gilt, daß **chronische** Krankheiten eine langfristige Therapie benötigen. Die Behandlung soll hier 2- bis 3mal pro Woche stattfinden, nach zehn Behandlungen sollte eine Pause von einer bis zwei Wochen eingelegt werden. Bei chronischen Erkrankungen, wenn das Qi des Patienten bereits eine deutliche Schwächung erfahren hat und sich eine Disharmonie im Zusammenspiel der Innenorgane ergeben hat, ist zunächst mit der gebotenen Vorsicht zu therapieren, Resultate sind nicht zu erzwingen. Das Hauptgewicht muß auf einer Regulierung der Körperfunktionen liegen.

In **akuten** Fällen wie bei starken Schmerzen oder akuten Blutungen muß schnell behandelt werden, am besten 1-2mal täglich. Bei akuten Störungen auf der Ebene der Leitbahnen und Netzgefäße ohne pathologische histologische Veränderung der inneren Organe ist ein therapeutisches Ergebnis recht schnell zu erwarten.

Auf eine Einwirkzeit der Nadeln kann bei Hitzesymptomatiken verzichtet werden, der Nadelreiz allein ohne Belassen der Nadel im Gewebe genügt. Bei Kältesymptomatiken ist tiefer zu nadeln, und die Einwirkzeit sollte durchschnittlich ca. 30 Min. betragen. Bei chronisch Kranken mit erschöpftem Qi und bei akut Erkrankten mit starken Erschöpfungszuständen ist die Einwirkzeit der Nadeln kürzer.

Während der **Menstruation** wird, außer in ganz akuten Fällen, nicht behandelt. Die Therapie beginnt im Regelfall nach dem Ende der Menstruation.

6.4 Prävention möglicher Zwischenfälle

Wir werden im folgenden Probleme ansprechen, die während der Nadeltherapie auftreten können und entsprechende Präventionsmaßnahmen vorstellen bzw. ins Gedächtnis zurückrufen.

Das erste Problemfeld betrifft die **Nadelung an besonderen Körperstellen**, an denen große Blutgefäße lokalisiert sind. Besondere Vorsicht ist bereits beim Setzen der Nadel geboten. Das Blutgefäß muß zunächst mit dem Finger zur Seite bewegt werden, ehe die Nadel langsam eingeführt wird. Die Nadel ist am Ende der Behandlung wieder langsam und vorsichtig zu entfernen.

Akupunkturtherapie am **Kopf** und im Bereich des Gesichts, v. a. im Bereich der **Orbita**, verlangt unbedingte Vorsicht bei der Nadelentnahme. Die Kopfhaut ist reich mit Kapillargefäßen übersät. An verschiedenen Stellen liegt keine Muskulatur zwischen Kopfhaut und Sehne. Trifft die Nadelspitze auf ein Kapillargefäß in diesem Bereich, sind große Blutungen nicht auszuschließen. Wichtig ist daher, sich nach der Nadelentnahme zu versichern, daß kein Blut fließt, gegebenenfalls muß ein Wattebausch aufgedrückt werden. Gleiches Prinzip gilt für den Bereich der Orbita. Der Wattebausch muß mindestens eine halbe Minute lang angedrückt werden. Personen mit verlangsamter Blutgerinnung und Bluter dürfen selbstverständlich nicht mit Nadeln behandelt werden.

Im **Thoraxbereich** und im Bereich der Zustimmungspunkte auf dem Rücken bis zur Höhe der unteren Lungenspitze ist aufgrund der geringen Überlagerung der Innenorgane (Lunge, Herz) mit Muskulatur insbesondere auf die Stichtiefe zu achten. Anatomisch gesehen bemißt die menschliche Brustwand mindestens 2 bis 3 cm. Eine Stichtiefe von 0,3-0,6 cun (< 1,5 cm) ist von daher auch bei sehr schlanken Personen als unbedenklich anzusehen. Die Stichrichtung sollte senkrecht sein, um sicher gehen zu können, daß die Nadel den Punkt in allen Schichten trifft.

Bewegungen des Patienten während der Ruhephase können dazu führen, daß sich die Nadeln, die auf dem Rücken gesetzt wurden, von selbst weiter in das Gewebe hineinarbeiten. Um Bewegungen des Patienten zu vermeiden, muß er vor der Therapie in einer möglichst bequemen Stellung gelagert werden und auf das Verbot unwillkürlicher Bewegungen hingewiesen werden.

Im Bereich des Rippenbogens ist bei Patienten mit **vergrößerter Milz oder Leber** ebenfalls zu beachten, daß die Nadel eine bestimmte Stichtiefe nicht überschreiten darf. Im übrigen ist die Nadelung in diesem Bereich relativ sicher.

Für die **Schwangerschaft** gilt, daß während der Frühphase nicht im Bereich des Unterleibes genadelt werden darf, im Spätstadium (ab der 26. Woche) eine Nadelung im gesamten Bauchbereich kontraindiziert ist.

Der **Kollaps** ist ein relativ häufig auftretendes Phänomen. Ursachen können sein Nervosität des Patienten, unbequeme Lagerung, zu schwache Konstitution des Patienten (Übermüdung, Streß, schlechte Laune, Hunger etc.) oder zu starke Stimulation. Es ist daher empfehlenswert, daß der Patient etwa ein halbe Stunde vor der Behandlung eine kleine Mahlzeit zu sich nimmt. Bei der allererersten Behandlung sollte der Patient im Liegen behandelt werden. Zu nervöse Patienten oder Patienten, die körperlich zu schwach sind, sollten nicht mit Nadeln behandelt werden.

6.5 Faktoren, die den Therapieerfolg beeinflussen

Der Prozeß der Heilung ist komplex und von dem Zusammenspiel unterschiedlicher Faktoren anhängig. Der Patient ist der Träger der Krankheit. In seinem Körper vollzieht sich der Kampf zwischen gesundem und krankmachendem Qi. Alle Faktoren, die mit diesem Kampf in Verbindung stehen, bezeichnen wir als die „inneren" Faktoren. Der Arzt steht außerhalb des Krankheitsgeschehen. Er setzt bestimmte Reize von außen. Daher nennen wir diejenigen Faktoren, welche mit dem Arzt als Hilfsperson und den äußeren Reizen in Verbindung stehen, die „äußeren" Faktoren. Die letzte Kategorie, die wir die „externen" Faktoren nennen wollen, sind diejenigen, welche weder mit dem Träger der Krankheit noch mit den Reizen zur Heilung in Zusammenhang stehen. Dabei handelt es sich um das soziale Umfeld und die Umweltbedingungen.

6.5.1 Innere Faktoren

Die **Konstitution** des Patienten ist ein Schlüsselfaktor für die Therapie. Die chinesische Medizin geht davon aus, daß die Prognose einer Krankheit ein Ergebnis des Kampfes zwischen gesundem und krankmachendem Qi ist (Abb. 17).

Wenn das gesunde Qi des Körpers stark ist, gewinnt es die Oberhand über das krankmachende Qi. Somit erlangt der Erkrankte nach einer angemessenen Zeit durch ärztliche Hilfe oder durch Selbstheilung den Gesundheitszustand.

Wenn das krankmachende Qi stärker ist als das gesunde Qi des Körpers, bedeutet dies, daß der krankmachende Faktor stark, die Körperkonstitution schwach ist. Die Folge ist, daß sich der Gesundheitszustand des Patienten verschlechtert, er im schlimmsten Fall stirbt.

Wenn gesundes Qi und krankmachendes Qi einander entsprechen, dann kommt es zur Stagnation, d. h. es stellt sich der Zustand einer chronischen Krankheit ein.

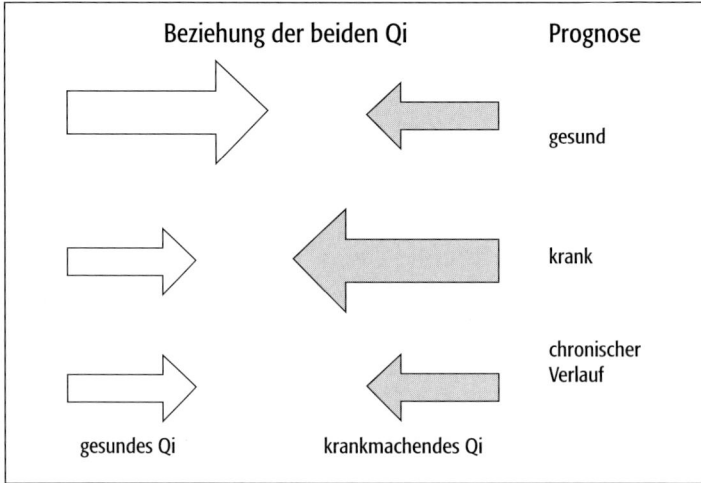

Abb. 17:
Krankheitsprognose

Ausschlaggebend für den Heilerfolg ist aber auch die **Grundkonstitution** des Patienten, d. h. seine genetische Anlage. Eine angeborene Schwäche der Niere, d. h. der „Wurzel des Lebens", kann eine Schwäche verschiedener anderer Organe nach sich ziehen. Die Grundkonstitution unterliegt daneben dem Einfluß der Lebensgewohnheiten. Permanente Überanstrengung sowie Fehlernährung, durch die verschiedene Organe in ihrer Funktion beeinflußt werden können, beeinträchtigen die Grundkonstitution. In beiden Fällen ist eine Heilung relativ schwer zu erreichen.

Die chinesische Medizin mißt für den Therapieerfolg auch der **emotionalen psychischen Verfassung** des Patienten große Bedeutung bei. Der Mensch hält zur natürlichen Umwelt ständigen Kontakt und wird von deren Veränderungen beeinflußt, wobei unter der natürlichen Umwelt alle Arten von äußeren Einflüssen zu verstehen sind. Unter Normalumständen kann der Mensch emotionale Stimmungen und Stimmungsschwankungen kompensieren, bei extremen Ausprägungen negativer Stimmungen über einen längeren Zeit-

raum hinweg können sie jedoch zu Krankheitsfaktoren werden. Ist der Patient nicht in der Lage, diese Noxe auszuschalten, ist ein Heilerfolg nur schwer zu erzielen.

Als letzter wesentlicher Faktor auf der Seite des Patienten ist dessen **Einstellung zur Heilung seiner Krankheit** zu nennen. Die chinesische Medizin kennt hinsichtlich der Einstellung des Patienten die sog. „negativen Faktoren", von denen die wichtigsten Eigensinn, absichtliches Verheimlichen von Faktoren bei der Anamnese, Geiz und eigenständiges Therapieren bzw. wahlloses Einnehmen von Arzneien sind. Unter diesen Umständen ist aus der Sicht der chinesischen Medizin eine Heilung nicht möglich.

6.5.2 Äußere Faktoren

In der chinesischen Medizin gilt der Satz: „Der beste Arzt heilt die Krankheit, ehe sie entstanden ist, der mittelmäßige Arzt heilt die Krankheit zum Zeitpunkt, wenn sie sich manifestiert, der schlechte Arzt heilt die Krankheit durch eigene Unkenntnis zu spät." Ein altes Sprichwort lautet:

„Ein Scharlatan tötet den Patienten ohne sichtbare Waffe." Daraus wird ersichtlich, daß in der chinesischen Medizin die **Qualifikation** des Arztes oder Therapeuten ein herausragender Faktor ist.

Andererseits garantiert selbst eine gute Qualifikation keine unbedingte Fehlerfreiheit: **Ungenaue Diagnostik** oder **falsche Rückschlüsse** bergen große Gefahrenquellen.

In Fällen, in denen eine Erkrankung nicht mit der adäquaten Therapie behandelt wurde oder in denen eine gänzlich falsche Therapie angewandt wurde, spricht man in der chinesischen Medizin von *huai bing*, der durch den „Arzt verursachten Verschlechterung der Krankheit".

Ein weiteres wichtiges Prinzip der chinesischen Medizin lautet: „In akuten Fällen therapiere die Symptome, nach der Akutphase therapiere die Wurzel (Ursache)". Die Genesung kann nur durch die Harmonisierung der Funktionen innerhalb des Organ- und Leitbahnsystems erfolgen. **Mangelnde Anpassung der Therapie** an Veränderungen im Krankheitsverlauf und stures Festhalten an bestimmten, einmal festgelegten Rezepten beeinträchtigen das therapeutische Ergebnis. Deshalb ist der Kern der Therapieregeln innerhalb der chinesischen Medizin der „Wechsel der Therapie entsprechend dem Patienten, entsprechend der Zeit, entsprechend der Krankheit".

Die für die Therapie zur Verfügung stehenden **Mittel** sind ebenfalls ein wichtiger Faktor für die Heilung, der hier zu erwähnen ist. Dies wird insbesondere bei der Verabreichung von chinesischen Heilkräutern einsichtig. Dabei besteht der Unsicherheitsfaktor, daß der Patient die falschen Drogen erhält, d. h. solche, die an den falschen Orten gezüchtet, zu den fal-

schen Zeiten geerntet oder in der falschen Art und Weise zubereitet wurden. Wenn die für die Moxatherapie verwendeten Beifußkugeln nicht die entsprechende Qualität aufweisen, kann das Ergebnis ebenfalls beeinträchtigt werden. Auch die Verwendung ungeeigneter Nadeln kann das Ergebnis beeinträchtigen. Falsches Nadeln wiederum kann zu unerwünschten Nebenwirkungen führen.

Für die Schröpftherapie sind pilzkopfartige Schröpfköpfe am besten geeignet, da mit ihnen der größte Druck erzeugt und damit die erwünschte Reizstimulation erzielt werden kann. Eine Schröpftherapie mit ungeeigneten Schröpfköpfen führt daher unweigerlich zu einem weniger guten Ergebnis.

6.5.3 Externe Faktoren

Um auf die Bedeutung von Umwelt und Lebensbedingungen als Hemmfaktoren für den Heilprozeß hinzuweisen, seien einige Beispiele genannt: Schmerzzustände wie Kopfschmerzen, Schulterschmerzen, Rückenschmerzen, Magenschmerzen, Brustschmerzen vor der Menstruation oder Zwischenblutungen sind oftmals Reaktionen auf **Streßsituationen** wie Druck am Arbeitsplatz, Prüfungsstreß oder auch Ehekrise. Sie sind durch die Anwendung therapeutischer Verfahren allein nicht zu beheben.

Der Genuß von kalten rohen **Lebensmitteln** ist für Patienten mit Leere-Kältesymptomatik abträglich. Umgekehrt ist einsichtig, daß gebratene und in Fett gebackene Lebensmittel sowie Alkohol, die von ihrer Qualität her „heiß" sind, für Patienten mit innerer Hitze (mit Schwellungen des Zahnfleisches etc.) ungeeignet sind.

In der chinesischen Frauenheilkunde wird ein besonderes Augenmerk auf die **Zeit nach der Entbindung**, genauer gesagt die ersten vier Wochen, gelegt. Diese vier Wochen, die *zuo yuezi* genannt werden, gelten der besonderen Nachsorge für die Mutter, die sich nach der Entbindung in einem extremen Leerezustand befindet. Die Folge ungenügender Nachsorge sind etwa Kopfschmerzen, Uterusprolaps und Gelenkschmerzen. Diese Symptome sind sehr schwer therapierbar. Sind sie aufgetreten, kann erst nach der nächsten Entbindung leichter mit einem Heilerfolg gerechnet werden.

Ein weiteres Beispiel in diesem Rahmen ist die schwer therapierbare **Dysmenorrhoe**. Hier kann das permanente Barfußgehen auf kalten Fußböden ein Hindernis für den Therapieerfolg sein, da die Kälte permanent über die Fußsohlen in den Körper eindringt und die Schmerzsymptomatik verursacht bzw. aufrechterhält.

Ziel jeder Therapie in der chinesischen Medizin ist v. a., die Konstitution des Menschen zu verbessern und seine Krankheitsbereitschaft zu reduzieren. Dieses Prinzip ist bereits im *Huangdi Neijing* verankert, wenn es heißt: „Wenn das gesunde Qi im Innern stark ist, kann das krankmachende Qi es nicht beeinträchtigen."

> Heilung ist nicht nur abhängig von der Therapie als solcher, sondern sie ist der Sieg über die Krankheit, der aus der Zusammenarbeit zwischen Arzt und Patient resultiert.

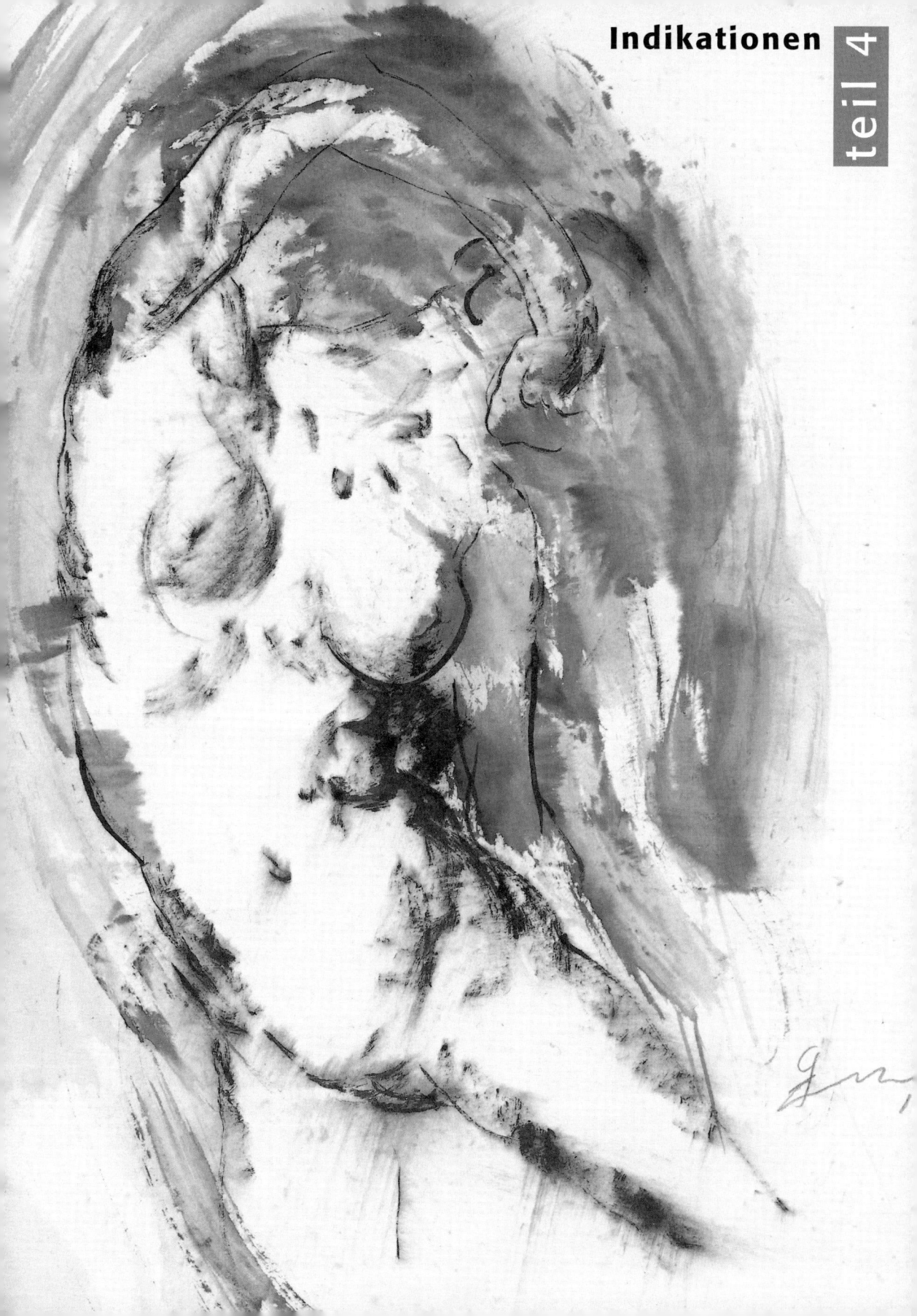

Spezielle Krankheitsbilder

In diesem Teil werden wir sämtliche **Blutungsstörungen** sowie ihre jeweiligen **Begleitsymptome** besprechen. Es sei bemerkt, daß sich in der Praxis Blutungsstörungen auch ohne weitere auffällige Begleitsymptome zeigen können. Umgekehrt kann es aber auch Fälle geben, in denen v. a. die Begleitsymptome vorherrschend sind, die Menstruation selbst jedoch keine besonderen Auffälligkeiten zeigt.

Zu den Blutungsstörungen zählt die chinesische Medizin sämtliche Abweichungen in Rhythmus, Menstruationsdauer, Blutmenge, Blutfarbe und -konsistenz zusammen mit den jeweiligen möglichen Begleitsymptomen.

Hinweis zum Gebrauch
Die bei den Indikationen in Klammern angegebenen Zahlen beziehen sich auf die jeweilige Farbe des Menstruationsblutes, wie sie in Abb. 13, S. 76-77 dargestellt ist, und stellen eine wichtige Diagnosehilfe dar.

7.1 Blutungsstörungen

7.1.1 Verfrühte Menstruation

Definition

Zyklusverkürzungen um 7-10 Tage (18-21 Tage), die sich über mindestens 2 Zyklen erstrecken, werden als „verfrühte Menstruation" bezeichnet.

Ätiopathologie

Bei der verfrühten Menstruation unterscheidet man fünf verschiedene Typen:

a) Milzschwäche

b) Nierenschwäche

c) Yin-Mangel

d) Bluthitze durch Hitze in den Yang-ming-Leitbahnen

e) Bluthitze durch gestautes Leber-Qi

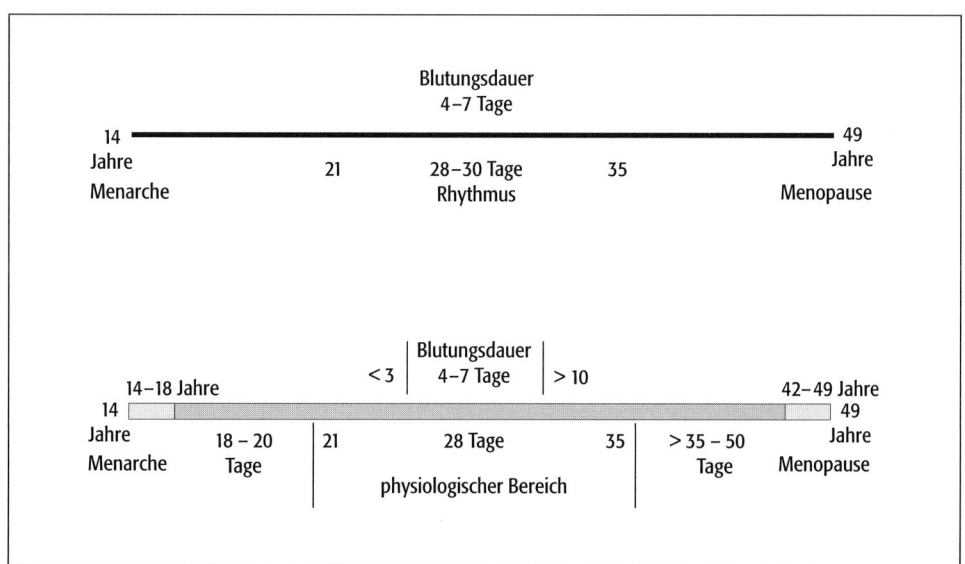

Abb. 18: Physiopathologie des menstruellen Zyklus.

a) Milzschwäche

Konstitutionell bedingte Qi-Schwäche, unregelmäßige Ernährung sowie körperliche und geistige Überanstrengung führen zu einer Schädigung des Milz-Qi. Durch beeinträchtigte Milzfunktion kann das Blut nicht in den Leitbahnen gehalten werden.

b) Nierenschwäche

Anlagebedingte Nierenschwäche, die zu mangelndem Nieren-Qi während der Pubertät führt, Schwäche des Nieren-Qi im Klimakterium, chronische Erkrankungen oder Operationen können die Niere schädigen, so daß sie ihre Speicherfunktion verliert. Wenn die Speicherfunktion der Niere gestört ist, kann das Blut nicht in Chongmai und Renmai gelangen, sondern es fließt ab. Das Ergebnis ist die verfrühte Menstruation.

c) Yin-Mangel

Konstitutioneller Yin-Mangel, chronische Krankheiten oder Blutverluste, viele Geburten und sexuelle Überaktivität erschöpfen Blut und Yin. Durch Yin-Mangel entsteht innere, die sog. „Pseudo-Hitze". Die Hitze verursacht Instabilität der Leitbahnen Chongmai und Renmai, das Blut kann austreten.

d) Bluthitze durch Hitze in den Yangming-Leitbahnen

Konstitutioneller Yang-Überschuß, gewohnheitsmäßige Ernährung mit scharfen, das Yin zerstreuenden Lebensmitteln, Aufnahme pathogener Hitze von außen, wahllose Medikation mit heißen Drogen führen zu Hitze in den Yangming-Leitbahnen. Die Hitze greift Chongmai und Renmai an und treibt das Blut aus diesen Leitbahnen.

e) Bluthitze durch gestautes Leber-Qi

Psychische Faktoren führen zu einer Stagnation des Leber-Qi. Langfristig gestautes Leber-Qi wandelt sich zu Leberfeuer. Das Leberfeuer hat Tendenz, nach oben zu steigen, wird durch den Qi-Stau jedoch gebremst, es steigt nach unten in das Blutmeer und erschöpft dessen Blut.

Differentialdiagnose

Keine

Wesentliche Unterscheidungskriterien

a) Milzschwäche

Die Menstruation ist verfrüht, die Blutmenge groß. Die Konsistenz ist wässrig dünn, die Farbe blaßrot (10). Begleitsymptome sind blasses Gesicht, Müdigkeit und Abgeschlagenheit, Appetitlosigkeit, Extrasystolen, Kurzatmigkeit, Schlafstörungen. Die Zunge ist blaß, der Belag dünn und weiß. Der Puls ist schwach und kraftlos.

▸ Rezeptur

> Ren 4 (guanyuan), Mi 10 (xuehai),
> Di 10 (shousanli), Ma 36 (zusanli),
> Bl 20 (pishu).

Ziel der Therapie ist eine Gesundung der Milz und die Ernährung des Blutes.

▸ Erläuterung

Ren 4 ist ein Kardinalpunkt für die Ernährung des ursprünglichen Yang. Außerdem ist er der Kreuzungspunkt zwischen Renmai und Chongmai. Damit hat er sowohl die Funktion, Leerezustände zu füllen als auch Füllezustände abzuleiten. Mi 10 wirkt regulierend auf Blut und Qi. Er führt Blut zurück in seine Leitbahnen, und er hat hitzeklärende Wirkung. Di 10 und Ma 36 dienen vornehmlich einer Regulierung der Verdauungsfunktionen. Bl 20 wird für die Gesundung der Milz eingesetzt.

b) Nierenschwäche

Der Zyklus ist verkürzt, die Blutmenge kann erhöht oder vermindert sein. Die Farbe des Blutes kann normal sein (9), die Konsistenz ist dünn. Begleitsymptome sind Lumbalschmerzen, schwere Extremitäten, evtl. mit Schmerzen in den Fersen, nächtlicher Harndrang mit großer Urinmenge. Der Zungenkörper ist blaß und zart, der Belag weiß und feucht. Der Puls (v. a. an der proximalen Pulsstelle) ist schwach und schwer tastbar.

▶ Rezeptur

Ren 4 (guanyuan), Mi 10 (xuehai), Ma 36 (zusanli), Ni 3 (taixi), Ni 10 (yingu), Bl 23 (shenshu).

Ziel der Therapie ist die Stärkung der Niere und die Stabilisierung des Chongmai.

▶ Erläuterung

→ Zu Ren 4, Mi 10 und Ma 36 s. o.
Ni 3, der Quellpunkt der Nierenleitbahn, reguliert das Qi der gesamten Nierenleitbahn. Ni 10, der *he*-Punkt der Nierenleitbahn, hat direkten Bezug zum Organ Niere. Zusammen mit dem *shu*-Punkt der Nierenleitbahn wird insbesondere das Qi der Niere gestärkt. Durch die Stärkung der Speicherfunktion der Niere wird die Verschlußkapazität der Leitbahnen Chongmai und Renmai gestärkt.

c) Yin-Mangel

Die Menstruation ist verfrüht, die Blutmenge ist gering. Die Farbe des Blutes ist hellrot (8), aber die Konsistenz ist dünn und wässrig. Begleitsymptome sind rote heiße Wangen, heiße Handflächen und Fußsohlen, Schlafstörungen, Herzklopfen, Kurzatmigkeit. Der Zungenkörper ist schmal und rot, der Belag weiß und feucht. Der Puls ist fein und schnell.

▶ Rezeptur

Ren 4 (guanyuan), Mi 10 (xuehai), Mi 6 (sanyinjiao), Ni 2 (rangu), Pe 6 (neiguan).

Ziel der Therapie ist die Ernährung des Yin und Klärung von Hitze, die Stärkung von Wasser und die Drosselung von Feuer.

▶ Erläuterung

→ Zu Ren 4, Mi 10 s. o.
Mi 6 reguliert die Funktion der drei Yin-Leitbahnen des Fußes. Ni 2, der *xing*-Punkt der Nierenleitbahn, hat kontrollierende Funktion auf das Feuer und wirkt hitzeklärend. Pe 6, der Verknüpfungspunkt der Perikardleitbahn mit der Leitbahn des Dreifachwärmers, reguliert das Qi der drei Erwärmer. Somit wird eine Qi-Regulierung des gesamten Körpers erzielt.

d) Bluthitze durch Hitze in den Yangming-Leitbahnen

Die Menstruation ist verfrüht, die abgehende Blutmenge groß, die Farbe des Blutes ist kräftig rot (7) oder dunkelaubergine (2), die Konsistenz des Blutes ist dickflüssig. Die Begleitsymptome sind rotes Gesicht, trockener Mund, trockener Stuhl, wenig dunkelgelber Urin, nervöse Unruhe. Die Zunge ist rot mit gelbem Belag, der Puls ist schnell und schlüpfrig.

▶ Rezeptur

Ma 41 (jiexi), Ma 44 (neiting), Ma 30 (qichong), Di 4 (hegu), Mi 6 (sanyinjiao), Mi 10 (xuehai).

Ziel der Therapie ist die Ableitung von Hitze, die Kühlung des Blutes und die Regulierung der Menstruation.

▶ Erläuterung

→ Zu Mi 10 und Mi 6 s. o.

Ma 41 ist der jing-Punkt der Magenleitbahn. Seine besondere Indikation ist die Ableitung von Hitze aus der Yangming-Leitbahn. Ma 44, der xing-Punkt der Magenleitbahn, reguliert sämtliche pathologischen Veränderungen, die mit der Yangming-Leitbahn in Verbindung stehen. Auch er hat wie Ma 41 hitzeableitende Funktion. Ma 30 ist der Kreuzungspunkt zwischen Chongmai und der Magenleitbahn. Durch die Kombination der drei Punkte wird zum einen die hitzeableitende Wirkung aus der Yangming-Leitbahn verstärkt, zum anderen die Hitze aus dem Chongmai eliminiert. Di 4, der Quellpunkt der Yangming-Leitbahn der Hand, wird aufgrund seiner Lage an der oberen Extremität mit kombiniert.

e) Bluthitze durch gestautes Leber-Qi

Die Menstruation ist verfrüht, die Blutmenge kann sowohl groß als auch gering sein, die Farbe des Blutes ist kräftigrot (7). Die Konsistenz ist dickflüssig und klumpig. Begleitsymptome sind Brustbeklemmungen, Druckschmerzen in Flanken und Unterleib, Reizbarkeit und Aggressivität, trockener Mund und trockene Kehle. Es bestehen Spannungsschmerzen in der Brust vor der Menstruation. Die Zunge ist rot mit dünnem gelbem Belag. Der Puls ist schnell und saitenförmig.

▶ Rezeptur

> Le 2 (xingjian), Le 14 (qimen),
> Ren 17 (danzhong), Mi 10 (xuehai),
> Mi 6 (sanyinjiao).

Ziel der Therapie ist die Befreiung des Leber-Qi und die Klärung von Bluthitze und die Regulierung der Menstruation.

▶ Erläuterung

→ Zu Mi 10 und Mi 6 s. o.

Le 2, der xing-Punkt der Leberleitbahn, reguliert v. a. Symptome, die durch Leberfeuer verursacht wurden. Le 14 ist der Alarmpunkt der Leberleitbahn und Kreuzungspunkt zwischen Leber- und Milzleitbahn und Yinweimai. Seine besondere Indikation ist die Klärung von Bluthitze in der Leberleitbahn. In Kombination mit Le 2 ist er geeignet, Hitzesymptome, die durch Stau des Leber-Qi verursacht wurden, zu therapieren. Ren 17 ist der Meisterpunkt des Qi und der Alarmpunkt des Perikards. Hauptsächlich reguliert er Störungen der Qi-Zirkulation. Über die Regulierung der Qi-Zirkulation wird der Blutstau gelöst und die Hitze abgeleitet.

7.1.2 Verspätete Menstruation

Definition

Die Menstruation, die regelmäßig, mindestens 2 Zyklen in Folge, 1-3 Wochen nach dem Stichtag (d. h. nach dem 28. Tag) einsetzt, d. h. regelmäßig alle 35-50 Tage einmal, wird „verspätete Menstruation" genannt.

Ätiopathologie

Bei der verspäteten Menstruation unterscheidet man fünf verschiedene Typen:

a) Blutkälte

b) Blutmangel

c) Qi-Stagnation

d) Blutstau

e) Schleim-Feuchtigkeit

a) Blutkälte

Kälte, die durch klimatische Einflüsse oder durch kalte Speisen in das Körperinnere eindringt, insbesondere während der Zeit der Menstruation oder nach der Entbindung bzw. nach einer Abtreibung, verursacht eine Verlangsamung des Blutflusses in den Gefäßen. Zur Zeit der Menstruation kann das Blut nicht in ausreichender Geschwindigkeit durch Chongmai und Renmai nach außen abfließen, wodurch sich eine Verzögerung im Zyklus ergibt.

Konstitutioneller Yang-Mangel führt genauso wie Schädigungen des Yang durch übermäßige sexuelle Aktivitäten oder chronische Krankheiten zu einem Überschuß des Yin-Qi. Durch überschüssiges Yin-Qi entsteht Kälte im Blut: Chongmai und Renmai können dann nicht ausreichend erwärmt und ernährt werden, das Blutmeer sich nicht auffüllen. Dadurch ergeben sich Verzögerungen im Zyklus.

b) Blutmangel

Chronische Krankheiten führen zu Schwäche in den Körperfunktionen, d.h. zu Mangel an Qi und Blut. Zu langes Stillen (mehr als 18 Monate) oder chronische Krankheiten, die von Blutverlusten begleitet sind, führen zu Blutarmut.

Störungen der Milzfunktion durch psychische Faktoren oder Fehlernährung haben eine mangelhafte Blutbildung durch die Milz zur Folge. Durch diese Faktoren, die zu Blutarmut führen, kommt es zur Unterernährung von Chongmai und Renmai. Blutarmut der beiden Leitbahnen bedeuten Verzögerungen im Zyklus.

c) Qi-Stagnation

Wenn bei chronisch depressiver Grundstimmung und psychischer Angespanntheit zur Zeit vor der Menstruation Ärger und Zorn die Leber angreifen, kommt es zu Unterdrückung des Leber-Qi und Stagnationen des Qi im gesamten Körper.

Durch stagnierendes Qi wird das Blut in seinem Fluß gehindert. Durch das stagnierende Blut kommt es zur Blockade in Chongmai und Renmai. Daraus resultieren Verzögerungen im Zyklus.

d) Blutstau

Wenn während der Menstruation, nach der Entbindung oder nach einer Abtreibung das Blut nicht richtig abfließt, kommt es zum Verbleiben von altem Blut im Inneren. Das alte Blut stellt ein Hindernis für das neue Blut dar, womit es zu verzögerter Menstruation kommt.

e) Schleim-Feuchtigkeit

Konstitutionell bedingte Schleim-Feuchtigkeit, Schleimbildung im Inneren durch Fehlernährung mit süßen öligen Speisen, führen zu Blockaden der Leitbahnen, v. a. auch Chongmai und Renmai, mit Schleim. Durch die Anwesenheit von Schleim kann sich auch das Blutmeer nicht mit Blut füllen.

Differentialdiagnose

Die verspätete Menstruation ist lediglich vom Frühstadium der Schwangerschaft zu unterscheiden.

Wesentliche Unterscheidungskriterien

a) Blutkälte

Die Menstruationsmenge ist gering, die Farbe des Blutes ist schwarz mit Lilastich (3) mit Klumpen (Fülle) oder blaßrot (10), die Konsistenz ist dünn und klumpenfrei (Leere). Die Gesichtsfarbe ist blaß und weiß, leicht zyanotisch. Begleitsymptome sind Kältephobie, schmerzender Unterleib, Wärme bessert. Der Zungenbelag ist weiß bei normalem Zungenkörper. Der

Puls ist tief und gespannt oder tief, verlangsamt und kraftlos.

▶ Rezeptur

> Ren 4 (guanyuan) (+ Moxa),
> Ma 29 (guilai), Ma 36 (zusanli) (+ Moxa),
> Mi 6 (sanyinjiao), 3E 8 (sanyangluo).

Ziel der Therapie ist eine Erwärmung der Leitbahnen, die Zerstreuung von Kälte, die Aktivierung des Blutes und die Regulierung der Menstruation.

▶ Erläuterung

Ren 4 zerstreut Kälte und wärmt die Leitbahnen, er stärkt das ursprüngliche Qi (Quell-Qi) des Körpers und stabilisiert die Körperkonstitution. Als Verbindungspunkt des Renmai mit den drei Yin-Leitbahnen des Fußes hat er insbesondere auf die Regulierung der Menstruation direkten Einfluß. In Kombination mit Ma 36 bewirkt er v. a. eine Stärkung des Yang-Qi des Körpers und fördert dessen Zirkulation. Ma 29 wird in der Frauenheilkunde vielfach verwendet, um Kälte aus dem unteren Erwärmer auszuleiten. Mi 6, an den unteren Extremitäten lokalisiert, wird kombiniert zur Aktivierung des Blutes in den unteren Yin-Leitbahnen. Bei Leeresymptomatik ist Mi 6 der Punkt der Wahl. 3E 8, an den oberen Extremitäten lokalisiert, reguliert das Qi der drei Yang-Leitbahnen der Hand und zerstreut Kälte. Er wird eingesetzt, wenn Kälte von außen die Blutkälte verursacht hat.

b) Blutmangel

Die Menstruationsmenge ist gering, die Farbe des Blutes blaß (10), die Konsistenz dünn. Die Gesichtsfarbe ist blaß und blutlos, die Fingernägel sind weiß. Begleitsymptome sind Kurzatmigkeit, Kreislaufschwäche, oberflächlicher Schlaf mit Schlafstörungen, latente Unterleibsschmerzen mit Leeregefühl. Der Zungenkörper ist blaß und zart, der Belag ist gering. Der Puls ist fein und schwach oder leer.

▶ Rezeptur

> Mi 6 (sanyinjiao), Ni 3 (taixi),
> Ma 36 (zusanli), Ren 11 (jianli),
> Pe 6 (neiguan), Bl 20 (pishu) und
> Bl 17 (geshu) (= sihuaxue) (+ Moxa).

Ziel der Therapie ist die Ernährung des Blutes und die Regulierung der Menstruation.

▶ Erläuterung

Mi 6, der Kreuzungspunkt der drei Yin-Leitbahnen des Fußes, reguliert das Qi der drei Fuktionskreise Leber, Milz und Niere. Zur Stärkung der Niere wird der Quellpunkt der Nierenleitbahn, Ni 3, kombiniert. Ma 36, der he-Punkt der Magenleitbahn, reguliert Qi und Blut der Yangming-Leitbahnen. Ren 11, in Höhe von Pylorus und Duodenum lokalisiert, fördert die Funktion von Magen und Dünndarm, fördert die Resorption und die Blutbildung. Pe 6 reguliert das Qi des Herzens und kontrolliert Blut und Qi-Kreislauf des Körpers. Die sihua-Punkte dienen der Gesundung von Milz und Magen und fördern so die Blutbildung.

c) Qi-Stagnation

Die Menstruationsmenge ist gering, die Farbe des Blutes burgund (5), die Konsistenz ist dickflüssig und klumpig. Begleitsymptome sind Unterleibsschmerzen, die sich bei Druck verschlimmern, schlechte Stimmung, Beklemmungsgefühl in Thorax und Flanken und Spannungsschmerz in der Brust. Die Patientin neigt zum Stöhnen. Die Zunge ist normal. Der Puls ist saitenförmig oder saitenförmig und rauh.

▶ Rezeptur

Ren 17 (danzhong), Le 3 (taichong),
Le 14 (qimen), Gb 40 (qiuxu),
Ren 6 (qihai), Di 4 (hegu).

Ziel der Therapie ist die Aktivierung der Zirkulation des Qi und die Regulierung der Menstruation.

▶ Erläuterung

Ren 17, der Kardinalpunkt des Qi und Alarmpunkt des Herzbeutels, wirkt besonders beruhigend auf den Geist. Le 3, der Quellpunkt der Leberleitbahn, reguliert und befreit das Leber-Qi. Le 14, der Alarmpunkt der Leber, verstärkt die staulösende Wirkung. Gb 40, der Quellpunkt der Gallenblasenleitbahn, sorgt für freien Qi-Fluß in der Gallenblasenleitbahn. Ren 6 hat insbesondere Einfluß auf das Qi im mittleren und unteren Erwärmer. Di 4 ist ein Kardinalpunkt für die Regulierung des Qi im gesamten Körper, und er wirkt auf das Verteidigungs-Qi (weiqi) im Körper.

d) Blutstau

Die Menstruationsmenge ist gering und läuft schwer ab. Die Farbe des Blutes ist schwarz (2 oder 1), die Konsistenz des Blutes ist dickflüssig und mit Klumpen durchsetzt. Begleitsymptome sind stechende Unterleibsschmerzen, die keinen Druck erlauben. Nach Abgang von klumpigem Blut bessert sich der Schmerz. Der Zungenkörper ist dunkellila und zeigt Hämatome. Der Puls ist tief und rauh oder tief und saitenförmig.

▶ Rezeptur

Ren 6 (qihai), Mi 6 (sanyinjiao),
Mi 10 (xuehai), Bl 18 (ganshu),
Bl 34 (gaohuang), Le 13 (zhangmen),
Ren 3 (zhongji).

Ziel der Therapie ist eine Auflösung des Staus, die Aktivierung der Qi-Zirkulation und die Belebung des Blutes.

▶ Erläuterung

→ Zu Ren 6 und Mi 6 s.o.
Mi 10 hat blutaktivierende und hitzeklärende Wirkung. Bl 18 verstärkt die Funktion der Leber und hat somit Wirkung auf die Blutzirkulation. Bl 34 stärkt das Qi von Leber und das Lunge. Durch die Stärkung der Lunge wird die Zirkulation des Qi im Körper gefördert. Le 13, der Alarmpunkt der Milz, stärkt die blutleitende Wirkung der Milz. Ren 3, im unteren Erwärmer lokalisiert, löst Blutstau im unteren Erwärmer, hier in der Gebärmutter. Ren 3 hat insbesondere Wirkung auf die Körperflüssigkeiten.

e) Schleim-Feuchtigkeit

Die Menstruationsmenge kann gering oder groß sein. Die Farbe des Blutes ist blaßrot (11) mit Gelbstich, die Konsistenz dickflüssig und schleimig. Begleitsymptome sind Beklemmungsgefühl im Thoraxbereich und Übelkeit, Fluor und Auswurf. Der Zungenkörper ist dick und blaß, der Belag weiß und klebrig. Der Puls ist saitenförmig und schlüpfrig.

▶ Rezeptur

1. Rezept: Ren 22 (tiantu), Ren 12
(zhongwan), Ren 4 (guanyuan),
Mi 9 (yinlingquan), Ma 40 (fenglong).
2. Rezept: Bl 20 (pishu), Bl 23 (shenshu),
Bl 25 (dachangshu), Du 14 (dazhui).

Ziel der Therapie ist die Gesundung der Milz, die Ausleitung von Feuchtigkeit und Schleim und die Durchleitung der Menstruation.

▶ **Erläuterung**

Ren 22, Ren 12, Ren 4, Mi 9 und Ma 40 sind Kardinalpunkte für die Ausleitung von Schleim. Sie unterscheiden sich in ihrer spezifischen Wirkweise. Ren 22 leitet speziell den Schleim aus der oberen Region, aus dem oberen Erwärmer. Ren 12 ist für den Bereich des mittleren Erwärmers zuständig. Mi 9, der *he*-Punkt der Milzleitbahn, hat insbesondere gesundende Wirkung auf die Milz und ist v. a. für die Ableitung von Wasser zuständig. Ma 40, der Verbindungspunkt der Magenleitbahn mit der Milzleitbahn, leitet Schleim aus dem gesamten Körper aus. Diese Punkte bilden ein eigenständiges Rezept.

Die Zustimmungspunkte auf der dorsalen Seite stellen ihrerseits ein eigenständiges Rezept dar. Sie werden vorzugsweise mit Akupunktur-Moxa behandelt. Die Punkte unterstützen im wesentlichen das Yang im Körper. Du 14 leitet die Yang-Leitbahnen in ihrer Gesamtheit durch, leitet den Schleim aus ihnen.

Anmerkung

Die Rezepte 1 und 2 können alternierend verwendet werden.

7.1.3 Unregelmäßiger Rhythmus

Definition

Zyklen, die sich um mehr als 7 Tage nach vorne oder hinten verschieben (− 21 bis + 35 Tage), so daß die Abstände zwischen den Blutungen stark variieren, werden „undeterminierte Menstruation" (*wuding qi*) oder „Unordnung der Menstruation" (*jing luan*) genannt. Von der undeterminierten Menstruation wird dann gesprochen, wenn mindestens 2 Zyklen in der genannten Weise verschoben sind. Dauer und Menge der Menstruation sind im wesentlichen normal.

Ätiopathologie

Bei der undeterminierte Menstruation unterscheidet man drei verschiedene Typen:

a) Leberstau

b) Nierenschwäche

c) Milzschwäche

a) Leberstau

Depressive Stimmungen oder Zorn und Ärger schädigen die Leberfunktion. Die Leber kann durch diese psychischen Ursachen ihrer Funktion des Speicherns und Verteilens von Blut nicht in geregelter Art nachkommen, die Leberleitbahn und das Blutmeer nicht regelmäßig mit Blut versorgen. Verliert sie das Blut zu schnell, wird dadurch der Zyklus verkürzt. Dauert das Auffüllen des Blutmeeres zu lange, kommt es zu zyklischen Verzögerungen.

b) Nierenschwäche

Konstitutionelle Nierenschwäche, chronische Krankheiten, sexuelle Überaktivität sowie zu viele Geburten und altersbedingte Nierenschwäche sind Ursachen für eine Erschöpfung des Nieren-Qi. Erschöpftes Nieren-Qi bedeutet, daß die Niere ihre Kontrollfunktion über Chongmai und Renmai nicht mehr ausüben kann und die beiden Leitbahnen in Disharmonie geraten. Durch Disharmonie der beiden Leitbahnen kommt es zu Zyklusverschiebungen.

c) Milzschwäche

Konstitutionelle Milzschwäche, langfristiges Grübeln oder Fehlernährung führen zu einer Schwächung des Milz-Qi. Durch geschwächtes Milz-Qi kann die Milz ihrer Funktion des Bluttransportes nicht regelgerecht nachkommen. Damit wird das Blutmeer unregelmäßig mit Blut versorgt, es kommt zu Unregelmäßigkeiten im Monatszyklus.

Differentialdiagnose

Die undeterminierte Menstruation ist von der azyklischen Blutung zu unterscheiden. (→ Kapitel 7.1.8, S. 121).

Wesentliche Unterscheidungskriterien

a) Leberstau

Die Farbe des Menstruationsblutes ist mittelrot-violett (6), die Konsistenz klumpig. Begleitsymptome sind Druckgefühl in Thorax und Flanken, Spannungsschmerz in der Brust, Völlegefühl, Aufstoßen, Stöhnen, verminderter Appetit. Der Zungenkörper ist blaß mit wenig Belag. Der Puls ist saitenförmig.

▶ Rezeptur

> Mi 6 (sanyinjiao), Ren 17 (danzhong),
> Le 3 (taichong), Lu 9 (taiyuan),
> Bl 46 (geguan), Bl 47 (hunmen).

Ziel der Therapie ist die Beruhigung der Leber, die Auflösung von Qi-Stau, die Ernährung des Blutes und die Regulierung der Menstruation.

▶ Erläuterung

Mi 6 reguliert das Qi der drei Yin-Leitbahnen des Fußes und damit das Qi der Leitbahnen von Milz, Niere und Leber, ferner löst er Blutstaus in diesen Leitbahnen. Ren 17 ist der Kardinalpunkt des Qi und Alarmpunkt des Herzbeutels. In dieser Eigenschaft reguliert er das Qi im gesamten Körper und insbesondere im oberen Er-

wärmer. Le 3, der Quellpunkt der Leberleitbahn, reguliert das Qi der Leberleitbahn. Er stabilisiert die Verteilungsfunktion der Leber und beseitigt Schwankungen der Leberfunktion. Lu 9, der Quellpunkt der Lunge, reguliert das Lungen-Qi. Fließendes Lungen-Qi ist die Voraussetzung für fließendes Blut. Außerdem ist er der Meisterpunkt für die Blutgefäße. In dieser Funktion bewirkt er eine Stabilisierung des Blutflusses. Er stellt damit die ideale Unterstützung für Le 3 dar. Bl 46, auf horizontaler Linie mit Bl 17 (geshu) gelegen, hat zum einen regulierende Wirkung auf das Blut, zum anderen auf die Psyche. In Kombination mit Bl 47 kann v. a. Blutstau, der durch Qi-Stagnation verursacht wurde, behandelt werden.

b) Nierenschwäche

Die Menstruationsmenge ist tendenziell vermindert, die Farbe des Blutes ist hellrot oder blaßrot (8 oder 10), die Konsistenz dünn. Die Gesichtsfarbe ist aschfahl. Begleitsymptome sind Benommenheit, feiner Tinnitus, Lumbalgien, ziehende Unterleibsschmerzen mit Leeregefühl, nächtlicher Harndrang mit viel Urin. Der Zungenkörper ist blaß, der Belag dünn und weiß. Der Puls ist tief und schwach, an der Nierenstelle ist er schwer tastbar.

▶ Rezeptur

> Mi 6 (sanyinjiao), Ni 3 (taixi),
> Ni 10 (yingu), Ma 36 (zusanli),
> Ren 4 (guanyuan), Ren 6 (qihai),
> Bl 23 (shenshu), Bl 27 (xiaochangshu).

Ziel der Therapie ist die Stärkung der Niere, die Regulierung von Qi und die Stärkung von Chongmai und Renmai.

▶ Erläuterung

→ Zu Mi 6 s. o.

Ni 3 als Quellpunkt der Nierenleitbahn, reguliert das Qi der Nierenleitbahn, Ni 10 als der *he*-Punkt der Nierenleitbahn, reguliert das Qi des Organs Niere. Für die Stärkung bedarf es zunächst der Gesundung der Milz. Hierfür werden Ma 36 und Ren 4 gewählt. Durch diese beiden Punkte wird die Resorptionsfähigkeit der Milz gestärkt. Ren 4 ist darüber hinaus für die Regulierung des Qi der beiden Leitbahnen Chongmai und Renmai zuständig, in seiner Funktion als Verbindungspunkt dieser Leitbahnen mit den Yin-Leitbahnen des Fußes. Ren 6 ist für die Regulierung des Qi im gesamten Körper zuständig und verstärkt hier die Wirkung von Ren 4. Bl 23 und Bl 27 verstärken die Nieren- und Dickdarmfunktion und wirken lokal gegen die Schmerzen im Lumbalbereich.

c) Milzschwäche

Die Menstruationsmenge kann gering oder hoch sein. Die Blutfarbe ist blaß (10), die Konsistenz dünn. Begleitsymptome sind übermäßiges Schlafbedürfnis, Schweregefühl, körperliche Schwäche, kalte Extremitäten und Muskelschwäche, Schweregefühl in den unteren Extremitäten, Kurzatmigkeit, Schlafstörungen und viele Träume, Appetit ohne Verlangen nach Essen, Völlegefühl, Blähungen, weiche Stühle. Der Zungenkörper ist blaß und dick, evtl. mit Zahneindrücken, der Belag ist dünn und weiß. Der Puls ist verlangsamt, fein, schwach und kraftlos.

▶ **Rezeptur**

> 1. *Rezept*: Mi 6 (sanyinjiao),
> Ma 36 (zusanli), Di 10 (shousanli),
> Ren 11 (jianli), Ren 4 (guanyuan)
> (+ Moxa).
> 2. *Rezept*: Bl 43 (gaohuang), Bl 17 (geshu),
> Bl 20 (pishu), Bl 25 (dachangshu).

Ziel der Therapie ist die Stärkung von Milz und Qi, die Ernährung des Blutes und die Regulierung der Menstruation.

▶ **Erläuterung**

→ Zu Mi 6 s. o.

Ma 36 als *he*-Punkt der Yangming-Leitbahn des Fußes, reguliert die Funktionskreise von Milz und Magen. Di 10 hat anatomisch gesehen die gleiche Position wie Ma 36 und regulierende Wirkung auf die Verdauung. Beide Punkte zusammen verstärken die Funktion des Verdauungstraktes. Ren 11 verbessert insbesondere die Verdauungsfunktion des Magens und die Sekretionsfunktion des Duodenums. Damit hat er gesundende Wirkung auf die Milz. Ren 4, der Alarmpunkt des Dünndarms und Verbindungspunkt zwischen Chongmai, Renmai und der drei Yin-Leitbahnen des Fußes, reguliert das Quell-Qi, füllt Leerezustände und reguliert die Leitbahnen Chongmai und Renmai. Er verbessert die Resorptionsfunktion des Dünndarms.

Das zweite Rezept besteht aus den Zustimmungspunkten auf der Blasenleitbahn. Bl 17 ist der Kardinalpunkt für das Blut. Direkt reguliert er das Blut, d.h. die Blutzirkulation, und in zweiter Linie die Blutbildung. Über die Stimulierung der Milz wird durch Stimulation von Bl 20 die Blutbildung angeregt. Durch die Stärkung der Dickdarmfunktion wird die gesamte Verdauungsfunktion angeregt. Bl 25 verstärkt die Wirkung von Bl 20, er füllt zudem Leerezustände. Bl 43 ist ein wichtiger Punkt für die Therapie von chronischen Krankheiten und Leerezuständen.

Anmerkung

Am besten werden beide Rezepte alternierend verwendet.

7.1.4 Zwischenblutungen

Definition

Blutungen zwischen 2 Menstruationsblutungen und Blutungen zur Zeit des Eisprungs werden „Blutungen zwischen den Zyklen" genannt.

Ätiopathologie

Für Zwischenblutungen unterscheidet man drei verschiedene Typen:

a) Nieren-Yin-Mangel

b) Hitze-Feuchtigkeit

c) Blutstau

a) Nieren-Yin-Mangel

Konstitutionelle Nierenschwäche, sexuelle Überaktivität, zu viele Geburten inkl. Fehlgeburten oder chronische Krankheiten führen zu einem Mangel des Nieren-Yin. Bei Nieren-Yin-Mangel werden Blut und Essenz erschöpft. Erschöpfung von Blut und Essenz erzeugen Pseudo-Hitze im Körper. Sie logiert insbesondere in Chongmai und Renmai. Zur Zeit des Eisprungs, wenn eine geringe Menge Yang-Qi benötigt wird, kommt es zu einem Zusammenwirken der vorhandenen Hitze mit dem Yang-Qi. Das Ergebnis ist die Abstoßung einer geringe Menge Blutes in dieser Zeit.

b) Hitze-Feuchtigkeit

Nervöse Unruhe, innere Verspannungen oder Depressionen (endogene Hitze) beeinflussen Hitzeblockierungen in den Shaoyang-Leitbahnen.

Hitze und Feuchtigkeit als äußere Faktoren produzieren ebenfalls Hitze im Körper und führen zu einer Blockade im unteren Erwärmer, v. a. in Chongmai und Renmai. Durch feuchte Hitze in diesen Leitbahnen kommt es insbesondere zur Zeit des Eisprungs, durch das Zusammenwirken der beiden Yang-Kräfte, zu Blutungen.

c) Blutstau

Rückstände von Menstruationsblut oder nach der Entbindung bzw. Abtreibung führen zu Blutstauungen des Baoluo. Zur Zeit des Eisprungs wird das gestaute Blut im Baoluo durch das Yang-Qi, das zum Eisprung führt, mit abgeleitet.

Differentialdiagnose

Zu unterscheiden sind die Zwischenblutungen von rotem Fluor, verkürztem Zyklus und azyklischer Blutung (*benglou*).

Wesentliche Unterscheidungskriterien

a) Nieren-Yin-Mangel

Die abgehende Menge ist gering, die Farbe hellrot (8) und klumpenfrei. Begleitsymptome sind Lumbalgien, feiner Tinnitus, heiße Handflächen und Fußsohlen, Nachtschweiß, oberflächlicher Schlaf mit vielen Träumen, trockene Stühle, gelber Urin, trockener Mund mit Durstlosigkeit. Der Zungenkörper ist rot und trocken, der Belag gering und gelblich. Der Puls ist fein und schnell oder saitenförmig und fein.

▶ Rezeptur

Ni 2 (rangu), Ni 7 (fuliu),
Mi 6 (sanyinjiao), Mi 10 (xuehai),
Lu 7 (lieque), He 6 (yinxi).

Ziel der Therapie ist die Ernährung von Yin und das Aufhalten des Blutes.

▶ **Erläuterung**

Ni 2 hat hitzeklärende und das Yin nährende Wirkung. Ni 7, der Mutterpunkt (Wandlungsphase Metall) der Nierenleitbahn, nährt vorwiegend das Nierenwasser. Mi 6 hat insbesondere harmonisierende Wirkung auf die drei Yin-Leitbahnen des Fußes. Mi 10 klärt Bluthitze, nährt Blut und regt die Blutzirkulation an. Er klärt durch Yin-Mangel verursachte Hitze. Lu 7 ist ein Verbindungspunkt zum Renmai. In dieser Eigenschaft besitzt er klärende Wirkung auf Hitze und leitet Feuchtigkeit aus dem Körper. He 6 ist der xi-Punkt des Herzens, er nährt Yin und Blut, daneben hat er blutstillende und den Geist stabilisierende Wirkung.

b) Hitze-Feuchtigkeit

Die abgehende Blutmenge kann gering oder entsprechend einer normalen Menstruationsblutung sein. Die Farbe ist rot (7), die Konsistenz dickflüssig und zäh. Begleitsymptome sind Fluor von gelber Farbe, Brustbeklemmungen, nervöse Unruhe, wenig gelber Urin, trockene Kehle mit Verlangen nach Getränken. Der Zungenkörper ist rot, der Belag gelb, dick und klebrig. Der Puls ist zerfließend und schnell oder saitenförmig und schnell.

▶ **Rezeptur**

Mi 10 (xuehai), Mi 9 (yinlingquan),
Ma 40 (fenglong), Le 3 (taichong),
Gb 40 (qiuxu), 3E 6 (zhigou),
Ren 12 (zhongwan), Ren 3 (zhongji).

Ziel der Therapie ist die Klärung von Hitze-Feuchtigkeit und die Stillung von Blut.

▶ **Erläuterung**

→ Zu Mi 10 s. o.

Mi 9, der he-Punkt der Milzleitbahn, leitet die Feuchtigkeit aus der Milz. Die Kombination mit Ma 40 stellt die Verbindung der Milzleitbahn zur Magenleitbahn, damit zur Yangming-Leitbahn her. Le 3 und Gb 40 sind die Quellpunkte von Leber- bzw. Gallenblasenleitbahn. Sie klären die feuchte Hitze in diesen Leitbahnen. 3E 6 ist ein spezieller Feuerpunkt von der Leitbahn des Dreifachwärmers. Er leitet damit die Hitze aus den Shaoyang-Leitbahnen aus. Die drei Punkte werden in Kombination gewählt, um die Hitze aus Gallenblase, Leber und Dreifachwärmer abzuleiten. Ren 12 klärt die Hitze aller Hohlorgane, Ren 3 klärt die Hitze speziell des unteren Erwärmers.

c) Blutstau

Die abgehende Blutmenge ist gering, teilweise mit Klumpen durchsetzt, die Farbe ist dunkel bis schwarz (2 und 1). Begleitsymptome sind stechende Schmerzen im rechten und linken Unterbauch, Brustbeklemmungen und nervöse Unruhe. Der Zungenkörper ist leicht lila mit Hämatomen. Die Unterzungenvenen zeigen Stauungszeichen. Der Puls ist saitenförmig oder rauh.

▶ **Rezeptur**

Mi 6 (sanyinjiao), Pe 6 (neiguan),
Mi 10 (xuehai), Bl 17 (geshu),
Ma 36 (zusanli), Ren 6 (qihai).

Ziel der Therapie ist die Aktivierung des Qi-Flusses, die Auflösung von Staus und die Stillung von Blut.

▶ **Erläuterung**

→ Zu Mi 6 und Mi 10 s. o.

Mi 6 und Pe 6 haben insbesondere aktivierende Wirkung auf den Kreislauf des Blutes. Mi 10 und Bl 17 werden kombiniert aufgrund ihrer blutaktivierenden und staulösenden Wirkung. Beide haben zudem hitzeklärende Wirkung, Bl 17 außerdem noch blutnährende. Die vier Punkte dienen insgesamt der Aktivierung der Blutzirkulation. Die Aktivierung des Blutes muß unterstützt werden durch eine Aktivierung des Qi-Flusses. Hierfür werden Ma 36 und Ren 6 kombiniert.

7.1.5 Verlängerte Menstruationsdauer

Definition

Die Menstruationsdauer von mehr als 7-14 Tagen bei normalem Rhythmus wird „verlängerte Menstruationsdauer" genannt.

Ätiopathologie

Die verlängerte Menstruationsdauer kennt vier verschiedene Typen:

a) Blutstau

b) Feuchte Hitze

c) Bluthitze durch Yin-Mangel

d) Milzschwäche

a) Blutstau

Blutstau durch Stagnationen des Qi oder Blutstau in der Baoluo-Leitbahn durch Vorhandensein pathogener Faktoren führen zu Stauungen des Blutes in diesem Bereich. Wenn altes Blut sich staut, kann neues Blut für die Menstruation nicht abfließen, das bedeutet, es kommt zu verlängerter Menstruationsdauer.

b) Feuchte Hitze

Feuchte Hitze im Inneren des Körpers oder Hitze-Feuchtigkeit, die als exogene Faktoren während der Menstruation oder nach der Entbindung bzw. Abtreibung in die Gebärmutter einfließen (vgl. Endometritis

durch Infektion), führen zu einem Kampf zwischen Hitze-Feuchtigkeit und Menstruationsblut in der Gebärmutter. Durch die Mischung dieser Faktoren kommt es zu einer Verstopfung im Fluß des Menstruationsblutes, damit zu einer verlängerten Menstruation.

c) Bluthitze durch Yin-Mangel

Konstitutioneller Yin-Mangel oder Yin-Mangel durch sexuelle Überaktivität, zu viele Geburten oder chronische Krankheiten führt zu Erschöpfung des Blutes und Hitze im Inneren. Die innere Hitze bringt Chongmai und Renmai in Wallung, so daß sie ihrer Funktion nicht regelgerecht nachkommen. Es kommt zu verlängerter Menstruation.

d) Milzschwäche

Konstitutionelle Milzschwäche oder Milzschwäche durch physische oder psychische Überanstrengung führt zu mangelhafter Funktion der Milz. Die Milz kann ihrer Funktion des Bluttransportes nicht nachkommen, Chongmai und Renmai, die von der Blutversorgung durch die Milzfunktion abhängen, werden unzureichend oder zu langsam mit Blut versorgt. Es kommt so zu Verlängerungen der Menstruationsdauer.

Differentialdiagnose

Die verlängerte Menstruation ist von der azyklischen Blutung (*benglou*) und rotem Fluor (*chidai*) zu unterscheiden.

Wesentliche Unterscheidungskriterien

a) Blutstau

Die Menstruationsdauer liegt zwischen 8 und 15 Tagen, die Menge ist gering. Die

Farbe ist dunkel-aubergine (2), die Konsistenz ist dicklich und mit Klumpen durchsetzt. Begleitsymptome sind Leibschmerzen, die keinen Druck erlauben. Der Zungenkörper ist lila-rot oder mit Hämatomen durchsetzt bei unauffälligem Belag. Der Puls ist saitenförmig und rauh.

▶ Rezeptur

> Mi 6 (sanyinjiao), Mi 10 (xuehai),
> Ma 29 (gulai), Ren 6 (qihai),
> Bl 30 (baihuanshu).

Ziel der Therapie ist die Aktivierung des Blutes, die Auflösung des Blutstaus und die Regulierung der Menstruation.

▶ Erläuterung

Mi 6, der Verknüpfungspunkt der drei Yin-Leitbahnen des Fußes, reguliert das Qi der drei Leitbahnen von Leber, Niere und Milz. Er hat gesundende Wirkung auf die Milz und reguliert die Funktionen im Bereich des mittleren Erwärmers. Zugleich füllt er Leerezustände und leitet Hitze ab. Daneben beruhigt er die Leber und löst Blutstaus und durch Stau verursachte Verklumpungen auf. Die Hauptindikation von Mi 10 ist die Regulierung des Blutes, er reguliert das Zusammenspiel zwischen Qi und Blut und führt Blut in seine Bahnen zurück. Er ist wirksam bei Krankheitsbildern, bei denen Blut oder Hitze-Feuchtigkeit, die den unteren Erwärmer angreift, im Vordergrund stehen. Ma 29, zwei cun lateral des Punktes Ren 3 lokalisiert, entspricht etwa dessen Wirkung. Er löst Stauungen, die durch Qi-Stagnation oder Kälte verursacht wurden. Auf die hier beschriebene Symptomatik ist er ein lokal wirksamer Punkt. Ren 6 reguliert das Qi im gesamten Körper und löst Staus, die durch stagnierendes Qi oder andere Ursachen hervorgerufen wurden. Wenn der Qi-Fluß aktiviert ist, folgt das

Blut dem Qi. Bl 30 hat hitzeklärende und schmerzstillende Wirkung. Daneben ist er ein lokal wirksamer Punkt auf Blutstau im Bereich des unteren Erwärmers.

b) Feuchte Hitze

Die Menstruation dauert zwischen 8 und 15 Tagen, die Menge ist groß, die Farbe des Blutes ist kräftigrot (7), die Konsistenz klebrig. Begleitsymptome sind Leibschmerzen, die keinen Druck erlauben. Die Patientin leidet an Fluor, der Fluor ist von gelber Farbe und geruchsintensiv. Der Urin ist gelb, der Stuhl trocken und übelriechend. Der Zungenkörper ist rot, der Belag gelb und klebrig trocken. Der Puls ist schlüpfrig und schnell.

▶ Rezeptur

> Mi 6 (sanyinjiao), Mi 10 (xuehai),
> Ma 29 (gulai), Mi 9 (yinlingquan),
> 3E 6 (zhigou), Ren 4 (guanyuan),
> Bl 32 (ciliao).

Ziel der Therapie ist die Klärung von Hitze, die Ausleitung der Feuchtigkeit und die Stillung des Blutes.

▶ Erläuterung

→ Zu Mi 6, Mi 10 und Ma 29 s. o.

Mi 9, der he-Punkt der Milzleitbahn, reguliert vorwiegend die Funktionen im Wasserhaushalt, seine Hauptindikationen sind pathologische Zustände, die mit Feuchtigkeit der Milz in Verbindung stehen. 3E 6 ist der Feuerpunkt der Dreifachwärmer-Leitbahn. Er wirkt klärend auf innere Hitze, insbesondere auf Hitze in den Shaoyang-Leitbahnen. Bei Bluterschöpfung durch trockene Hitze, bei Hitze durch Yin-Mangel oder Zuständen der Hitze-Feuchtigkeit kann er wirksam eingesetzt werden. Beide Punkte in Kombination, Mi 9 und 3E 6, klären die Hitze-Feuchtigkeit im ganzen

Körper. Aufgrund seiner hauptsächlichen Wirkung auf die Verdampfungsfunktion wird Ren 4, der Kreuzungspunkt zwischen Chongmai, Renmai und den drei Yin-Leitbahnen des Fußes und Alarmpunkt des Dünndarms, hier als lokal wirksamer Punkt auf die überschüssige Feuchtigkeit kombiniert. Daneben ist Ren 4 auch als hitzeklärend ausgewiesen. Bl 32 wirkt ausleitend auf Hitze und Feuchtigkeit im unteren Erwärmer. Als lokaler Hilfspunkt in Kombination mit Mi 9 verstärkt er dessen Wirkung auf die Ausleitung von Hitze-Feuchtigkeit.

c) Bluthitze durch Yin-Mangel

Die Menstruationsdauer liegt bei 8-15 Tagen, die Blutmenge ist gering. Die Farbe ist hellrot (8), die Konsistenz dick. Die Wangen sind gerötet. Begleitsymptome sind Hitzewallungen, heiße Handflächen und Fußsohlen, Unruhe, trockene Kehle und Mundtrockenheit ohne Verlangen nach Getränken, Schlafstörungen. Der Zungenkörper ist rot mit geringem oder ohne Belag. Der Puls ist fein und schnell, kraftlos.

▶ Rezeptur

> Mi 6 (sanyinjiao), Mi 10 (xuehai), Ni 3 (taixi), Ni 7 (fuliu), Pe 6 (neiguan), He 7 (shenmen).

Ziel der Therapie ist die Nährung des Yin und die Stillung des Blutes.

▶ Erläuterung

→ Zu Mi 6 und Mi 10 s. o.
Ni 3, der Quellpunkt der Nierenleitbahn, reguliert das Qi der Nierenleitbahn. Ni 7 gehört zur Wandlungsphase Metall. Er ist der Mutterpunkt der Nierenleitbahn. Als solcher hat er nährende Wirkung auf das Nierenwasser, damit auch auf das Yin. Pe 6

ist der Verknüpfungspunkt zwischen den Leitbahnen von Perikard und Dreifachwärmer und der Verbindungspunkt zur Yinwei-Leitbahn und zum Renmai. Er hat harmonisierende Wirkung auf das Qi in den drei Erwärmern, daneben macht er die Leitbahnen durchgängig und bringt Qi und Blut zum Fließen. Er ist damit ein wirksamer Punkt im Falle von menstruellen Störungen allgemein. He 7, der Quellpunkt der Herzleitbahn, kontrolliert und drosselt Herzfeuer. He 7 und Ni 3 sind die Quellpunkte der Taiyin-Leitbahnen der Hand bzw. des Fußes. Durch ihre Stimulation sowie die Stimulation des Punktes Pe 6, der Verbindung zu Renmai und den drei Yin-Leitbahnen des Fußes besitzt, wird insgesamt das Yin gestärkt.

d) Milzschwäche

Die Menstruation dauert 8-15 Tage, die Menge ist groß. Die Farbe des Blutes ist blaß (10), die Konsistenz dünn. Begleitsymptome sind Abgeschlagenheit, Gliederschwere, Kurzatmigkeit, Herzklopfen, oberflächlicher Schlaf. Der Unterleib fühlt sich leer an. Der Zungenkörper ist blaß, der Belag dünn und weiß. Der Puls ist fein und schwach.

▶ Rezeptur

> 1. *Rezept*: Mi 6 (sanyinjiao), Mi 9 (yinlingquan), Mi 10 (xuehai), Ren 4 (guanyuan), Ma 36 (zusanli).
> 2. *Rezept*: Bl 17 (geshu) (+ Moxa), Bl 20 (pishu) (+ Moxa), Bl 27 (xiaochangshu) (+ Moxa).

Ziel der Therapie ist die Gesundung der Milz und die Stillung des Blutes.

▶ Erläuterung

→ Zu Mi 6, Mi 9, Mi 10, Ren 4 und Ma 36 s. o. Ma 36 mit Ren 4 kombiniert hat insbesondere Wirkung auf die Gesundung der Milz sowie auf Symptome, die mit Blutverlust durch Milzschwäche in Verbindung stehen. Diese Punkte stellen ein eigenständiges Rezept dar.

Bl 17, der Kardinalpunkt des Blutes, steht aufgrund seiner Lokalisation auch mit Herz, Milz und Leber in Verbindung. Durch Stimulation von Bl 17 wird die Funktion dieser Organe gestärkt, damit Blutbildung und -zirkulation verbessert. Gleichzeitig hat er blutstillende Wirkung durch seinen Einfluß auf die Milzfunktion. Bl 20 wirkt als Zustimmungspunkt der Milz direkt auf die Milzfunktion. Bl 27, der Zustimmungspunkt des Dünndarms, reguliert dessen Funktion und wirkt regulierend auf alle Krankheiten im Bereich des Urogenitaltraktes. Er wird als lokal wirksamer Punkt eingesetzt.

Anmerkung

Beide Rezepte werden vorzugsweise alternierend verwendet.

7.1.6 Verminderte Menstruation

Definition

Zustände, bei denen bei regelmäßigem Zyklus und bei normaler Menstruationsdauer nur eine ganz geringe Blutmenge abgeht, oder solche, bei denen die Menstruation bei regelmäßigem Zyklus kürzer als 2 Tage andauert bei normaler Blutmenge, fallen in der traditionellen chinesischen Medizin unter den Begriff „verminderte Menstruation".

Ätiopathologie

Die verminderte Menstruation kennt vier verschiedene Typen:

a) Blutmangel

b) Nierenschwäche

c) Blutstau

d) Schleim-Feuchtigkeit

a) Blutmangel

Konstitutioneller Blutmangel oder Blutmangel durch chronische Krankheiten, Blutverluste, Schädigungen der Milz durch physische und psychische Ursachen führen zu Blutarmut (Anämie). Bei bestehender Blutarmut kann das Blutmeer nicht ausreichend mit Blut versorgt werden, die Folge ist eine unzureichende Menge Menstruationsblutes.

b) Nierenschwäche

Konstitutionelle Nierenschwäche oder Schädigungen der Niere durch sexuelle Überaktivität, zu viele Geburten oder Abtreibung führen zu Schwäche des Nieren-Qi. Bei unzureichendem Nieren-Qi können Blut- und Essenzspeicher nicht gefüllt werden, das Blutmeer bleibt leer. Dies führt zu geringer Menstruationsmenge.

c) Blutstau

Kälte oder gedrücktes stagnierendes Qi aufgrund psychischer Ursachen führen zu Stauungen des Blutes im Baomai. Das Blutmeer ist zwar gefüllt, aber das Blut stagniert im Baomai und kann somit nicht austreten.

d) Schleim-Feuchtigkeit

Konstitutionell bedingte Schleim-Feuchtigkeit im Körper oder ernährungsbedingte Schleimbildungen im Körper führen zu Blockierungen der Leitbahnen durch Schleim. Der Qi-Fluß wird gestört und mit ihm auch der Blutfluß.

Differentialdiagnose

Die verminderte Menstruation ist vom Frühstadium der Schwangerschaft zu unterscheiden.

Wesentliche Unterscheidungskriterien

a) Blutmangel

Die Blutmenge ist gering, die Farbe des Blutes ist blaß (10), die Konsistenz dünn. Die Gesichtsfarbe ist fahl, die Haut trocken und glanzlos, die Fingernägel sind blaßweiß. Der Unterleib fühlt sich leer an. Begleitsymptome sind Schwindel mit „Schwarzsehen", Herzklopfen. Der Zungenkörper ist blaß oder hellrot, der Belag dünn und weiß. Der Puls ist fein und schwach.

▶ Rezeptur

> Mi 6 (sanyinjiao), Ma 36 (zusanli),
> Di 10 (shousanli), Ren 4 (guanyuan),
> Bl 20 und Bl 17 (sihuaxue) (+ Moxa),
> Bl 43 (gaohuang) (+ Moxa).

Ziel der Therapie ist die Stärkung des Qi, die Ernährung des Blutes und die Regulierung der Menstruation.

▶ Erläuterung

Mi 6 ist der Kreuzungspunkt der drei Yin-Leitbahnen des Fußes, er reguliert die Funktion von Leber, Milz und Niere. Die Kombination von Mi 6 mit dem he-Punkt der Yangming-Leitbahn des Fußes, Ma 36, dient der Gesundung der Milz und der Regulierung der Verdauungsfunktionen. Di 10, auf der Yangming-Leitbahn der Hand gelegen, nimmt anatomisch gesehen die Ma 36-entsprechende Position ein. Seine besondere Indikation ist die Regulierung der Funktion des unteren Verdauungstraktes, d. h. des unteren Erwärmers.

Ren 4, in seiner Eigenschaft als Alarmpunkt des Dünndarms und als Kreuzungspunkt zwischen Renmai und den drei Yin-Leitbahnen des Fußes, wirkt stärkend auf das Quell-Qi, füllt Leerezustände und stärkt die Resorptionsfähigkeit des Dünndarms. Für die Therapie der vorliegenden Symptomatik hat er eine Schlüsselrolle inne. Der Verbindungspunkt zum Blut, Bl 17, und der Zustimmungspunkt der Milz, Bl 20, dienen der Blutbildung und damit der Regulierung der Blutzirkulation. Bl 43 ist ein Kardinalpunkt für die Therapie von Leerezuständen.

b) Nierenschwäche

Die Menge ist gering oder auf wenige Tropfen reduziert. Die Farbe ist blaß (10) oder mittelrot-violett (6), die Konsistenz ist dünn. Begleitsymptome sind ziehende Schmerzen in Lende und Knie, Benommenheit, feiner Tinnitus, Vergeßlichkeit, schmerzende Ferse, kalter Unterleib, Nykturie. Der Zungenkörper ist blaß, der Belag dünn und weiß. Der Puls ist tief und schwach oder tief und verlangsamt.

▶ Rezeptur

> Mi 6 (sanyinjiao), Ni 3 (taixi),
> Ni 10 (yingu), Ma 36 (zusanli),
> Ren 4 (guanyuan) (+ Moxa),
> Bl 23 (shenshu) (+ Moxa),
> Bl 26 (guanyuanshu) (+ Moxa).

Ziel der Therapie ist die Stärkung der Niere, das Auffüllen der Leerezustände und die Regulierung der Menstruation.

▶ Erläuterung

→ Zu Mi 6, Ma 36, Ren 4 s. o.
Ni 3, der Quellpunkt der Nierenleitbahn, reguliert das Qi der gesamten Nierenleitbahn sowohl im Sinne eines Ableitens als auch eines Auffüllens. Er dient hier dem

Auffüllen von Nieren-Yin und von Nieren-Yang. Ni 10, der he-Punkt der Nierenleitbahn, reguliert die Funktion des Organs Niere. Bl 23, der Zustimmungspunkt der Niere, entspricht in seiner Funktion Ni 10, er verstärkt den Einfluß auf die Niere. Bl 26 hat ähnlich wie Ren 4 die Funktion einer Stärkung des unteren Erwärmers, und er wirkt direkt auf die Funktion der Niere. Eine Hauptindikation ist deshalb das Auffüllen von Mangelzuständen im Funktionskreis Niere.

c) Blutstau

Die Menstruationsmenge ist gering, die Farbe schwarz (2 oder 1), die Konsistenz dick und klumpig. Begleitsymptome sind Unterleibsschmerzen, die keinen Druck erlauben, Wärme bessert. Nach Abgang einer Blutmenge läßt der Schmerz nach. Brust und Flanken sind druckschmerzhaft, während der Nacht kommt es zu Durstgefühl ohne Verlangen nach Getränken. Der Zungenkörper ist lila gefärbt mit Hämatomen. Der Belag ist weiß. Der Puls ist tief und saitenförmig oder tief und rauh.

▸ Rezeptur

Mi 6 (sanyinjiao), Pe 6 (neiguan),
Ren 6 (qihai), Ren 17 (danzhong),
Ma 29 (guilai), Mi 8 (diji), Bl 46 (geguan).

Ziel der Therapie ist die Aktivierung von Blut, die Auflösung von Blutstaus und die Regulierung der Menstruation.

▸ Erläuterung

→ Zu Mi 6 s. o.

Pe 6 in seiner Eigenschaft als Verknüpfungspunkt der Leitbahn des Herzbeutels mit der des Dreifachwärmers und als Öffnungspunkt zum Yinweimai reguliert den Kreislauf des Blutes in den Innenorganen. In Kombination mit Mi 6 stimuliert er den Blutkreislauf im ganzen Körper. Bei Blut-

staus ist v. a. auf die Auswahl von Punkten zu achten, die stimulierende Wirkung auf den Fluß des Qi haben. Ren 6 stärkt das Quell-Qi und ist ein Kardinalpunkt für die Regulierung des Qi im unteren Erwärmer. Ren 17, der Alarmpunkt des Herzbeutels und Verbindungspunkt zwischen den Leitbahnen Renmai, Taiyin und Shaoyin des Fußes und der Hand, wirkt insbesondere auf Stagnationen des Qi im oberen Erwärmer, er macht die Leitbahnen durchgängig und stimuliert den Qi-Fluß. Ma 29 ist ein lokal wirksamer Punkt auf Blutstagnationen durch Kälteeinfluß, der mit Akupunktur-Moxa behandelt werden kann. Mi 8, der xi-Punkt der Milzleitbahn, hat gesundende Wirkung auf die Milz und reguliert im speziellen Blutsymptome. Er wird hauptsächlich bei Blutstagnationen verwendet, die zu gynäkologischen Problemen führen. Bl 46 wird hier kombiniert aufgrund seiner leitenden Wirkung auf den Fluß von Blut und Qi.

d) Schleim-Feuchtigkeit

Die Menstruationsmenge ist gering, die Farbe blaß mit Schleim (11). Die Konsistenz ist dick und klebrig. Begleitsymptome sind Fettleibigkeit, Brustbeklemmungen, Appetitlosigkeit, Übelkeit, Erbrechen von klebrigem Schleim, weißer klebriger Fluor, Gliederschwere. Der Zungenkörper ist blaß, der Belag weiß und klebrig. Der Puls ist schlüpfrig.

▸ Rezeptur

Mi 6 (sanyinjiao), Pe 6 (neiguan),
Mi 9 (yinlingquan), Ma 40 (fenglong),
Ren 12 (zhongwan), Ma 25 (tianshu),
Bl 20 (pishu), Bl 22 (sanjiaoshu).

Ziel der Therapie ist die Ableitung von Schleim und Feuchtigkeit und die Regulierung der Menstruation.

▶ Erläuterung

→ Zu Mi 6 und Pe 6 s.o.

Durch die Aktivierung der Blutzirkulation soll ein Ausleiten von Schleim erleichtert werden. Mi 9, der *he*-Punkt der Milzleitbahn, hat gesundende Wirkung auf die Milz, so daß keine neue überschüssige Feuchtigkeit mehr gebildet wird. Des weiteren hat er insbesondere ausleitende Wirkung auf Feuchtigkeit. Ma 40, der Verknüpfungspunkt der Magenleitbahn, leitet Schleim aus dem ganzen Körper. Ren 12, der Alarmpunkt des Magens, leitet Schleim aus dem Bereich des mittleren Erwärmers. Ma 25, der Alarmpunkt des Dickdarms, macht den Dickdarm durchgängig und unterstützt damit die Ausleitung von Schleim über den Darm. In zweiter Linie hat er füllende Wirkung auf Mangelzustände. Bl 20 hat direkte Wirkung auf die Milz. Die Wirkung auf die Milz soll verhindern, daß neuer Schleim gebildet wird. Bl 22 reguliert das Yang-Qi des gesamten Körpers und damit die Umwandlungsfunktion hinsichtlich Feuchtigkeit.

7.1.7 Verstärkte Menstruation

Definition

Wenn bei regelmäßigem Zyklus und regelmäßiger Menstruationsdauer die Menge des abgegebenen Blutes 80 ml übersteigt, spricht man von „verstärkter Menstruation".

Ätiopathologie

Die verstärkte Menstruation kennt zwei Typen:

a) Qi-Schwäche

b) Bluthitze

a) Qi-Schwäche

Konstitutionelle Qi-Schwäche oder Schädigungen der Milz durch übersteigerte Grübelei, chronische Krankheiten oder körperliche und geistige Überanstrengung führen zu Schwächezuständen des Milz-Qi. Schwäche des Milz-Qi führt zu mangelhafter Kontrolle des Blutes durch die Milz und zu Instabilität von Chongmai und Renmai. Instabilität dieser beiden Leitbahnen resultiert in der Abgabe von zuviel Blut während der Menstruation.

b) Bluthitze

Konstitutioneller Yang-Überschuß, loderndes Leberfeuer durch unterdrücktes Leber-Qi, pathogene Hitze von außen führen zu einer Überhitzung von Chongmai und Renmai. Die Hitze in diesen Leitbahnen bringt das Blutmeer in Wallung, so daß beim Abgang der Menstruation das Blut nicht regelmäßig abgegeben werden kann, sondern in Schwällen nach außen ausströmt.

Differentialdiagnose

Die verstärkte Menstruation ist von der azyklischen Blutung (*benglou*) (→ s.u.) zu unterscheiden.

Wesentliche Unterscheidungskriterien

a) Qi-Schwäche

Die Menstruationsmenge ist groß, die Farbe mittelrot-violett (6), die Konsistenz ist dünnflüssig. Die Gesichtsfarbe ist blaßweiß. Begleitsymptome sind Kurzatmigkeit, leise Sprache, Sprechfaulheit, körperliche Schwäche, erhöhtes Schlafbedürfnis, Benommenheit, ziehende Schmerzen in Lumbalbereich und den unteren Extremitäten. Der Unterleib fühlt sich leer an.

Der Zungenkörper ist blaß, der Belag dünn und weiß. Der Puls ist schwach und kraftlos.

▶ Rezeptur

1. *Rezept:* Mi 1 (yinbai) (Moxa),
Mi 6 (sanyinjiao), Ni 8 (jiaoxin),
Ma 36 (zusanli), Ren 6 (qihai) (+ Moxa),
Ren 4 (guanyuan) (+ Moxa),
Lu 7 (lieque).
2. *Rezept:* Bl 17 (geshu), Bl 20 (pishu),
Bl 23 (shenshu), Bl 26 (guanyuanshu).

Ziel der Therapie ist das Auffüllen von Nieren- und Milz-Qi und die Regulierung der Menstruation.

▶ Erläuterung

Mi 1, der Brunnenpunkt der Milzleitbahn, hat gesundende Wirkung auf die Milz und stärkt das Qi. Er reguliert und kontrolliert Blut, hält das Blut in den Blutgefäßen. Daneben hat er klärende Wirkung auf Bluthitze. Bei Leerezuständen wird er mit Moxa behandelt. Mi 6, der Kreuzungspunkt der drei Yin-Leitbahnen des Fußes, stärkt die Funktion von Leber, Niere und Milz. Ni 8 ist der Verbindungspunkt zwischen Nieren- und Milzleitbahn. Damit ist er speziell für das Auffüllen der Leerezustände von Milz und Niere ausgewiesen. Ma 36, der he-Punkt der Yangming-Leitbahn des Fußes, kräftigt die Funktion der Leitbahn, die sowohl viel Blut als auch viel Qi führt. Ren 6 stärkt das Quell-Qi und ist ein Kardinalpunkt für die Regulierung des Qi im unteren Erwärmer. Ren 4, in seiner Eigenschaft als Alarmpunkt des Dünndarms und Verbindungspunkt zwischen Renmai und den drei Yin-Leitbahnen des Fußes, bewirkt eine Stärkung des Quell-Qi und füllt Mangelzustände. Zusätzlich stärkt er die Resorptionsfähigkeit des Dünndarms. Lu 7, der Verknüpfungspunkt der Lungenleitbahn, reguliert das Lungen-Qi und unterstützt dadurch die Wirkung von Ren 6. Außerdem leitet er das Qi der Yangming-Leitbahn der Hand und verstärkt damit die Wirkung von Ma 36. Zudem hat er Verbindung zum Renmai und leitet und kräftigt dessen Qi. Diese Punkte stellen ein eigenständiges Rezept dar.

Bl 17 stärkt die Blutzirkulation, damit auch die Zirkulation des Qi. Bl 20 stärkt die Funktion und damit das Qi der Milz, Bl 23 wirkt direkt auf die Nierenfunktion. Bl 26 kräftigt das Qi des unteren Erwärmers, und er wirkt direkt auf die Funktion der Niere. Durch dieses Rezept wird die körperliche Grundkonstitution verbessert.

Anmerkung

Die Rezepte 1 und 2 können in einer Sitzung kombiniert werden. Dabei werden die Zustimmungspunkte auf dem Rücken kurz mit füllender Technik stimuliert, anschließend werden die ventralen Punkte genadelt.

b) Bluthitze

Die Farbe ist hellrot oder kräftig rot (8 oder 7), die Konsistenz dickflüssig mit kleinen Klumpen. Der Blutabgang fühlt sich heiß an. Gesicht und Lippen sind gerötet. Begleitsymptome sind Völlegefühl, nervöse Unruhe, Durst, wenig gelber Urin, trockene Stühle. Der Zungenkörper ist rot, der Belag gelb. Der Puls ist schlüpfrig und schnell oder saitenförmig und schnell.

▶ Rezeptur

Mi 1 (yinbai), Mi 6 (sanyinjiao),
Mi 10 (xuehai), Ni 2 (rangu),
He 7 (shenmen), Du 9 (zhiyang).

Ziel der Therapie ist die Klärung von Hitze und speziell von Bluthitze.

▶ Erläuterung

→ Zu Mi 1 und Mi 6 s. o.

Mi 10 wirkt speziell auf das Blut. Er reguliert Qi und Blut, führt das Blut zurück in das Blutmeer und klärt v. a. auch Hitze des Blutes. Ni 2, der *xing*-Punkt der Nierenleitbahn, leitet Hitze aus der Nierenleitbahn, seine Hauptindikationen sind Hitze-Feuchtigkeit im unteren Erwärmer. Er ist insbesondere angezeigt bei Bluthitze durch Nierenschwäche. He 7, der Quellpunkt der Herzleitbahn, reguliert Qi und aktiviert Blut. Er ist indiziert bei Hitze in Herz und Dünndarm. Du 9, in Höhe des Zwerchfells lokalisiert, reguliert die Beziehung zwischen unterem und oberem, dem Yin- und Yang-Teil des Körpers. Er klärt Hitze im ganzen Körper und ist besonders bei entzündlichen Prozessen indiziert. Die gewählten Punkte wirken insgesamt auf die Hitzesymptomatik im Körper. Durch die Therapie wird insbesondere die Hitze geklärt, dadurch kommt es automatisch zur Normalisierung der Blutung.

7.1.8 Azyklische Blutung

Definition

Das azyklische Abgehen großer Blutmengen wird *beng* („herabstürzen wie eine Lawine") genannt. Das permanente Abgehen kleiner Blutstropfen wird *lou* („lecken, sickern") genannt. Beide Phänomene, die abwechselnd auftreten können, werden in der chinesischen Medizin *benglou* genannt, was wir mit „azyklische Blutungen" wiedergeben. *Benglou* zählt zu den schweren menstruellen Störungen.

Ätiopathologie

Es gibt vier verschiedene Typen der azyklischen Blutungen:

a) Bluthitze

b) Nierenschwäche

c) Milzschwäche

d) Blutstau

a) Bluthitze

Konstitutioneller Yin-Mangel, chronische Krankheiten, altersbedingte Erschöpfung des Yin-Qi führen zu Feuer durch Yin-Mangel (Leeresymptomatik). Konstitutioneller Yang-Überschuß oder Feuer durch übermäßiges Leber-Yang oder gewohnheitsmäßige Ernährung mit scharfen, das Yin schädigenden Speisen, resultieren in Hitze im Körper (Füllesymptomatik). Beide Ursachen bringen Chongmai und Renmai in Wallung, so daß diese Leitbahnen große Mengen Blutes abstoßen.

b) Nierenschwäche

Konstitutionelle Nierenschwäche, altersbedingte Erschöpfung des Nieren-Qi oder chronische Krankheiten oder Operationen schädigen das Nieren-Qi. Es kann seiner Aufgabe des Verschlusses nicht nachkommen und gibt Blut ab.

c) Milzschwäche

Langfristige Schädigung der Milz durch psychische Ursachen, Fehlernährung schädigen das Milz-Qi in der Weise, daß die Milz ihrer Kontrollfunktion über das Blut nicht nachkommen kann. Chongmai und Renmai verlieren ihre Stabilität und ihren einschränkenden Einfluß auf den Abgang der Blutmenge für die Menstruation.

d) Blutstau

Emotionale Störungen, die zu Qi-Stauungen führen, Kälteeinfluß nach der Menstruation oder nach der Entbindung bzw. Abtreibung oder Austrocknung des Blutes durch Hitze resultieren in Stauungen des Blutes. Das gestaute Blut blockiert Chongmai und Renmai. Bei der Menstruation geht deshalb entweder staubedingt zu wenig Blut ab, oder es wird altes gestautes Blut mit abgestoßen.

Differentialdiagnose

Die azyklische Blutung ist zu differenzieren von rotem Fluor, Tumoren, Schwangerschaftsblutung und Bluterkrankungen.

Wesentliche Unterscheidungskriterien

a) Bluthitze

Es gehen plötzlich große Mengen Menstruationsblutes ab oder ständig geringe Mengen. Beide Phänomene können alternierend auftreten. Die Farbe ist hellrot (8) oder kräftigrot (7), die Konsistenz dickflüssig. Begleitsymptome sind leicht erhöhte Körpertemperatur mit Durst, nervöse Unruhe mit Hitzewallungen oder erhöhter Körpertemperatur. Der Urin ist gelb und gering, der Stuhl ist trocken. Die Zunge ist rot, der Belag gelb. Der Puls ist groß und schnell, schlüpfrig und schnell oder fein und schnell.

▶ Rezeptur

Mi 1 (yinbai), Mi 10 (xuehai),
Ni 5 (shuiquan), Ni 10 (yingu),
Ni 2 (rangu), Ren 3 (zhongji).

Ziel der Therapie ist die Ernährung des Yin, die Klärung von Hitze und die Kühlung des Blutes.

▶ Erläuterung

→ Zu Mi 1 s. Kommentar, S. 124
Mi 10 wirkt auf Blut, er reguliert Qi und Blut, führt Blut zurück in das Blutmeer. Hier wird er gewählt aufgrund seiner klä-renden Wirkung auf Bluthitze. Ni 5, der xi-Punkt der Nierenleitbahn, stützt Leber und Niere. Er aktiviert Blut, löst Blutstauungen und leitet Hitze-Feuchtigkeit im unteren Erwärmer aus. Eine Hauptindikation ist das Sickern des Menstruationsblutes. Ni 10, der he-Punkt der Nierenleitbahn, stabilisiert die Nierenfunktion und leitet Hitze-Feuchtigkeit aus dem unteren Erwärmer. Ni 5 und Ni 10 werden speziell bei Hitze durch Yin-Mangel eingesetzt. Ni 2 nährt Yin und kräftigt die Niere. Er leitet Hitze aus dem unteren Erwärmer. Ren 3, der Alarmpunkt der Blase, kräftigt die Niere und das Quell-Qi, er leitet Hitze-Feuchtigkeit aus dem unteren Erwärmer. Für das Phänomen des benglou ist er ein Kardinalpunkt. Mi 9, der he-Punkt der Milzleitbahn, wirkt kräftigend auf die Milzfunktion, er hat ausleitende Wirkung auf überschüssige Feuchtigkeit im Körper.

b) Nierenschwäche

Die Farbe des Blutes ist mittelrot-violett (6), die Gesichtsfarbe ist aschfahl. Begleitsymptome sind Lumbalschmerzen, leeres ziehendes Gefühl im Unterleib, feiner Tinnitus, Benommenheit, Schlafstörungen, Nykturie. Der Urin ist klar und reichlich. Der Zungenkörper ist blaß, der Belag weiß und dünn. Der Puls ist tief und fein oder fein und schnell.

▶ Rezeptur

Mi 1 (yinbai), Ren 4 (guanyuan),
Bl 23 (shenshu), Ren 6 (qihai),
Du 4 (mingmen), Ni 7 (fuliu),
He 6 (yinxi).

Ziel der Therapie ist die Erwärmung der Niere zur Stabilisierung des Chongmai und die Regulierung der Menstruation.

▶ Erläuterung

→ Zu Mi 1 s. Kommentar, S. 124

Ren 4 unterstützt das ursprüngliche Yang, kräftigt die Niere, insbesondere Nieren-Yang, er wirkt bei allen Erkrankungen, die mit Nierenschwäche und Erschöpfung des Mingmen in Verbindung stehen. Bl 23, der Zustimmungspunkt der Niere, kräftigt die Nierenfunktion. Ren 6 ist das Meer des Qi des gesamten Körpers. Er wird eingesetzt bei Qi-Schwäche der fünf Speicherorgane. Du 4, zwischen den beiden Zustimmungspunkten der Niere lokalisiert, kräftigt die Niere, wärmt das Yang und wirkt harmonisierend auf die Milz. Dank seiner kräftigenden Wirkung auf Niere und Milz kann durch seine Stimulation eine Verbesserung der Konstitution erzielt werden. Ni 7 gehört zur Wandlungsphase Metall, er ist der Mutterpunkt der Nierenleitbahn und damit besonders geeignet, das Nierenwasser zu stärken. He 6, der xi-Punkt der Herzleitbahn, nährt Yin und beruhigt den Geist. In Kombination mit Ni 7 wird er insbesondere bei Patienten mit Schlafstörungen durch Disharmonie von Herz und Niere eingesetzt.

c) Milzschwäche

Die Farbe des Blutes ist blaß (10), die Konsistenz dünnflüssig. Das Gesicht ist blaß, Gesicht und/oder Extremitäten sind ödematös. Begleitsymptome sind kalte Extremitäten, Müdigkeit, vermehrtes Schlafbedürfnis, Völlegefühl, Appetitlosigkeit, Herzstolpern. Der Stuhl ist weich. Der Zungenkörper ist zart mit Zahneindrücken. Die Farbe der Zunge ist blaßrot, der Belag ist dünn weiß. Der Puls ist tief und schwach oder tief und verlangsamt.

▶ Rezeptur

Mi 1 (yinbai), Ren 4 (guanyuan),
Ren 6 (qihai), Ma 36 (zusanli),
Bl 20 (pishu), Bl 43 (gaohuang).

Ziel der Therapie ist die Stärkung von Qi und Blut, die Stabilisierung des Chongmai und die Stillung des Blutes.

▶ Erläuterung

→ Zu Mi 1 s. Kommentar, S. 124, zu Ren 4 und Ren 6 s. o.

Ma 36, der he-Punkt der Yangming-Leitbahn des Fußes, stärkt das Qi und wirkt auf eine Gesundung der Milz und damit auf die Erhaltung des Blutes in seinen Bahnen. Bl 20 wirkt als Zustimmungspunkt direkt auf die Milzfunktion. Bl 43 füllt speziell Leerezustände.

d) Blutstau

Die Farbe des Blutes ist dunkel-aubergine (2) bis schwarz (1) mit Klumpen. Es bestehen permanenter Unterleibsschmerz, der keinen Druck duldet, und das Gefühl von Resistenzen. Nach Abgang einer großen Blutmenge bessert sich der Unterleibsschmerz. Der Zungenkörper ist dunkellila, der Belag dünn und weiß. An Zungenrand oder Zungenspitze zeigen sich Hämatome. Der Puls ist tief und rauh.

▶ Rezeptur

Mi 8 (diji), Ma 30 (qichong),
Mi 12 (chongmen), Le 1 (dadun),
Le 3 (taichong), 3E 6 (zhigou),
Bl 17 (geshu).

Ziel der Therapie ist die Aktivierung von Qi und Blut, die Auflösung des Staus und die Regulierung der Menstruation.

▶ Erläuterung

Mi 8, der xi-Punkt der Milzleitbahn, reguliert Blut und menstruelle Störungen. Er aktiviert Blut und löst Blutstau, v. a. solche, die durch Kälte verursacht wurden. Ma 30 ist der Kreuzungspunkt zwischen Mangenleitbahn und Chongmai. Er leitet

Hitze und aktiviert den Blutfluß. Zudem nimmt er Einfluß auf menstruelle Störungen, v. a. auf solche, die durch Stauungen des Blutes verursacht sind. Mi 12 ist der Verbindungspunkt zwischen Milz und Leber. Damit kräftigt er das Qi beider Funktionskreise. Er wirkt regulierend auf Stagnationen des Qi und damit auf Blutstaus, die durch stagnierendes Qi verursacht sind. Die drei Punkte, Mi 8, Ma 30 und Mi 12 werden aufgrund ihrer blutaktivierenden staulösenden Wirkung kombiniert. Le 1, der Brunnenpunkt der Leberleitbahn, reguliert das Qi der Leberleitbahn. Somit ist insbesondere seine regulierende Wirkung auf das Qi, d.h. auf die Auflösung von Stauungen des Leber-Qi, von Bedeutung. Le 3, der Quellpunkt der Leberleitbahn, wirkt ebenfalls regulierend auf das Qi der Leberleitbahn. 3E 6 gehört zur Wandlungsphase Feuer. Er stärkt Qi, klärt Hitze und wirkt auf psychische Disharmonien. Er ist ein Kardinalpunkt für die Befreiung von Qi-Stauungen in den Shaoyang-Leitbahnen. Bl 17 ist der Kardinalpunkt für Blut. Er wirkt blutregulierend, blutbildend und aktivierend auf den Blutkreislauf.

Kommentar

Die azyklische Blutung führt zu einem starken Blutverlust des Körpers. Im akuten Stadium des Blutverlustes (beng) kann es zum Schock kommen. Der chronische Zustand (lou) führt allmählich zur Anämie. Aus der Charakteristik dieses Phänomens leitet sich ein dreistufiges Therapiekonzept ab:

1. Stillen des Blutes

2. Kausalbehandlung

3. Verbesserung der Konstitution

Die oben vorgestellten Rezepte zielen auf die Kausalbehandlung.

Zum **Stillen des Blutes** geben wir folgendes Rezept: Mi 1 (yinbai), Mi 6 (sanyinjiao), Ren 6 (qihai).

▶ Erläuterung

Mi 1, der Brunnenpunkt der Milzleitbahn, hat gesundende Wirkung auf die Milz. Er stärkt Qi, reguliert die Menstruation und kontrolliert Blut. Die Nadel- oder Moxatherapie dieses Punktes zeigt hervorragende Wirkung für die Therapie von zu starker oder zu langer Menstruationsblutung, insbesondere von azyklischen Blutungen. Für akuten Blutsturz bei der azyklischen Blutung wird er als Notfallpunkt eingesetzt. Mi 6 reguliert die Funktionen von Leber, Milz und Niere. Durch die Wirkung auf die Milz wird ihre das Blut kontrollierende Funktion gestärkt. Durch die Wirkung auf die Leber wird deren Funktion der Blutspeicherung gestärkt. Der Einfluß auf die Niere bewirkt eine Verbesserung der Konstitution. Ren 6 ist das Meer des Qi des gesamten Körpers. Er stärkt Qi-Schwäche der fünf Speicherorgane und verstärkt das Qi von Renmai und Chongmai. Die drei Punkte verstärken und ergänzen sich gegenseitig in ihrer Wirkung. Sobald der Blutfluß durch die Stimulation dieser Punkte erreicht ist, kann man entsprechend der oben angegebenen Rezepte mit der Kausalbehandlung beginnen. In dieser Phase ist die Stimulation von Mi 1 überflüssig. Ist die Kausa beseitigt, muß entsprechend der individuellen Verfassung der Patientin mit der Therapie fortgefahren werden. Die Therapie erstreckt sich dann über etwa 2-3 Monatszyklen, bis sich die Situation der Patientin stabilisiert hat.

7.1.9 Amenorrhoe

Definition

Wenn bei einer Frau nach dem 18. Lebensjahr noch keine Menstruation auftritt oder die Menstruation für mehr als 3 Monate hintereinander ausfällt, spricht man von Amenorrhoe. Im ersten Fall spricht die chinesische Medizin von „Primäramenorrhoe", im zweiten Fall von „sekundärer Amenorrhoe".

Ätiopathologie

Es gibt sechs verschiedene Typen der Amenorrhoe:

a) Unzureichendes Leber- und Nieren-Qi

b) Qi-Schwäche und Blutmangel

c) Trockenes Blut durch Yin-Mangel

d) Blutstau durch Stagnation von Qi

e) Blockade durch Kälte-Feuchtigkeit

f) Blockade durch Schleim-Feuchtigkeit

a) Unzureichendes Leber- und Nieren-Qi

Anlagebedingte Schwäche in den Funktionskreisen von Milz und Niere, nicht ausgereifte Elemente Essenz und Qi, wenig Leberblut führen zu Mangel an Essenz und Blut, zu Leere der Quelle für die Leitbahnen Renmai und Chongmai. Wenn Renmai und Chongmai leer sind, wird auch der Baomai nicht ernährt, das Blutmeer bleibt leer. Leeres Blutmeer bedeutet primäre Amenorrhoe. Übermäßige sexuelle Aktivität oder zu viele Geburten greifen die Niere an, chronische Krankheiten schädigen Essenz und Blut. Das Ergebnis sind Mangel an Nierenessenz und Leberblut. Dies führt ebenfalls zu Leere im Blutmeer, damit zu Amenorrhoe.

b) Qi-Schwäche und Blutmangel

Konstitutionelle Milzschwäche, chronische Krankheiten oder Schädigungen der Milz durch psychische Faktoren führen zu mangelnder Verdauungsfunktion der Milz und mangelnder Resorptionsfähigkeit von Nährstoffen. Die Leitbahn Baomai erhält dadurch zu wenig Nahrung, d. h. Blut, für die Gebärmutter, die Folge ist das Ausbleiben der Regelblutung, Amenorrhoe.

c) Trockenes Blut durch Yin-Mangel

Konstitutionell bedingter Yin-Mangel, hohe Blutverluste, gewohnheitsmäßige Ernährung mit scharfen, das Yin zerstreuenden Lebensmitteln, oder tuberkulöse Erkrankungen führen zu einem Yin-Mangel. Durch Yin-Mangel ergibt sich ein Hitzezustand im Körper, die das Blut des Blutmeeres verdampft und letztlich austrocknet.

d) Blutstau durch Stagnation von Qi

Stagnation des Qi der Organe Leber, Milz oder Herz führt zu Stagnationen des Blutes, damit zu Verstopfungen im Chongmai. Wenn der Chongmai verstopft ist, erhält der Baomai keine Nahrung für die Gebärmutter. Amenorrhoe ist die Folge.

e) Blockade durch Kälte-Feuchtigkeit

Die Aufnahme von Wind während der Menstruation, nach der Entbindung oder kurz vor der Entbindung, die Aufnahme von pathogener Kälte von außen oder Kälte im Inneren durch Ernährung mit kalten Speisen führt zu Verlangsamung des Blutflusses. Verlangsamter Blutfluß führt zu Blutstagnationen, stagnierendes Blut seinerseits hat Blockierungen von Chongmai und Renmai zur Folge. Das Ergebnis ist Amenorrhoe.

f) Blockade durch Schleim-Feuchtigkeit

Durch Fettleibigkeit oder durch mangelnde Funktionsfähigkeit der Milz bedingte Schleim-Feuchtigkeit stagniert im Körper und beeinträchtigt den freien Fluß von Blut und Qi. Behinderungen im Fluß von Blut und Qi verursachen Blockaden in Chongmai und Renmai und damit eine Unterversorgung der Gebärmutter mit Blut. Die Folge ist Amenorrhoe.

Differentialdiagnose

Zu differenzieren sind diese Zustände von der Frühphase einer Schwangerschaft.

Wesentliche Unterscheidungskriterien

a) Unzureichendes Leber- und Nieren-Qi

Der Körper ist allgemein sehr mager und krankheitsanfällig. Die Menarche setzt später ein als normal (nach dem 14. Lebensjahr), der Zyklus verlängert sich mehr und mehr oder die Blutmenge verringert sich immer mehr bis zur vollständigen Amenorrhoe. Begleitsymptome sind Benommenheit, Tinnitus, Schwäche in Lende und Knie, daneben Kälteempfindlichkeit, kalte Extremitäten, morgendliche Diarrhoe, Harndrang während der Nacht. Der Zungenkörper ist hell oder unauffällig, der Belag weiß. Der Puls ist tief und fein.

▶ Rezeptur

Bl 18 (ganshu), Bl 23 (shenshu), Mi 6 (sanyinjiao), Ren 4 (guanyuan), Ren 6 (qihai).

Ziel der Therapie ist die Stärkung von Niere und Leber.

▶ Erläuterung

Bl 18 und Bl 23 sind die Zustimmungspunkte für Leber bzw. Niere. Sie nehmen direkten regulierenden Einfluß auf die Funktionen der beiden Organe. Mi 6 reguliert die Funktionen von Leber, Milz und Niere. Ren 4 stärkt das Quell-Qi, das ursprüngliche Yang und das Nieren-Qi. Ren 6, das Meer des Qi des gesamten Körpers, stärkt Qi-Schwäche der fünf Speicherorgane und verstärkt das Qi von Renmai und Chongmai.

b) Blutmangel und Qi-Schwäche

Der Menstruationszyklus verlängert sich nach und nach, die Blutung ist schwach und entwickelt sich allmählich zur Amenorrhoe. Begleitsymptome sind farbloses Gesicht, Benommenheit, Herzklopfen und Kurzatmigkeit, evtl. Appetitlosigkeit, weicher Stuhl ohne Bauchschmerzen, Ödeme in Gesicht oder Unterschenkel, Abgeschlagenheit. Der Zungenkörper ist normal oder hell. Der Puls ist fein und schwach oder schnell und fein.

▶ Rezeptur

Ren 4 (guanyuan), Ma 36 (zusanli), Mi 6 (sanyinjiao), Bl 20 (pishu), Bl 21 (weishu).

Ziel der Therapie ist die Stärkung von Blut und Qi.

▶ Erläuterung

→ s. o.

c) Trockenes Blut durch Yin-Mangel

Die Menstruationsmenge verringert sich allmählich bis zur vollständigen Amenorrhoe. Begleitsymptome sind Benommenheit, Tinnitus, Schwäche in Lende und Knie, aschfahle Gesichtsfarbe, evtl. rote Wangen, Hitze in Handflächen und Fußsohlen, innere Unruhe mit Schlafstörungen, Nachtschweiß, Hämoptoe, trockene Haut, selten Fluor oder Bauchschmerzen.

Der Zungenkörper ist rot oder unauffällig, mit wenig Belag. Der Puls ist fein und schnell.

▶ Rezeptur

Ren 4 (guanyuan), Bl 17 (geshu),
Bl 18 (ganshu), Bl 20 (pishu),
Bl 23 (shenshu), Ma 36 (zusanli),
Mi 6 (sanyinjiao).

Ziel der Therapie ist die Ernährung von Yin und Blut und die Regulierung der Menstruation.

▶ Erläuterung

→ s. o.

d) Blutstau durch Qi-Stagnation

Die Menstruation setzt plötzlich für mehrere Monate aus. Begleitsymptome sind Depressionen und Aggressivität, Spannungsschmerzen in Flanken und Thorax, Unterleibsschmerzen mit Druckempfindlichkeit. Der Zungenrand ist dunkelrot oder lila mit Petechie. Der Puls ist tief und saitenförmig.

▶ Rezeptur

Ren 17 (danzhong), Di 4 (hegu),
Mi 6 (sanyinjiao), Mi 8 (diji),
Mi 10 (xuehai), Ma 30 (qichong).

Ziel der Therapie ist die Beruhigung der Leber, die Aktivierung von Blut und die Auflösung von Stauungen.

▶ Erläuterung

Ren 17 und Di 4 dienen der Regulierung von Qi. Die übrigen Punkte lösen den Blutstau.

→ Zu den Wirkungen dieser Punkte s. o.

e) Blockade durch Kälte-Feuchtigkeit

Die Menstruation setzt plötzlich aus. Begleitsymptome sind Spannungsschmerz im Unterleib mit Kältegefühl, kalte Extremitäten, fahle bleiche Gesichtsfarbe, weißer klarer Fluor, evtl. Körper- oder Kopfschmerzen. Der Zungenkörper ist dunkel, der Belag weiß und klebrig. Der Puls ist tief und gespannt.

▶ Rezeptur

Mi 6 (sanyinjiao), Di 4 (hegu),
Ren 4 (guanyuan), Ma 28 (shuidao) oder
Ma 29 (guilai), Bl 54 (zhibian).

Ziel der Therapie ist die Erwärmung der Leitbahnen und die Verteilung von Kälte.

▶ Erläuterung

→ Zu Mi 6 s. o.

Di 4 und Ren 4 ernähren das Yang-Qi des Körpers, sie dienen der Erwärmung der Leitbahnen. Ma 28 und Ma 29 dienen als lokal wirksame Punkte der Ausleitung von Kälte-Feuchtigkeit aus dem unteren Erwärmer. Bl 54 hat aufgrund seiner Lokalisation die Funktion eines Zustimmungspunktes zu Gebärmutter, Blase oder des Beckenbereiches allgemein. Er unterstützt die Wirkung der zuvor genannten Punkte.

f) Blockade durch Schleim-Feuchtigkeit

Die Menstruationsblutung wird allmählich schwächer bis zur vollständigen Amenorrhoe. Das Körpergewicht steigt allmählich an. Begleitsymptome sind blasses Gesicht, ziehende Rückenschmerzen, Druckgefühl in den Flanken (Gefühl des „Eingeklemmtseins"), Kurzatmigkeit, Herzklopfen, Übelkeit, Appetitmangel, Müdigkeit, schwere Beine wie Blei, Antriebsmangel, evtl. Milchsekretion. Der Zungenkörper ist blaß und dick, der Belag ist weiß und klebrig. Der Puls ist tief und verlangsamt oder fein und schlüpfrig.

▶ Rezeptur

> Mi 6 (sanyinjiao), Bl 20 (pishu),
> Bl 22 (sanjiaoshu), Bl 32 (ciliao),
> Ren 12 (zhongwan), Mi 9 (yinlingquan),
> Ma 40 (fenglong), Ren 4 (guanyuan).

Ziel der Therapie ist die Ableitung von Schleim-Feuchtigkeit.

▶ Erläuterung

→ Zu Mi 6 und Bl 20 s. o.

Bl 22, der Zustimmungspunkt zum Dreifachwärmer, wirkt regulierend auf die Verdampfungsfunktion im gesamten Körper und den Wasserhaushalt. Er hat unterstützenden Einfluß auf die Nebennierenfunktion. Hier wird er gewählt aufgrund seiner verdampfungsregulierenden Funktion. Bl 32 ist ein lokal wirksamer Punkt auf Symptomatiken der Taiyang- und Shaoyang-Leitbahnen. Er hat ableitende Wirkung auf Schleim im Beckenbereich. Ren 12, Mi 9 und Ma 40 haben schleimausleitende Wirkung. Ren 4 stärkt das Yang-Qi und damit die Verdampfungsfunktion im Körper. Damit wird die Ausleitung des Schleims bewerkstelligt.

7.2 Beschwerden während der Menstruation

7.2.1 Schmerzen

Die häufigsten Begleitbeschwerden der Menstruation sind Schmerzen. Von den begleitenden Schmerzsymptomatiken finden von der Schulmedizin v. a. die Unterleibsschmerzen (Dysmenorrhoe) Beachtung. Nicht selten sind jedoch auch Kopfschmerzen, die zyklusbedingt auftreten, oder Spannungsschmerzen in den Mamillen, die sich regelmäßig in der letzten Zyklusphase einstellen. Für alle Arten von zyklusbedingten Schmerzen hält die chine-

sische Medizin theoretische Erklärungen und praktische Therapiekonzepte bereit. Wir werden sie hier im einzelnen darstellen.

7.2.1.1 Kopfschmerzen

Definition

Kopfschmerzen, die vor, während oder nach der Menstruation als Hauptsymptom auftreten, werden „menstruelle Kopfschmerzen" genannt.

Ätiopathologie

Menstruelle Kopfschmerzen können in vier verschiedene Typen unterteilt werden:

a) Blutmangel

b) Leberfeuer

c) Blutstau

d) Blockaden durch Schleim-Feuchtigkeit

a) Blutmangel

Blutmangel kann konstitutionsbedingt oder die Folge chronischer Krankheiten oder von Blutverlusten sein. Auch das Vorliegen einer Milzschwäche und damit verbundene Resorptionsstörungen kommen als Ursache für Blutmangel in Betracht. Der Zustand unzureichender Blutmenge im Körper setzt sich in einem Blutmangel des Gehirns fort und verursacht Kopfschmerzen mit Benommenheits- und Leeregefühl.

b) Leberfeuer

Leberfeuer kann durch konstitutionell starkes Leber-Qi verursacht sein. Bei langfristiger psychischer Belastung wird das

Leber-Qi gestaut, die sich durch den Qi-Stau entwickelnde Hitze wird zu Feuer. Bei Einsetzen der Menstruation wird das Blut über die Leitbahnen Renmai und Chongmai abgeleitet, das Leberfeuer treibt das Qi entgegen seiner Richtung nach oben und verursacht Kopfschmerzen.

c) Blutstau

Der Blutstau wird durch eine Stagnation des Qi verursacht. Durch langfristige depressive Verstimmung und psychische Probleme allgemein kommt es zu Stagnationen im Fluß des Qi. Das Blut, das in seiner Bewegung vom Fluß des Qi abhängt, staut sich damit ebenfalls. Das Resultat ist eine mangelnde Durchgängigkeit der Leitbahnen, was zu einer Verstopfung der Gefäße im Kopfbereich führt. Dadurch entstehen Kopfschmerzen beim Einsetzen der Menstruation.

d) Blockaden durch Schleim-Feuchtigkeit

Schleim-Feuchtigkeit, konstitutionell bedingt oder durch Milzschwäche und Störungen im Wasserhaushalt verursacht, führt zu Blockaden durch gestaute Flüssigkeit im Körper. Das Yang-Qi wird in seiner Aufwärtsbewegung behindert, Schleim sammelt sich dagegen im Bereich des Kopfes und verursacht Kopfschmerzen.

Differentialdiagnose

Frauen, die während der Menstruation durch Wind-Kälte bzw. Wind-Hitze von außen an Kopfschmerzen leiden, zeigen zusätzlich andere Symptome wie verstopfte Nase, Gliederschmerzen, Fieber o.ä. Dies sind jedoch äußere Symptome (*biao zheng*) und stehen nicht im Zusammenhang mit dem menstruellen Kopfschmerz.

Wesentliche Unterscheidungskriterien

a) Blutmangel

Die Kopfschmerzen treten während oder nach der Menstruation auf, sie sind begleitet von Benommenheit, oberflächlichem Schlaf, Abgeschlagenheit, Kraftlosigkeit oder Herzklopfen. Gesicht und Lippen sind weißlich, die Fingernägel sind blaßweiß und glanzlos. Die Farbe des Blutes ist blaß (10), die Konsistenz dünn. Der Zungenkörper ist blaß, der Belag weiß. Der Puls ist leer und fein.

▶ Rezeptur

Ma 36 (zusanli), Mi 6 (sanyinjiao), Ren 4 (guanyuan), Di 10 (shousanli), Bl 20 (pishu), Bl 17 (geshu).

Ziel der Therapie ist ist eine Ernährung von Blut und Qi.

▶ Erläuterung

Ma 36 ist der *hexue* der Yangmingleitbahn des Fußes. Er reguliert die Funktion der inneren Organe. In Verbindung mit Di 10 reguliert er die Resorptionsfähigkeit der Organe. Ren 4 ist der Alarmpunkt (*muxue*) des Dünndarms. Die Punktekombination aus Ma 36, Di 10, Ren 4 und Bl 20 dient insbesondere einer Verbesserung der Verdauungs- und Resorptionsfunktion des Dünndarms. Bei intakter Resorption der Nährstoffe ist die Neubildung von Blut gewährleistet. Mi 6 und Bl 17 dienen besonders einer Verbesserung der Blutzirkulation.

b) Leberfeuer

Kopfschmerzen während der Menstruation können in schweren Fällen einen starken stechenden Druck auf die Schädeldecke ausüben, z.T. mit pulsierendem Gefühl. Begleitsymptome sind hier Schwindel, Augenflimmern und Unruhe mit Reizbarkeit, rotes Gesicht, gerötete Augen, bitterer Mundgeschmack. Die Blutmenge ist groß, die Farbe des Blutes kräftig. Der Zungenkörper ist rot bei dicker Konsistenz (7), der Belag gelb. Der Puls ist saitenförmig, fein und schnell.

▶ Rezeptur

> Le 2 (xingjian), Mi 6 (sanyinjiao),
> Ni 7 (fuliu), Du 14 (dazhui),
> Du 20 (baihui), Gb 20 (fengchi).

Ziel der Therapie ist eine Stärkung des Yin und die Klärung von Hitze.

▶ Erläuterung

Le 2 klärt Leberhitze. In Verbindung mit Du 14 und Du 20 klärt er insbesondere Hitze im Bereich des Kopfes. Gb 20 treibt Wind der Leber, der das Feuer anfacht, aus. Mi 6 und Ni 7 nähren das Yin des Körpers.

c) Blutstau

Stechende Kopfschmerzen treten vor oder während der Menstruation auf und sind begleitet durch Unterleibsschmerzen, die keinen Druck dulden. Druck auf den Unterleib vermittelt das Gefühl des Vorhandenseins von Verhärtungen. Die Gesichtsfarbe ist dunkel und glanzlos, die Haut trocken. Die Menstruation fließt stockend und klumpig, die Farbe ist dunkel-aubergine (2). Der Zungenkörper ist dunkel- oder hellila. An der Zungenspitze oder den Seitenrändern bilden sich als Zeichen einer Blutstauung kleine Hämatome. Der Puls ist straff und fein oder straff und rauh.

▶ Rezeptur

> Ren 17 (danzhong), Le 3 (taichong),
> Ma 36 (zusanli), Mi 6 (sanyinjiao),
> Pe 6 (neiguan).

Ziel der Therapie ist die Auflösung von Blutstaus mit einer Harmonisierung von Blut und Qi.

▶ Erläuterung

Ren 17 ist der Meisterpunkt des Qi. Seine Hauptfunktionen sind die Förderung der Qi-Zirkulation und die Regulierung von Qi-Stagnationen. Er wird genadelt, um freien Qi-Fluß und damit freien Fluß des Blutes zu erreichen. Ma 36 regiert das Yang-Qi. Die Kombination von Ren 17, Le 3 und Ma 36 verstärkt die Wirkung auf den Qi-Fluß. Le 3 ist der Quellpunkt (yuan-xue) der Leberleitbahn. Er entstaut Blut in der Leberleitbahn. Mi 6, an der unteren Extremität lokalisiert, reguliert das Blut in den drei Yin-Leitbahnen des Fußes. Pe 6, an der oberen Extremität lokalisiert, ist der Öffnungspunkt zum Yinweimai, und er reguliert bzw. entstaut das Blut in den inneren Organen. Durch die Kombination der genannten Punkte werden die Probleme der Qi-Stagnation und des Blutstaus gelöst.

d) Schleim-Feuchtigkeit

Kopfschmerzen vor oder während der Menstruation, die das Gefühl des Eingeklemmtseins vermitteln werden begleitet durch Schwindel, Druck- und Völlegefühl in Thorax- oder Abdominalbereich und weichem Stuhl. Der Zyklus ist verlängert, die Blutmenge gering, die Farbe des Blutes ist blaßrot (11) mit Schleimbeimengungen. Der Zungenkörper ist blaß, der Belag weiß und klebrig. Der Puls ist schlüpfrig.

▶ Rezeptur

> Ma 37 (shangjuxu), Bl 25 (dachangshu),
> Ma 40 (fenglong), Mi 9 (yinlingquan),
> Bl 20 (pishu), Pe 6 (neiguan),
> Mi 4 (gongsun).

Ziel der Therapie ist eine Auflösung von Schleim und die Absenkung gegenläufiger Schleim-Feuchtigkeit.

▶ Erläuterung

Ma 37 ist der untere Einflußpunkt des Dickdarms und Bl 25 ist der Zustimmungspunkt (*shuxue*) des Dickdarms. Beide zusammen bewirken eine Verbesserung der Ausleitungsfunktion des Dickdarms. Damit wird die Ausleitung des Schleims nach unten gewährleistet. Ma 40 und Mi 9 in Kombination bewirken eine Regulierung des Wasserhaushaltes und eine Ausleitung des Schleims aus dem Körper. Pe 6 ist der Verknüpfungspunkt der Perikardleitbahn mit der Leitbahn des Dreifachwärmers und der Öffnungspunkt zum Yinweimai. Er heilt Herzklopfen, Beklemmungsgefühl im Thoraxbereich und Erbrechen. Zusammen mit Mi 4 harmonisiert er die Funktion des Dreifachwärmers und verstärkt die Funktion von Magen und Darm. In Kombination mit Bl 20 bewirkt er eine Gesundung der Milz (*jian pi*). Wenn die Milz in gesundem Zustand ist, kommt es zu verminderter Schleimbildung.

7.2.1.2 Schmerzen in der Brust

Definition

Drückende Schmerzen in der Brust, die bereits eine oder zwei Wochen vor der Menstruation auftreten, aber kurz vor dem Einsetzen der Menstruation wieder nachlassen, sowie drückende Schmerzen, die während oder nach der Menstruation andauern, werden „menstruelle Brustschmerzen" genannt. Es gibt unterschiedliche Schmerzsituationen: Es ist entweder die ganze Brust betroffen oder es tritt ein brennender juckender Schmerz an den Mamillen auf. Die Schmerzempfindlichkeit kann so weit gehen, daß bereits die Berührung mit Kleidung als unangenehm empfunden wird.

Ätiopathologie

Menstruelle Brustschmerzen haben zwei Typen:

a) Gestautes Leber-Qi

b) Mangel an Leber- und Nieren-Yin

a) Gestautes Leber-Qi

kann die Folge permanenter psychischer Unzufriedenheit sein (chronisch) oder durch heftigen Ärger hervorgerufen werden (akut). Die Brust ist eines der Zielorgane der Leberleitbahn. Wenn durch gestautes Leber-Qi die Leberleitbahnen und die Netzgefäße in der Brust nicht durchgängig sind, dann kommt es zur Zeit der Menstruation zu Schmerzen in der Brust. Diese Situation gehört zu den Füllezuständen.

b) Mangel an Leber- und Nieren-Yin

Konstitutionell bedingter Yin-Mangel oder Yin-Mangel durch chronische Krankheiten oder Blutverluste können im Moment der Menstruation zu Schmerzen führen, da es dann zu weiterem Blutverlust kommt und die Netzleitbahnen in der Brust nicht mit genügend Blut ernährt werden.

Differentialdiagnose

Lassen die Schmerzen nach der Menstruation nicht nach, ist eine differentialdiagnostische Abklärung gegenüber Fibromen, Schwellungen und Karzinomen erforderlich.

Wesentliche Unterscheidungskriterien
a) Gestautes Leber-Qi

Die Schmerzen manifestieren sich als starker Spannungsschmerz vor der Menstruation in der gesamten Brust oder in den

Mamillen. Mitunter wird die Berührung mit Kleidung als unangenehm empfunden. Die Schmerzen können durch Brustbeklemmungen oder Druck in den Flanken, Depressionen und\oder Stöhnen begleitet sein. In leichteren Fällen lassen die Schmerzen nach dem Eintreten der Menstruation nach, in schweren Fällen halten die Schmerzen bis zum Ende der Menstruation an. Die Farbe des Blutes ist burgund (5). Das Blut fließt nicht gleichmäßig, es ist mit Klumpen durchsetzt, es kann zu plötzlichen Blutstürzen kommen. Der Zungenbelag ist dünn und weiß bei normalem oder helllila verfärbtem Zungenkörper. Am Zungengrund können sich Hämatome oder gestaute Venen zeigen. Der Puls ist saitenförmig.

▸ Rezeptur

Ren 17 (danzhong), Le 3 (taichong),
Pe 6 (neiguan), Mi 6 (sanyinjiao),
Ma 34 (liangqiu).

Ziel der Therapie ist eine Beruhigung der Leber, eine Regulierung des Qi.

▸ Erläuterung

➙ Zu Ren 17 s. o.
Ren 17 und Le 3 in Kombination regulieren das Qi der Leber, sie haben beruhigende Wirkung auf die Leber. Pe 6 öffnet die Brust (*kai xiong*), er löst Qi-Stauungen im Brustbereich. Mi 6 reguliert die drei Yin-Leitbahnen des Fußes und damit die Menstruation. Bei besonders starken Schmerzen in der Brust wird Ma 34, der xi-Punkt der Magenleitbahn kombiniert, da er das Qi über die Magenleitbahn durch die Brust leitet.

b) Mangel an Leber- und Nieren-Yin

Mäßige Schmerzen während oder nach der Menstruation sind begleitet von Lumbalschmerzen, Kraftlosigkeit und trockenen Augen, Mundtrockenheit und Hitzegefühl in Hand- und Fußflächen. Mitunter kann es zu Schlafstörungen kommen. Das Blut ist hellrot (8), die Blutmenge gering, und die Konsistenz ist tendenziell dickflüssig. Der Zungenkörper ist rot mit geringem oder fehlendem Belag. Der Puls ist fein und schnell.

▸ Rezeptur

Ni 7 (fuliu), Ni 3 (taixi),
Le 3 (taichong), Mi 6 (sanyinjiao),
Bl 18 (ganshu), Bl 23 (shenshu).

Ziel der Therapie ist eine Ernährung von Niere und Leber.

▸ Erläuterung

Ni 7 gehört zur Wandlungsphase Metall und stützt insbesondere das Nieren-Yin. Ni 3 reguliert die Nierenfunktion, Le 3 nährt die Funktion der Leber und klärt Leberfeuer. Le 3 ist insbesondere für Personen mit Yin-Mangel und zu starkem Yang angezeigt. Bl 18 und Bl 23 wirken insbesondere bei chronischem Mangel in den Funktionskreisen von Leber und Niere. Sie regulieren die Lebenswurzel (*zhu ben*). Die Kombination der genannten Punkte bewirkt eine langfristige Heilung. Nach Beendigung der Therapie ist mit einem Rezidivieren der Brustschmerzen nicht zu rechnen.

7.2.1.3 Unterleibsschmerzen

Definition

Schmerzen im Unterleib, die sich regelmäßig vor, während oder nach der Menstruation einstellen werden als „menstruelle Unterleibsschmerzen" (Dysmenorrhoe) bezeichnet. Die Schmerzen können in den Lumbo-Sakralbereich abstrahlen oder nach unten in die mediale Seite der Oberschenkel. Man unterscheidet die primären von den sekundären menstruellen Unterleibsschmerzen. Die primären Unterleibsschmerzen sind eine funktionale Störung, die bei jungen Frauen in der Menarche oder bei Frauen, die noch nicht geboren haben, auftritt. Die sekundären Unterleibsschmerzen sind organisch bedingt.

Ätiopathologie

Es gibt fünf verschiedene Typen der menstruellen Unterleibsschmerzen:

a) Qi-Stagnation mit Blutstau

b) Blockaden in der Gebärmutter durch Kälte und Feuchtigkeit

c) Blockaden in der Gebärmutter durch Feuchtigkeit und Hitze

d) Blutmangel und Qi-Schwäche

e) Schwäche von Leber und Niere

a) Qi-Stagnation mit Blutstau

Permanente Depressionen oder Ärger und Verstimmung zur Zeit der Menstruation führen zu einer Stagnation und Unterdrückung von Leber-Qi. Stagnationen des Qi resultieren in Stauungen des Blutes, stagnierendes Blut im Körper führt zu Leibschmerzen.

b) Blockaden in der Gebärmutter durch Kälte und Feuchtigkeit

Kälte und Feuchtigkeit, die von außen in den Körper eindringen, entweder durch Witterungseinflüsse, Wohnen an feuchten Orten, Schwimmen etc. oder durch gewohnheitsmäßige Ernährung mit kalten Speisen führen zu Unterkühlung und Ansammlung von Feuchtigkeit im Inneren des Körpers. Kälte und Feuchtigkeit sammeln sich in der Gebärmutter und führen zu einer verlangsamten Fließgeschwindigkeit des Blutes bis zur Verstopfung der Blutkanäle.

Durch konstitutionellen Yang-Mangel kommt es zu einem Überschuß von Yin im Körper, dadurch zu innerer Kälte. Die Gebärmutter kann nicht mehr erwärmt werden, es kommt zu einer Blockade der Menstruation. Beide Faktoren, Kälte von außen oder konstitutioneller Yang-Mangel, führen zu Leibschmerzen.

c) Blockaden in der Gebärmutter durch Hitze und Feuchtigkeit

Hitze und Feuchtigkeit, die im Körper stagnieren, oder Hitze und Feuchtigkeit, die während der Menstruation oder nach der Entbindung als exogene Faktoren in den Körper aufgenommen werden, verstopfen die Leitbahnen Chongmai und Renmai. Es kommt zu einem Zusammenstoß zwischen Hitze-Feuchtigkeit und Blut innerhalb der Gebärmutter, dadurch entstehen Schmerzen.

d) Blutmangel und Qi-Schwäche

Konstitutionelle Milzschwäche, chronische oder schwere Krankheiten, Angriffe der Milz durch falsche Ernährung führen zu Beeinträchtigungen der Milzfunktionen. Gestörte Milzfunktion resultiert in mangelnder Blutbildung für die Leitbahnen Chongmai und Renmai. Der Zustand des Blutmangels wird verschlimmert, wenn nach der Menstruation das Blutmeer geleert ist. Durch den Blutmangel in Chongmai und Renmai kommt es zu einer Unterernährung des Baomai, somit zur Schmerzentstehung.

e) Schwäche von Leber und Niere

Konstitutionelle Schwäche in Niere und Leber, sexuelle Überaktivität oder viele Geburten führen zu Schädigungen von Niere und Leber, damit zu unzureichender Menge an Blut und Essenz für Chongmai und Renmai. Nach der Menstruation ist das Blutmeer geleert, der Zustand des Blutmangels wird damit verschlimmert, dadurch kommt es zu einer Unterernährung des Baomai, somit auch zu Schmerzen im Unterleib.

Differentialdiagnose

Die menstruellen Unterleibsschmerzen sind von Steinbildungen in Niere und Blase oder Tumorbildungen zu unterscheiden.

Wesentliche Unterscheidungskriterien

a) Qi-Stagnation mit Blutstau

Die Schmerzen treten vor oder während der Menstruation auf. Der Schmerz ist eher druckartig oder stechend, der Unterleib ist empfindlich gegen Druck. Der Unterleibsschmerz ist begleitet von Druckgefühl in den Flanken und im Thoraxbereich. Das Menstruationsblut ist burgund (5), der Blutfluß nicht regelmäßig und klumpig. Nach Abgang einer Blutmenge bessert sich der Schmerz. Die Zunge ist insgesamt dunkel oder am Rand mit kleinen Hämatomen bedeckt. Der Zungenbelag ist dünn, die Unterzungenvenen zeigen Blutstau. Der Puls ist tief und saitenartig oder rauh.

▶ Rezeptur

> Mi 6 (sanyinjiao), Ma 29 (guilai),
> Ren 17 (danzhong), Le 3 (taichong),
> Ren 6 (qihai), Mi 10 (xuehai), wahlweise
> Le 14 (qimen) (innere Unruhe).

Ziel der Therapie ist eine Aktivierung von Qi und die Auflösung von Blutstauung.

▶ Erläuterung

Mi 6 ist der Punkt zur Regulierung der drei Yin-Leitbahnen des Fußes und der Menstruation. Ma 29 zerstreut Kälte, aber auch Hitze. Er wirkt schmerzstillend im Falle von schmerzhafter Menstruation. Ren 17, der Kardinalpunkt des Qi und Alarmpunkt des Herzbeutels, reguliert das Qi von Perikard und Herz, damit das Qi im oberen Erwärmer. Le 3, der Quellpunkt der Leberleitbahn, reguliert speziell das Qi der Leber. Beide Punkte in Kombination zeigen hervorragende Wirkung auf alle Symptome, die mit gestautem Qi und Blutstau in Verbindung stehen. Ren 6 ist das Sammelmeer des Qi aus dem gesamten Körper, er stärkt das Quell-Qi und reguliert das Qi der drei Erwärmer. Damit ist er für Symptome, die mit Qi-Stagnationen und damit verbundenen Blutstaus in Verbindung stehen, ausgewiesen. In seinen therapeutischen Rahmen gehören daneben Qi-Schwäche und lokale Qistaus oder solche, die im unteren Erwärmer lokalisiert sind. Mi 10 hat blutaktivierende und staulösende Wirkung.

b) Blockaden in der Gebärmutter durch Kälte

Die Schmerzen können in die Lende oder die mediale Seite der Oberschenkel abstrahlen, Wärmezufuhr bessert, Druck verschlimmert. Begleitsymptome sind kalte Hände und Füße, Kältephobie, klarer und reichlicher Urin. Die Menge des Menstruationsblutes ist relativ gering, die Farbe ist schwarz mit Lilastich (3) und klumpig. Der Zungenbelag ist weiß und klebrig. Der Puls ist tief und gespannt.

▶ Rezeptur

> Mi 6 (sanyinjiao), Ma 29 (guilai),
> Ren 6 (qihai) (+ Moxa),
> Ren 4 (guanyuan) (+ Moxa), Mi 8 (diji).
> Bei **starken Schmerzen**: Bl 32 (ciliao).

Ziel der Therapie ist eine Erwärmung der Leitbahnen und Zerstreuung von Kälte und die Erwärmung der Gebärmutter zur Schmerzminderung.

▶ Erläuterung

→ Zu Mi 6, Ma 29 und Ren 6 s.o.
Ren 4, der Alarmpunkt des Dünndarms und der Verbindungspunkt zwischen Chongmai und Renmai, hat insbesondere wärmende Wirkung auf Kälte im unteren Erwärmer. Mi 8, der xi-Punkt der Milzleitbahn, hat schmerzstillende Wirkung.

c) Blockaden in der Gebärmutter durch Hitze und Feuchtigkeit

Der Unterleib schmerzt vor der Menstruation, die Schmerzen sind brennend, stechend oder druckartig, Druck verschlimmert. Es können auch zwischen den Zyklen Unterleibsschmerzen auftreten, erhöhte Körpertemperatur und Fluor von gelber Farbe und dickflüssiger Konsistenz. Der Urin ist gering und gelb. Die Farbe des Menstruationsblutes ist kräftig rot (7), die Konsistenz dickflüssig und klumpig. Zwischen den Blutungen bildet sich gelber dicklicher Fluor. Der Zungenkörper ist rot, der Belag gelb und klebrig. Der Puls ist saitenförmig-schnell oder schlüpfrig-schnell.

▶ Rezeptur

> Mi 6 (sanyinjiao), Ma 29 (guilai),
> Mi 9 (yinlingquan), Ren 3 (zhongji),
> Le 2 (xingjian), Gb 34 (yanglingquan),
> 3E 6 (zhigou).

Ziel der Therapie ist die Klärung von Hitze und das Ausleiten von Feuchtigkeit.

▶ Erläuterung

→ Zu Mi 6 und Ma 29 s.o.
Mi 9, der he-Punkt der Milzleitbahn, reguliert die Funktion der Milz auf den Wasserhaushalt. Er leitet Feuchtigkeit aus. Ren 3, der Alarmpunkt der Blase, stärkt die Verdampfungsfunktion, er reguliert die Ausscheidungsfunktion der Blase und klärt Hitze im Unterleib. Er wirkt regulierend auf Chongmai und Renmai. Le 2, Gb 34 und 3E 6 stehen mit Gallenblase und Leber in Verbindung. Le 2 klärt Hitze in der Leberleitbahn, Gb 34 und 3E 6 wirken regulierend auf die Shaoyang-Leitbahn. Sie wirken auf die Ursache der Hitze in den drei Erwärmern.

d) Blutmangel und Qi-Schwäche

Die Schmerzen können mit oder während der Menstruation eintreten, meistens jedoch stellen sie sich nach dem Ende der Menstruation ein. Die Schmerzen sind eher latent, Unterleib und Vagina fühlen sich leer an, Druck bringt Erleichterung. Begleitsymptome sind Kurzatmigkeit, Müdigkeit, Abgeschlagenheit, Blähungen und Appetitlosigkeit. Die Gesichtsfarbe ist blaß und fahl. Die Farbe des Menstruationsblutes ist blaßrot (10). Der Zungenkörper ist blaß, der Belag dünn und weiß. Der Puls ist schwach und fein ohne Kraft.

▶ Rezeptur

> Mi 6 (sanyinjiao), Ma 29 (guilai),
> Di 4 (hegu), Ma 36 (zusanli),
> Mi 9 (yinlingquan), Bl 17 (geshu),
> Bl 20 (pishu).

Ziel ist die Stärkung von Qi und Blut, um den Schmerz zu stillen.

▶ Erläuterung

→ Zu Mi 6 und Ma 29 s.o.
Di 4, der Quellpunkt der Dickdarmleitbahn, reguliert die Qi-Funktion und stärkt

die Abwehrkraft. Ma 36, der *he*-Punkt der Magenleitbahn, reguliert die Verdauungsfunktion von Magen und Darm, er stärkt insbesondere das Qi. Di 4 und Ma 36 stärken Bildung und Zirkulation von Qi und Blut. Mi 9, der *he*-Punkt der Milzleitbahn, hat gesundene Wirkung auf die Milz. Bl 17 und Bl 20, beidseitig, sind die „vier Blumen"- Punkte (*sihuaxue*). Die Moxabehandlung dieser Punkte hat die Wirkung Blutbildung.

e) Schwäche von Leber und Niere

Die Schmerzen setzen nach der Menstruation ein, Druck bringt Erleichterung. Sie sind eher latent. Begleitsymptome sind Lumbalgien, Schlaflosigkeit, Hitzegefühl, Benommenheit, Tinnitus. Die Menge des Menstruationsblutes ist gering, die Farbe des Blutes mittelrot-violett (6) bis blaßrot (10). Der Zungenkörper ist blaßrot, der Belag weißlich und dünn. Der Puls ist tief und fein, v. a. an der proximalen Pulsstelle.

▸ Rezeptur

> Mi 6 (sanyinjiao), Ma 29 (guilai),
> Lu 7 (lieque), Ni 6 (zhaohai),
> Le 3 (taichong), Ma 36 (zusanli), wahlweise Pe 5 (jianshi) (Flankenschmerzen),
> Mi 8 (diji) (Unterleibsschmerzen),
> Bl 23 (shenshu) (Lumbalschmerzen).

Ziel der Therapie ist die Stärkung von Niere und Leber, um Chongmai und Renmai zu regulieren.

▸ Erläuterung

→ Zu Mi 6 und Ma 29 s. o.

Lu 7, der Verknüpfungspunkt zwischen Lungen- und Dickdarmleitbahn, reguliert sowohl Lungen- als auch Dickdarm-Qi. Außerdem macht er die Renmai-Leitbahn durchgängig. Ni 6 ist der *jing*-Punkt der Nierenleitbahn. Er hat insbesondere nähren-

de Wirkung auf Nieren-Yin. Außerdem ist er der Verbindungspunkt zur Yinqiao-Leitbahn. In Kombination mit Le 3 und Ma 36 wird die nährende Wirkung auf Leber und Niere verstärkt.

7.2.1.4 Ganzkörperschmerzen

Definition

Dumpfe ziehende Schmerzen am ganzen Körper, die regelmäßig vor, während oder nach der Menstruation als Hauptsymptome auftreten, nach dem Ende der Menstruation nachlassen bzw. verschwinden, werden „menstruelle Ganzkörperschmerzen" genannt.

Ätiopathologie

Für die menstruellen Ganzkörperschmerzen gibt es drei verschiedene Typen:

a) Blutmangel

b) Blockierung des Blutes durch Kälte

c) Wind als exogener Krankheitsfaktor

a) Blutmangel

Blutmangel, konstitutionell bedingt oder durch lange chronische oder schwere Krankheiten herbeigeführt, führen zu einer Armut an Blut und Qi. Durch den Blutverlust bei der Menstruation wird der Zustand des Blutmangels weiter verstärkt, die Gefäße und Muskeln können nicht mehr ernährt werden, und dies führt zu Schmerzen am ganzen Körper während der Menstruation.

b) Blockierung des Blutes durch Kälte

Konstitutionell bedingter Yang-Mangel und die Faktoren Kälte und Feuchtigkeit sorgen für eine Koagulation von Qi und Blut. Damit wird der Fluß von Qi und Blut behindert und Schmerzen entstehen.

c) Wind als exogener Krankheitsfaktor

Während der Menstruation ist der Körper in einem latenten Leerezustand befindlich. Wird der Windfaktor vom Körper aufgenommen, verweilt er an der Körperoberfläche und sorgt so für ein Ungleichgewicht zwischen Verteidigungs- und Nahrungs-Qi im Körper. In dieser Situation entstehen Körperschmerzen.

Differentialdiagnose

Die menstruellen Ganzkörperschmerzen sind von den Schmerzen, die zu den sog. *bizheng* gehören, zu unterscheiden. Die *bizheng* sind Arthralgien und Myalgien, die unabhängig vom monatlichen Zyklus der Frau auftreten.

Wesentliche Unterscheidungskriterien

a) Blutmangel

Schmerzen oder Parästhesien treten während der Menstruation an den Extremitäten auf. Sie sind begleitet durch Schwäche der Glieder, Benommenheit und Kreislaufbeschwerden. Die Blutmenge ist gering, die Farbe des Blutes blaßrot (10), die Konsistenz ist dünn und wässrig. Der Zungenkörper ist blaß, der Belag gering und weiß. Der Puls ist fein und schwach.

▸ **Rezeptur**

> Ma 36 (zusanli), Mi 6 (sanyinjiao),
> Ren 4 (guanyuan) (+ Moxa),
> Ren 8 (shenque) (Moxa),
> Bl 46 (geguan), Bl 20 (pishu),
> Mi 21 (dabao), Di 4 (hegu),
> Le 3 (taichong).

Ziel der Therapie ist die Ernährung von Blut und Qi und die Gewährleistung einer ausreichenden Ernährung der Muskulatur mit Blut.

▸ **Erläuterung**

Ren 4 ist der Alarmpunkt des Dünndarms und verbessert die Funktion des Dünndarms. Ren 8 ist ein besonders wirksamer Punkt für chronische Krankheiten mit Blutmangel und Qi-Schwäche. In Kombination mit Ren 4 dient er der Verbesserung der Resorptionsfähigkeit des Dünndarms. Bl 46 und Bl 20 kombiniert oder alternativ verwendet dienen der Verbesserung des Blutmangels. Bl 46 hat neben der blutnährenden auch schmerzstillende Wirkung, insbesondere im Bereich des Rückens. Mi 21 ist der große Verbindungspunkt der Milzleitbahn, er verbindet alle Gefäße miteinander. Zum zweiten ist er der Eigenpunkt der Milzleitbahn und bewirkt damit insbesondere eine Gesundung der Milz. Di 4, der Quellpunkt der Dickdarmleitbahn und Le 3, der Quellpunkt der Leberleitbahn, dienen in ihrer Eigenschaft als „*siguanxue*" (4-Paßtor-Punkte) der Regulierung von Ganzkörperschmerzen.

b) Blockierung des Blutes durch Kälte

Die Schmerzen konzentrieren sich in Lumbalbereich, Knie und anderen Gelenken. Sie werden durch Wärmezufuhr verbessert, durch Kälte verschlimmert. Die Gesichtsfarbe ist blaß und leicht zyanotisch wie durch Frost. Die Blutmenge ist gering, die Farbe des Blutes ist schwarz mit Lilastich (3) bis schwarz (1). Der Fluß des Blutes ist stockend und mit Klumpen durchsetzt. Der Zungenbelag ist weiß bei unauffälligem Zungenkörper. Der Puls ist tief und gespannt.

▶ Rezeptur

> Ren 2 (qugu), Ma 29 (guilai),
> Du 3 (yaoyangguan),
> Bl 26 (guanyuanshu), 3E 5 (waiguan),
> Di 11 (quchi), Mi 8 (diji),
> Mi 6 (sanyinjiao),
> Ren 4 (guanyuan) (+ Moxa).

▶ Erläuterung

Ren 2 ist der Kreuzungspunkt zwischen Renmai und der Leberleitbahn. Er ist direkt oberhalb der Symphyse lokalisiert und damit in unmittelbarer Nähe zur Gebärmutter. Seine Indikationen sind Probleme von Blase und Gebärmuter. In Kombination mit Ma 29 sollen Schmerzen im Unterleib durch Kälte in der Gebärmutter therapiert werden. Es sind dies die lokalen Punkte der Wahl. Du 3 und Bl 26 sind im unteren Lendenbereich lokalisiert und wirken als Lokalpunkte auf die Lumbalschmerzen. Sie wirken entstauend auf die Yang-Leitbahnen. 3E 5 ist der Verknüpfungspunkt der Shaoyang-Leitbahn und Öffnungspunkt zum Yangweimai. Er hat damit regulierende Wirkung auf das Yang-Qi des gesamten Körpers, seine besondere Indikation liegt in der Ableitung von Kälte. Di 11 ist der *he*-Punkt der Yangming-Leitbahn der Hand. Er öffnet die Körperoberfläche, so daß der Wind aus dem Körper über die Haut ausgeleitet werden kann. Seine ableitende Wirkung erstreckt sich sowohl auf Kälte als auch auf Hitze. 3E 5 und Di 11 in Kombination verstärken die durchleitende Wirkung auf die Leitbahnen und die zerstreuende Wirkung auf Kälte. Wenn Kälte aus dem Körper ausgeleitet ist, können die Ganzkörperschmerzen gelindert werden. Mi 8, der *xi*-Punkt der Milzleitbahn, wirkt insbesondere auf Schmerzen im Unterleib. Er verstärkt die Wirkung von Ren 2 und Ma 29. Mi 6 wird

zur Regulierung des Blutkreislaufs kombiniert. Er beseitigt den Blutstau, der durch die Kälte verursacht wurde. Nach Ableitung der Fülle-Kälte kann mittels der Moxabehandlung des Ren 4 die Gebärmutter erwärmt werden.

Tip für die Praxis

Wenn alle anderen Nadeln gesetzt wurden, wird zusätzlich Ren 4 genadelt und mit Moxa behandelt.

Die Anzahl der Punkte kann nach Bedarf reduziert werden.

c) Wind als exogener Krankheitsfaktor

Bei Eintreten der Menstruation stellen sich dumpfe diffuse Schmerzen ein, die begleitet sind durch Windempfindlichkeit und Fieber, eventuell auch von Kopfschmerzen. Die Blutfarbe ist normal (9), Blutmenge und Konsistenz zeigen keine Besonderheiten. Der Zungenbelag ist dünn und weiß, der Puls ist oberflächlich und verlangsamt.

▶ Rezeptur

> Gb 20 (fengchi), Bl 12 (fengmen),
> Gb 31 (fengshi), Di 4 (hegu),
> Di 11 (quchi), Du 14 (dazhui),
> Mi 6 (sanyinjiao).

Das Ziel der Therapie ist ein Ausleiten der Krankheitsfaktoren aus den Muskeln und die Gewährleistung einer ausreichenden Ernährung der Muskeln.

▶ Erläuterung

Bei Kopfschmerzen und verstopfter Nase ist Gb 20 der Punkt der Wahl; sind Schmerzen und Kältegefühl im oberen Bereich des Körpers lokalisiert, ist Bl 12 zu wählen, während bei Schmerzen in den unteren Extremitäten Gb 31 zu bevorzugen ist. Alle drei Punkte haben Wind zerstreuende

Wirkung. Di 4, Di 11 und Du 14 haben porenöffnende Wirkung und klären Hitze. Mi 6 hat regulierende Wirkung auf die drei Yin-Leitbahnen des Fußes, damit auf die Menstruation.

7.2.2 Verdauungsstörungen während der Menstruation

7.2.2.1 Erbrechen

Definition

Erbrechen und Übelkeit, die vor und während der Menstruation auftreten, nach dem Ende der Menstruation jedoch von selbst verschwinden, werden „menstruelles Erbrechen" genannt. Übelkeit und Erbrechen, die außerhalb der Menstruation auftreten, fallen nicht unter das menstruelle Erbrechen.

Ätiopathologie

Das menstruelle Erbrechen kann in drei verschiedene Typen unterteilt werden:

a) Schwäche von Milz und Magen

b) Blockaden durch Schleim und Feuchtigkeit

c) Disharmonie zwischen Leber und Magen

a) Schwäche von Milz und Magen

Schwäche von Milz und Magen (*pi wei xu ruo*) kann konstitutionell bedingt oder das Ergebnis körperlicher Überanstrengung sein. Unter normalen Umständen zeigt die Frau eventuell keine Symptomatik, im Moment des Einsetzens der Menstruation jedoch ist der Chongmai mit Blut und Qi gefüllt. Durch die Schwäche im oberen Teil des mittleren Erwärmers kann es nun zu dem Phänomen des gegenläufigen Qi kommen, dazu, daß das Qi des Chongmai unkontrolliert nach oben steigt und nicht nach unten geleitet werden kann. Somit kommt es zum Erbrechen.

b) Blockaden durch Schleim und Feuchtigkeit (*tan ying nei zu*)

Sie sind zumeist bei adipösen Frauen festzustellen, aber auch bei schlanken Frauen, deren Ernährung sich im wesentlichen auf süße, fette, ölige und fleischhaltige Speisen konzentriert. Öl, Fett und Fleisch können zu Blockaden des Magens durch Schleim-Feuchtigkeit führen und damit zu einer Behinderung der metabolischen Prozesse. Die Flüssigkeit im Körper wird in diesem Fall nicht mehr nach unten abgeleitet, sie sammelt und staut sich zwangsläufig im Gewebe. Zum Zeitpunkt des Einsetzens der Menstruation steigt das Qi des Chongmai nach oben und drückt auf die im Bereich des oberen mittleren Erwärmers gestaute Schleim-Feuchtigkeit. Das Ergebnis ist Erbrechen.

c) Disharmonie zwischen Leber und Magen

Wenn bereits eine Schwäche in Milz und Magen vorhanden ist, die Frau zu Nervosität und Ärger neigt, dann greift das Leber-Qi das Magen-Qi an (*gan mu ke tu*). Zur Zeit der Menstruation tritt ein Angriff des aufsteigenden Qi des Chongmai hinzu, und es kommt zu einem Einfluß des Magens sowohl durch das Leber-Qi als auch durch das Qi des Chongmai. Die Folge ist Erbrechen.

Differentialdiagnose

Übelkeit und Erbrechen, die nicht in direktem Zusammenhang mit der Menstruation stehen, fallen nicht unter diese Rubrik.

→ s. o.

Wesentliche Unterscheidungskriterien

a) Schwäche von Milz und Magen

Das Erbrochene besteht im wesentlichen aus unverdauten Speisen oder aus klarer Flüssigkeit, ein Druckgefühl liegt im Oberbauch und in der mittleren Bauchregion bei gleichzeitiger körperlicher Schwäche. Die Farbe des Blutes kann normal (9) sein oder aufgrund der Milzschwäche etwas blasser. Im übrigen zeigt die Menstruation keine Besonderheiten. Der Zungenkörper ist blaß, der Belag weiß. Der Puls ist fein und leicht verzögert.

▶ Rezeptur

> Ren 12 (zhongwan), Pe 6 (neiguan),
> Bl 20 (pishu), wahlweise Bl 21 (weishu),
> Ma 36 (zusanli), Ma 21 (liangmen),
> Di 10 (shousanli).

Ziel der Therapie ist eine Gesundung der Milz und Harmonisierung des Magens.

▶ Erläuterung

Ren 12 ist der Alarmpunkt des Magens. Von daher wirkt er insbesondere bei bestehenden Erkrankungen im Bereich des Magens. Er ist bei sämtlichen beschriebenen pathologischen Erscheinungen von besonderer Wirksamkeit und Wichtigkeit. Pe 6, der Verbindungspunkt der acht außerordentlichen Leitbahnen und Öffnungspunkt zum Yinweimai, reguliert insbesondere den Qi-Fluß im Brustbereich, er sorgt für freien Fluß des Qi im Thoraxbereich. Die Stimulation des Punktes Pe 6 wirkt somit der Neigung zu Erbrechen entgegen. Bl 20 ist der Zustimmungspunkt der Milz, Bl 21 ist

der Zustimmungspunkt des Magens. Beide Punkte können wahlweise punktiert werden. Bei bestehender Magenschwäche sind sie besonders wirksam. Ma 21 hat magendurchleitende Wirkung. Er wird gern mit Ren 12 kombiniert. Di 10 und Ma 36 dienen der Kausalbehandlung. Sie sind insbesondere bei Magen- und Milzschwäche wirksam.

b) Blockaden durch Schleim und Feuchtigkeit

Zu Beginn der Menstruation nach jedem Essen wird ein schleimig-klebriges Gemisch erbrochen, es stellen sich Völlegefühl in Thorax- und Oberbauchbereich ein. Weitere Begleitsymptome sind Benommenheit und Herzklopfen. Die Farbe des Blutes ist tendenziell blaß (11), die Konsistenz ist zäh. Der Zungenkörper ist blaß, der Belag klebrig und weiß. Der Puls ist schlüpfrig oder tief.

▶ Rezeptur

> Ren 12 (zhongwan), Pe 6 (neiguan),
> Mi 9 (yinlingquan), Ma 40 (fenglong),
> Mi 21 (dabao).

Ziel der Therapie ist eine Auflösung des Schleimes und die Ableitung des gegenläufigen Qi.

▶ Erläuterung

→ Zu Ren 12 und Pe 6 s. o.

Mi 9 ist der Vereinigungspunkt der Milzleitbahn und gehört zur Wandlungsphase Wasser. Er wirkt insbesondere regulierend auf den Wasserhaushalt und hilft bei der Ableitung von überschüssigem Wasser im Gewebe. Ma 40 ist der Verknüpfungspunkt (luoxue) der Magenleitbahn mit der Milzleitbahn. Seine besondere Indikation ist die der Ableitung von Schleim. Mi 21 ist der große Verknüpfungspunkt der Milzleitbahn, er reguliert alle Leitbahnen des Körpers. Er wirkt ausleitend auf die Feuchtigkeit, die im oberen Erwärmer logiert. Die Kombination dieser vier Punkte wirkt insbesondere bei Blockaden durch Schleim-Feuchtigkeit.

c) Disharmonie zwischen Leber und Magen

Während der Menstruation kommt es zu saurem Aufstoßen und zu Erbrechen von Saurem, das begleitet ist von Magenbrennen. Weitere Begleitsymptome sind Beklemmungen im Thoraxbereich und Druckschmerzen in den Flanken sowie Unruhe mit Reizbarkeit. Die Farbe des Blutes ist burgund (5), der Blutfluß ist vielfach mit Klumpen durchsetzt. Der Zungenrand ist gerötet, der Zungenbelag in der Mitte der Zunge ist dünn und gelblich.

▶ Rezeptur

Ren 12 (zhongwan), Pe 6 (neiguan),
Ren 17 (danzhong), Le 3 (taichong),
Du 9 (zhiyang).

Ziel der Therapie ist das Klären des Feuers in der Leber, um das Gleichgewicht innerhalb der fünf Wandlungsphasen wiederherzustellen.

▶ Erläuterung

→ Zu Ren 12 und Pe 6 s. o.
Ren 17 ist der Meisterpunkt des Qi und der Alarmpunkt des Herzbeutels. Er vermag Störungen des Qi im ganzen Körper zu regulieren. Le 3 als Quellpunkt der Leberleitbahn dient zur Regulierung von Störungen des Qi im Leberfunktionskreis. Die kombinierte Anwendung beider Punkte bewirkt eine Beruhigung der Psyche. Du 9 reguliert ein bestehendes Ungleichgewicht zwischen Yin und Yang, d. h. zwischen den Bereichen oberhalb und unterhalb des Zwerchfells. Aufgrund seiner Lage unterhalb des 7. BW reguliert er insbesondere bestehendes Ungleichgewicht zwischen Leber- und Magen-Qi und wirkt auf Störungen in den Organen oberhalb und unterhalb des Zwechfells.

Tip für die Praxis

Die Stichrichtung bei der Nadelung von Ren 17 sollte schräg und nach unten gewählt werden, um eine ableitende Wirkung auf das Qi zu erzielen.

7.2.2.2 Diarrhoe

Definition

Durchfälle, die sich ohne weitere Bauchschmerzen ein bis zwei Tage vor der Menstruation einstellen und als breiige geruchsarme Masse abgehen, sowie Durchfälle, die sich während der Menstruation einstellen, morgens als wässrige Flüssigkeit abgehen, nach Beendigung der Menstruation jedoch wieder verschwinden, werden „menstruelle Diarrhoe" genannt.

Ätiopathologie

Menstruelle Durchfälle werden durch zwei Typen gekennzeichnet:

a) Milzschwäche

b) Nierenschwäche

a) Milzschwäche

Die in Betracht kommenden Situationen sind konstitutionell bedingte Milzschwäche oder ein Angriff der Leber auf die Milz. Durch den Blutverlust während der Menstruation wird die Schwäche in der Milz noch verstärkt. Feuchtigkeit und Ausscheidungsprodukte werden verstärkt nach unten ausgeleitet.

b) Nierenschwäche

Die in Betracht kommenden Situationen sind angeborene oder erworbene Nierenschwäche. Wenn bei bestehendem Nieren-Yang-Mangel durch den Blutverlust, der durch die Menstruation entsteht, das Yang-Qi weiter abgeschwächt wird, dann kann die Niere ihre Erwärmungsfunktion für die Milz nicht mehr erfüllen. Dadurch wird sie in ihrer Funktion beeinträchtigt. Das Resultat ist Diarrhoe.

Differentialdiagnose

Die menstruelle Diarrhoe unterscheidet sich von Durchfällen, die durch andere Ursachen hervorgerufen wurden, wie folgt:

a) Verdorbene Lebensmittel
Durchfälle mit starken Bauchschmerzen und saurem Aufstoßen, eventuell Fieber.

b) Wind-Kälteeinfluß von außen
Durchfälle mit ziehenden Schmerzen im Unterleib und Kältegefühl, die begleitet sind von anderen Symptomen einer Kälte-Schädigung von außen wie Niesen, Schnupfen, Körper-, Kopf- und Gliederschmerzen.

c) Gastro-Enteritis
Die Durchfälle sind von Leibschmerzen sowie Übelkeit und Erbrechen begleitet bei ständigem Stuhldrang.

Wesentliche Unterscheidungskriterien

a) Milzschwäche

Breiige geruchlose Durchfälle gehen ein bis zwei Tage vor oder am Beginn der Menstruation mehrmals täglich ab. Begleitsymptome sind Druckgefühl im Bauch oder Blähungen und Abgeschlagenheit, eventuell leichte ödematöse Schwellungen im Gesicht oder an den Extremitäten. Die Menstruation ist stark aber von blasser Farbe (10) und dünner Konsistenz. Der Zungenkörper ist zartrot, der Belag weiß. Der Puls ist zerfließend und langsam.

▶ Rezeptur

> Mi 9 (yinlingquan), Mi 6 (sanyinjiao),
> Ma 25 (tianshu), Ma 37 (shangjuxu),
> Di 10 (shousanli), Bl 20 (pishu).

Ziel der Therapie ist eine Gesundung der Milz und eine Ausleitung von Feuchtigkeit.

▶ Erläuterung

Mi 9, der *hexue* der Milzleitbahn, gehört zur Wandlungsphase Wasser. Er hat insbesondere Bedeutung für die Ausleitung von Feuchtigkeit. Ma 25 und Ma 37 regulieren die Funktion des Dickdarms und sind insbesondere bei Diarrhoe angezeigt. Di 10 und Bl 20 bewirken eine Gesundung der Milz. Diese Punkte können auch erwärmt werden. Mi 6 reguliert die Menstruation.

b) Nierenschwäche

Während der Menstruation oder danach gehen breiige wässrige geruchlose Durchfälle ab, in schweren Fällen morgens zwischen 4 und 5 Uhr. Im allgemeinen sind sie nur in geringem Umfang mit Leibschmerzen verbunden. Die Patientin hat kalte Extremitäten und leichte ziehende Schmerzen im Lendenbereich mit Schwäche in den unteren Extremitäten. Bei einigen Patientinnen stellt sich Benommenheit ein und Tinnitus mit hohem feinem Ton. Das Menstruationblut ist wässrig (10). Die Zunge ist hellrot, der Belag weißlich. Der Puls ist tief und langsam.

▶ Rezeptur

Ni 3 (taixi), Ni 8 (jiaoxin),
Ma 36 (zusanli), Di 4 (hegu),
Ren 4 (guanyuan) (+ Moxa),
Bl 26 (guanyuanshu).

Ziel der Therapie ist eine Erwärmung der Niere und Unterstützung des Yang für eine Stabilisierung der Funktion von Milz und Darm.

▶ Erläuterung

Ni 3 ist der Quellpunkt der Nierenleitbahn, er reguliert das Verhältnis von Yin und Yang in der Niere. Ni 8 gehört zur Wandlungsphase Erde und ist Kontaktpunkt zur Milz. Er wird insbesondere eingesetzt für Patienten mit Milzschwäche durch Mangel an Nieren-Yang. Ma 36 und Di 4 regulieren das Yang-Qi des gesamten Körpers. Ren 4 reguliert das Yang-Qi des unteren Erwärmers und hier insbesondere das Yang-Qi der Niere. Bl 26 stärkt das Nieren-Yang über die dorsale Seite. Er zieht Yin-Qi nach unten, Yang-Qi nach oben. Ren 4 und Bl 26 stärken insbesondere das Nieren-Yang und damit das ursprüngliche Yang (yuan Yang).

7.2.3 Neurologische und psychische Beschwerden

7.2.3.1 Schlafstörungen

Definition

Schlafstörungen, die einige Tage vor oder während der Menstruation auftreten, nach dem Ende der Menstruation jedoch verschwinden, werden „menstruelle Schlafstörungen" genannt. In schweren Fällen findet die Patientin während der ganzen Nacht keinen Schlaf.

Ätiopathologie

Menstruelle Schlafstörungen haben drei verschiedene Typen.

a) Mangel an Herzblut und Schwäche des Milz-Qi

b) Loderndes Herzfeuer durch Mangel an Nieren-Yin

c) Loderndes Feuer im Herz durch Leberfeuer entfacht

a) Mangel an Herzblut und Schwäche des Milz-Qi

Durch konstitutionell bedingte Milzschwäche oder durch geistige Überarbeitung kommt es zu mangelhafter Blutbildung. Wenn durch die Menstruation zusätzlich Blut verloren geht, wird das Herz unzureichend mit Blut versorgt. Unzureichende Blutversorgung des Herzens resultiert in Schlafstörungen. Unzureichendes Milz- und Herz-Qi gilt als Leerezustand, d.h. genauer als Zustand des Blutmangels.

b) Loderndes Herzfeuer durch Mangel an Nieren-Yin

Wenn konstitutionelle Schwäche oder chronische Krankheiten das Yin angegriffen haben, kommt es zur Erschöpfung des Nieren-Yin. Durch den Blutverlust während der Menstruation wird das Nieren-Yin und das Yin des gesamten Körpers weiter geschwächt und ein Zustand des Pseudo-Yang produziert. Mangelndes Nieren-Yin bedeutet Mangel an Nierenwasser. Im Mangel befindliches Nierenwasser kann das Herzfeuer nicht kontrollieren. Durch beide Zustände entsteht Feuer. Durch Herzfeuer entstehen Schlafstörungen durch Yin-Mangel.

c) Loderndes Feuer im Herz durch Leberfeuer entfacht

Loderndes Feuer in Herz und Leber sind insbesondere das Resultat psychischer Störungen und Probleme. Durch unterdrücktes Leber-Qi wird Feuer produziert, während der Menstruation wird das Qi des Chongmai zusammen mit dem Leberfeuer nach oben getrieben. Durch diesen Prozeß wird das Herzfeuer entfacht. Das Herzfeuer steigt nach oben ins Gehirn, das Resultat sind geistige Unruhe und Schlafstörungen.

Differentialdiagnose

Zu unterscheiden sind die menstruellen Schlafstörungen von dem psychovegetativen Syndrom. Begleitsymptome des psychovegetativen Syndroms sind neben Schlafstörungen Reizbarkeit, Übelkeit, Erbrechen, Herzjagen, Benommenheit, Kopfschmerzen, viele Träume. Diese Symptome treten jedoch unabhängig vom monatlichen Zyklus auf.

Wesentliche Unterscheidungskriterien

a) Mangel an Herzblut und Schwäche des Milz-Qi

Vor oder während der Menstruation treten Schlafstörungen auf mit vielen Träumen. Begleitsymptome sind Benommenheit, Herzklopfen, Appetitlosigkeit, Müdigkeit und Vergeßlichkeit. Die Blutmenge ist gering, die Farbe des Blutes ist blaßrot (10), die Konsistenz dünn. Der Zungenkörper ist blaß, der Belag dünn und weiß. Der Puls ist fein und schwach.

▸ Rezeptur

Ma 36 (zusanli), Mi 6 (sanyinjiao),
Ren 11 (xiawan), Ren 4 (guanyuan),
Bl 21 (weishu), Bl 20 (pishu),
Pe 6 (neiguan).

Ziel der Therapie ist eine Gesundung der Milz, Ernährung des Blutes und Beruhigung des Geistes.

Erläuterung

Ma 36 hat besonderen Bezug zum Milzfunktionskreis. In Kombination mit Mi 6 soll insbesondere die Gesundung der Milz gefördert werden. Ren 11 und Ren 4 verbessern die Resorptionsfähigkeit des Körpers, insbesondere Ren 11 wirkt durch seine Lokalisation in Höhe des Duodenums auf die Funktion des Dünndarms. Bl 21 und Bl 20 unterstützen die Wirkung einer Gesundung der Milz. Durch diese Therapie wird der Zustand des Blutmangels verbessert. Pe 6 hat beruhigende Wirkung auf das Herz, damit auf den Geist.

b) Loderndes Herzfeuer durch Nieren-Yin-Mangel

Vor oder während der Menstruation treten Schlafstörungen auf, die begleitet sind von nervöser Unruhe, Benommenheit und Tinnitus. Der Tinnitus macht sich als feiner hoher Ton bemerkbar. Weitere Begleitsymptome sind Mundtrockenheit und trockener Stuhl. Der Zyklus ist verkürzt (24-26 Tage) bei verlängerter Menstruationsdauer und geringer Blutmenge. Die Farbe des Blutes ist hellrot (8), die Konsistenz klebrig. Der Zungenkörper ist rot mit roter Zungenspitze, der Belag ist dünn. Der Puls ist fein und schnell.

▸ Rezeptur

Ma 36 (zusanli), Mi 6 (sanyinjiao),
Ni 7 (fuliu), He 7 (shenmen).

Ziel der Therapie ist die Nährung von Yin und Blut durch Klärung der Pseudo-Hitze des Herzens.

▸ Erläuterung

Ma 36 und Mi 6 in Kombination fördern den Fluß des Qi. Mi 6 hat besonderen Bezug zu Blut, d. h. zur Aktivierung und zur Bildung von Blut. Ni 7 gehört zur Wandlungsphase Metall. Er ist der Mutterpunkt der Nierenleitbahn, er nährt das Nierenwasser, so daß zunächst ein ausgeglichenes Verhältnis zwischen Nierenwasser und Herzfeuer entsteht. Wenn das Nieren-Qi stabil ist, kann das Herzfeuer kontrolliert werden. He 7 gehört zur Wandlungsphase Erde. Seine besonderen Indikationen sind Kühlung von Hitze, Beruhigung des Geistes und Absenkung des Yang. Durch die Stimulation von Ni 7 und He 7 erfolgt die Ernährung des Nierenwassers unten und die Regulierung des Herzfeuers im oberen Teil des Körpers. Dadurch entsteht eine Ausgeglichenheit des Geistes.

c) Loderndes Feuer im Herz durch Leberfeuer entfacht

Vor der Menstruation stellen sich Schlafstörungen und Nervosität mit Aggressionsneigung ein. Begleitsymptome sind bitterer Mundgeschmack, Schwindel und Kopfschmerzen, Völlegefühl in Brust und Flanken mit Spannungsschmerz in den Mamillen. Der Zyklus ist verkürzt (24-26 Tage), die Blutmenge groß, die Farbe des Blutes ist kräftigrot mit dicker Konsistenz (7). Der Zungenkörper ist rot, der Belag dünn und gelblich. Der Puls ist saitenartig und schnell.

▸ Rezeptur

> Ren 17 (danzhong), Du 9 (zhiyang),
> Le 2 (xingjian), Du 20 (baihui),
> He 5 (tongli), Mi 6 (sanyinjiao).

Ziel der Therapie ist ist die Klärung von Leber- und Herzfeuer, dadurch die Beruhigung des Geistes.

▸ Erläuterung

Ren 17 reguliert das Qi des ganzen Körpers, dadurch wird das Leber-Qi befreit.

Du 9 ist der Komplementärpunkt zu Ren 17. Er stützt das Herz-Qi, reguliert insbesondere durch Leberfeuer initiiertes Herzfeuer. Le 2 klärt Hitze in der Leber. Zusammen mit Du 20 wird das Feuer abgesenkt, dadurch der Geist geklärt. He 5 klärt Herzfeuer. Mi 6 wird gewählt aufgrund seiner Wirkung einer Stärkung der drei Yin-Leitbahnen des Fußes und damit der Kraft des Yin.

7.2.3.2 Vertigo

Definition

Schwindel und Augenflimmern, die regelmäßig ein paar Tage vor oder während der Menstruation auftreten und wenige Tage nach dem Ende der Menstruation wieder verschwinden, werden „menstruelle Vertigo" genannt.

Pathologie

Für menstruellen Schwindel gibt es drei verschiedene Typen:

a) Blutmangel

b) Durch Yin-Mangel verursachtes Pseudo-Yang der Leber

c) Milzschwäche mit Schleim

a) Blutmangel

Konstitutionell bedingter Blutmangel oder unzureichende Blutbildung durch Schwäche in den Funktionskreisen Milz und Niere bewirken einen Blutmangel. Wenn zum Zeitpunkt der Menstruation zusätzlicher Blutverlust hinzukommt, ergibt sich ein verstärkter Blutmangel, es kommt zu einer Unterversorgung des Gehirns mit Blut. Dadurch entsteht Schwindelgefühl.

b) Durch Yin-Mangel verursachtes Pseudo-Yang der Leber

Die Leber regiert das Blut. Durch Yin-Mangel, konstitutionell bedingt oder durch lange oder chronische Krankheit, akute Hitzekrankheit oder übermäßige sexuelle Anstrengung verursacht, kommt es zu einer Schädigung von Essenz und Blut. Wenn während der Menstruationsphase zusätzlich Blut verloren geht, entsteht eine Situation des Pseudo-Yang der Leber durch Yin-Mangel. Die Folge ist Schwindelgefühl mit Augenflimmern.

c) Milzschwäche mit Schleim

Konstitutionelle Schwäche der Milz oder Schädigung des Magens durch Fehlernährung führen zu Störungen der Verdauungsfunktion der Milz. Dadurch kommt es zur Schleimbildung im Körper. Wenn bei der Menstruation das Qi des Chongmai nach oben steigt, führt er den im Körper befindlichen Schleim mit sich nach oben. Er setzt sich im Kopfbereich ab, es kommt zu Schwindelgefühl.

Differentialdiagnose

Schwindel, der nicht mit der Menstruation im Zusammenhang steht, (z. B. beim psychovegetativen Syndrom, Morbus Ménière etc.) gehört nicht in diesen Rahmen.

Wesentliche Unterscheidungskriterien

a) Blutmangel

Während oder nach der Menstruation stellen sich Schwindel und Augenflimmern ein. Körper- und Gesichtshaut sind glanzlos und farblos. Weitere Symptome sind Herzstolpern und oberflächlicher Schlaf. Die Blutmenge ist gering, die Farbe des Blutes ist blaßrot (10), die Konsistenz dünn. Der Zungenkörper ist blaß, der Belag ist dünn und weißlich. Der Puls ist fein und schwach.

▶ Rezeptur

Gb 20 (fengchi), Ma 36 (zusanli),
Di 10 (shousanli), Ren 10 (xiawan),
Bl 20 (pishu), Bl 17 (geshu).

Ziel der Therapie ist eine Stärkung der Milz und Ernährung des Blutes.

▶ Erläuterung

Im *Huangdi Neijing Suwen* (Kap. 74) werden Schwindelgefühle der Krankheitsursache Wind zugeordnet. Gb 20 ist ein Kardinalpunkt für durch äußeren und inneren Wind verursachte Erkrankungen. Ma 36 und Di 10 regulieren die Verdauungsfunktion in ihrer Gesamtheit. Ren 10 stärkt die Resorptionsfähigkeit des Dünndarms und reguliert sämtliche Verdauungsstörungen. Bl 20 stärkt die Milz und unterstützt die Bildung des Blutes. Er komplettiert die Wirkung der vorgenannten Punkte Ma 36, Di 10 und Ren 10. Bl 17 ist der Meisterpunkt des Blutes. Er stärkt das Blut, bzw. die Zirkulation des Blutes, und füllt Leerezustände auf.

b) Durch Yin-Mangel verursachtes Pseudo-Yang der Leber

Während oder nach der Menstruation stellen sich Schwindel und Augenflimmern ein. Daneben bestehen nervöse Unruhe mit leichter Reizbarkeit sowie Mundtrockenheit. Die Blutmenge ist groß, die Farbe des Blutes ist kräftig rot (7). Der Zungenkörper ist rot, der Zungenbelag gering und gelblich, in schweren Fällen fehlend. Der Puls ist saitenförmig, fein und schnell.

▶ Rezeptur

Gb 20 (fengchi), Du 20 (baihui),
Le 3 (taichong), Ni 7 (fuliu),
Du 14 (dazhui), Ex 6 (sishencong).

Ziel der Therapie ist eine Ernährung des Blutes und Absenken des Yang.

▶ Erläuterung

→ Zu Gb 20 s. o.

Du 20 sorgt für freien Durchgang der Leberleitbahn. Er sorgt für eine Zerstreuung des Leber-Yang. In schweren Fällen können die Extrapunkte 6 zusätzlich genadelt werden. Le 3 als Quellpunkt der Leberleitbahn reguliert die Ausgewogenheit zwischen Leber-Yin und Leber-Yang. Er zieht das gegenläufige Leber-Yang wieder nach unten. Ni 7 hat wasserfüllende Wirkung. Er nährt das Nieren-Yin, so daß die Niere (Wandlungsphase Wasser), welche im Mutter-Kindverhältnis zur Leber (Wandlungsphase Holz) steht, die Leber ernährt und so ein Zustand des Gleichgewichts entsteht, d. h. das Leber-Yang nicht mehr nach oben steigt. Du 14 reguliert die Yang-Leitbahnen des gesamten Körpers. Er macht die Yang-Leitbahnen durchgängig und komplettiert die Wirkung von Gb 20 und Du 20.

c) Milzschwäche mit Schleim

Vor oder nach der Menstruation stellen sich starke Schwindelgefühle mit Brustbeklemmungen und permanenter Übelkeit ein. Begleitsymptome sind Appetitlosigkeit und Müdigkeit mit übermäßigem Schlafbedürfnis. Die Menge des Menstruationsblutes kann groß sein, die Konsistenz ist klebrig. Die Farbe des Blutes ist tendenziell blaß mit Schleim (11). Der Zungenkörper ist blaß, der Belag ist klebrig weiß. Der Puls ist zerfließend und schlüpfrig.

▶ Rezeptur

Gb 20 (fengchi), Ma 8 (touwei), Du 14 (dazhui), Ren 12 (zhongwan), Mi 9 (yinlingquan), Ma 40 (fenglong), Mi 4 (gongsun).

Ziel der Therapie ist die Gesundung der Milz, die Ableitung von Schleim und die Beruhigung von Wind.

▶ Erläuterung

→ Zu Gb 20 s. o.

Ma 8 ist der Kreuzungspunkt zwischen den Leitbahnen Yangming, Shaoyang und Yangweimai. Seine Hauptindikationen sind Schwindel und Kopfschmerz, v. a. Migräne. In Kombination mit Gb 20 dient er zur Beruhigung des Windes im Kopfbereich. Du 14 ist der Zusammenkunftspunkt aller Yang-Leitbahnen. Er reguliert damit das Yang-Qi des gesamten Körpers. Ren 12, Mi 9 und Ma 40 sind Kardinalpunkte für die Ausleitung von Schleim. Mi 4 ist der Verknüpfungspunkt der Milzleitbahn und der Öffnungspunkt zum Chongmai. Er hat gesundende Wirkung auf die Milz, er leitet Schleim aus und macht den Chongmai durchgängig.

7.2.3.3 Psychische und mentale Veränderungen

Definition

Symptome wie innere Unruhe mit leichter Reizbarkeit und Aggressivität, Traurigkeit und Weinen, Depressionen, Selbstgespräche, Schlaflosigkeit, die regelmäßig vor, nach oder während der gesamten Menstruation auftreten, werden „menstruelle psychische Veränderungen" oder „zyklusbedingte Psychosen" genannt.

Ätiopathologie

Zyklusbedingte Psychosen haben drei verschiedene Typen:

a) Unterdrücktes Leber-Qi

b) Schleim-Feuer steigt nach oben

c) Unzureichendes Herzblut

a) Unterdrücktes Leber-Qi

Permanente psychische Belastungen, insbesondere Ärger und Zorn greifen die Leber im Inneren an. Dadurch wird das Leber-Qi an der Verbreitung gehindert, es stagniert und wandelt sich zu Hitze, welche die Psyche beeinträchtigt. Die hun-Seele wird in Mitleidenschaft gezogen, sie verliert dadurch ihre Funktion der Regulierung der seelischen Selbstkontrolle. Die Folge dessen sind psychische und mentale Veränderungen.

b) Schleim-Feuer steigt nach oben

Im Körper liegt bereits ein chronischer Zustand von Schleim vor. Wenn zusätzlich emotionale Probleme eintreten, wandelt sich der Schleim zu Feuer. Feuer steigt auf und treibt den Schleim nach oben. Dadurch wird das Gehirn beeinflußt und psychische Veränderungen sind die Folge.

c) Unzureichendes Herzblut

Konstitutionell bedingter Yin-Mangel, Belastung der Milz durch Überanstrengung oder zu ausdauernde Grübelei führen zur Schädigung der Milz. Durch langfristige Schädigung der Milz kommt es zum Zustand unzureichenden Blutes. Wenn bei der Menstruation zusätzlich Blut abgeht, wird das Herz nicht ausreichend mit Blut versorgt. Die Folge sind psychische Veränderungen.

Differentialdiagnose

Die zyklusbedingten Psychosen sind von der Hysterie zu unterscheiden, die nicht zyklusabhängig auftritt.

Wesentliche Unterscheidungskriterien

a) Unterdrücktes Leber-Qi

Depressive Verstimmung vor oder während der Menstruation mit wechselhafter Stimmung ist begleitet von Druckschmerzen in Thorax und Flanken und Appetitlosigkeit. Die Blutmenge ist normal oder erhöht, der Blutfluß ist mit Klumpen durchsetzt, die Farbe des Blutes ist burgund (5). Der Zungenkörper ist normal oder leicht lila mit dünnem Belag. Der Puls ist saitenförmig und fein.

▶ Rezeptur

Le 3 (taichong), Ren 17 (danzhong),
Bl 47 (hunmen), Le 14 (qimen).

Ziel der Therapie ist eine Beruhigung der Leber und die Zerstreuung des unterdrückten Leber-Qi.

▶ Erläuterung

Le 3 als Quellpunkt der Leberleitbahn reguliert das Leber-Qi, Ren 17 ist zuständig für das Qi des gesamten Körpers und sorgt für freie Zirkulation des Qi, Bl 47 stabilisiert das Leber-Qi, er reguliert insbesondere psychische Probleme, die durch Stagnationen des Leber-Qi entstanden sind. Le 14 ist der Alarmpunkt der Leber und wirkt damit ebenfalls regulierend auf das Leber-Qi.

b) Schleim-Feuer steigt nach oben

Während der Menstruation ist die Patientin unruhig und aggressiv. Begleitsymptome sind Kopfschmerzen, Druckgefühl in der Brust und Schlaflosigkeit. Gesicht und Augen sind gerötet. Die Blutmenge ist groß, die Farbe des Blutes von kräftigem Rot (7). Der Zungenkörper ist rot, der Belag gelb und klebrig. Der Puls ist straff, groß, schlüpfrig und schnell.

▶ Rezeptur

Ma 40 (fenglong), Di 4 (hegu),
Le 2 (xingjian), Gb 20 (fengchi),
Pe 6 (neiguan).

Ziel der Therapie ist eine Klärung von Hitze und die Lösung des Schleims.

▶ Erläuterung

Ma 40 ist ein wichtiger Punkt für die Ausleitung des Schleims aus dem ganzen Körper. Zudem hat er hitzeklärende Wirkung. Di 4 klärt Hitze der Yangming-Leitbahn. In Kombination mit Ma 40 verstärkt er die schleimausleitende Wirkung von Ma 40. Le 2 ist der *xing*-Punkt der Leberleitbahn. Er hat insbesondere klärende Wirkung auf Hitze in Leber und Galle. Gb 20, im Nakken lokalisiert, treibt Wind aus dem Bereich des Kopfes und macht den Kopf klar. Pe 6 ist der Öffnungspunkt zum Yinweimai, er reguliert damit das Qi im oberen Erwärmer. Als Verknüpfungspunkt der Perikardleitbahn mit der des Dreifachwärmers nimmt er zusätzlich Einfluß auf den gesamten Bereich der drei Erwärmer und sorgt für freien Fluß des Qi in diesem Bereich. Durch freien Qi-Fluß wird Schleim umgewandelt.

c) Unzureichendes Herzblut

Bei Menstruationsbeginn stellen sich Traurigkeitsgefühl mit Neigung zum Weinen, Angstgefühl und Unsicherheit ein. Begleitsymptome sind starkes Herzklopfen und unruhiger Schlaf. Die Blutmenge ist normal oder gering, die Farbe des Blutes ist blaß (10). Der Zungenkörper ist blaß, der Belag dünn. Der Puls ist fein und schwach.

▶ Rezeptur

> Pe 6 (neiguan), Du 20 (baihui),
> Ma 30 (qichong), Ni 7 (fuliu),
> Bl 15 (xinshu) (+ Moxa),
> Bl 20 (pishu) (+ Moxa).

Ziel der Therapie ist eine Ernährung des Herzens und die Beruhigung des Geistes.

▶ Erläuterung

→ Zu Pe 6 s. o.

Du 20 befindet sich an der höchsten Stelle des Schädels, er zieht das Yang nach oben, klärt Hitze und treibt Wind aus. Durch seine Wirkung auf das Yang hat er therapeutische Wirkung auf Leerezustände. Ma 30 reguliert das Qi des Chongmai, nimmt damit Einfluß auf das Blutmeer. Ni 7 nährt das Yin und das Herz. Durch die Erwärmung der Zustimmungspunkte für Herz und Milz, Bl 15 und Bl 20, wird eine Veränderung der Zusammensetzung des Blutes im Sinne einer Erhöhung der Erythrozyten erreicht. Durch die Kombination dieser Punkte wird eine ganzheitliche Regulierung erzielt.

7.2.4 Hautprobleme

7.2.4.1 Erosionen der Mundschleimhaut

Definition

Rhagaden an den Mundwinkeln oder kleine Aphthen in der gesamten Mundschleimhaut oder Bläschen an der Zunge, die sich regelmäßig mit jeder Menstruation bilden, werden „menstruelle Erosionen" genannt.

Ätiopathologie

Menstruelle Erosionen kennen drei verschiedene Typen:

a) Loderndes Feuer durch Yin-Mangel

b) Magenhitze dampft nach oben

c) Hitze-Feuchtigkeit in der Milzleitbahn

a) Loderndes Feuer durch Yin-Mangel

Konstitutionell bedingter Yin-Mangel, übermäßige sexuelle Aktivität oder nach

Fiebererkrankungen stellt sich Yin-Mangel mit Pseudo-Hitze ein. Mit der Menstruation wird der Mangelzustand verstärkt, das Feuer steigt nach oben ins Herz bzw. in die Öffnung des Herzens, d.h. in die Zunge.

b) Magenhitze dampft nach oben

Durch den Genuß zu heißer Nahrungsmittel entsteht eine Hitzeblockierung in Magen und Darm. Während der Menstruation zieht das aufsteigende Qi des Chongmai die Magenhitze nach oben zum Mund. Zahnfleisch, Zunge und Mundschleimhaut reagieren mit Brennen und Jucken und Bläschenbildung.

c) Hitze-Feuchtigkeit in der Milzleitbahn

Bei konstitutionell bedingter Milzschwäche oder Milzschwäche durch übermäßiges Grübeln bildet sich Feuchtigkeit im Körper. Wenn die Feuchtigkeit langfristig im Körper verweilt, wird sie zu Hitze. Während der Menstruation wird die Hitze-Feuchtigkeit mit dem Qi des Chongmai nach oben in den Mund transportiert.

Differentialdiagnose

Aphthen, die sich unmotiviert bilden, gehören nicht in diesen Rahmen.

Wesentliche Unterscheidungskriterien

a) Loderndes Feuer durch Yin-Mangel

Während oder nach der Menstruation bilden sich Bläschen im wesentlichen an der Zunge. Begleitsymptome sind Mundtrockenheit, Hitze in Fußsohlen und Handflächen, wenig gelb-roter Urin. Die Farbe des Blutes ist hellrot (8), die Menge gering, die Konsistenz dickflüssig. Der Zungenkörper ist rot, der Belag dünn. Der Puls ist fein und schnell.

▶ Rezeptur

He 6 (yinxi), Ni 7 (fuliu), Pe 6 (neiguan), Mi 6 (sanyinjiao).

Das Ziel der Therapie ist die Ernährung des Yin und die Drosselung des Feuers.

▶ Erläuterung

He 5 ist der xi-Punkt der Herzleitbahn. Er nährt Yin und Blut. In Kombination mit Ni 7 wird die Wirkung einer Ernährung des Nierenwassers und einer Absenkung des Herzfeuers verstärkt. Pe 6 ist der Öffnungspunkt zum Yinweimai, der sämtliche Innenorgane reguliert und über die Punkte Ren 22 und Ren 23 Verbindung zum Renmai und im weiteren Verlauf zur Zunge hat. In seiner Funktion als Verknüpfungspunkt der Perikardleitbahn mit der Leitbahn des Dreifachwärmers reguliert Pe 6 das Qi der beiden Leitbahnen. Er ist ein besonderer Punkt für die Regulierung des Blutes. In Kombination mit Mi 6 reguliert er insbesondere Blutmangel. Beide haben gleiche Position an den Extremitäten und sind damit Komplementärpunkte.

b) Magenhitze dampft nach oben

Vor oder nach der Menstruation ist die Mundschleimhaut mit Aphthen übersät, es entwickeln sich starker Mundgeruch und Mundtrockenheit. Begleitsymptome sind Durst, gelber Urin und trockener Stuhl. Möglich sind Schmerzen im Zahnfleisch. Die Menstruationsmenge ist hoch, die Farbe des Blutes ist von kräftigem Rot (7). Der Zungenkörper ist rot mit gelblich-dickem Belag. Der Puls ist schlüpfrig und schnell.

▶ Rezeptur

Ma 44 (neiting), Di 4 (hegu), Ma 34 (liangqiu), Ren 12 (zhongwan), Du 9 (zhiyang).

Ziel der Therapie ist Klärung von Hitze und das Löschen des Magenfeuers.

▶ Erläuterung

Ma 44 ist der xing-Punkt der Magenleitbahn. Er leitet die Hitze aus der Magenleitbahn aus. Di 4 leitet die Hitze aus der Yangming-Leitbahn der Hand. Beide Punkte zusammen haben ableitende Wirkung auf Hitze in den Yangming-Leitbahnen. Ma 34 ist der xi-Punkt der Magenleitbahn. Er ist für Schmerzen im Bereich der Magenleitbahn zuständig und insbesondere für die Ableitung von Hitze aus der Magenleitbahn. Ren 12 ist der Alarmpunkt des Magens, damit der Lokalpunkt für die entsprechende Symptomatik. Er sorgt für die Ableitung von Blockaden durch Nahrungsmittel. Du 9 reguliert Disharmonien zwischen den Körperpartien unter- und oberhalb des Zwerchfells. Er wirkt gegen entzündungsartige Zustände.

c) Hitze-Feuchtigkeit in der Milzleitbahn

Vor oder während der Menstruation bilden sich Bläschen an Lippe, Zunge oder Mundschleimhaut. Begleitsymptome sind Völlegefühl im Unterbauch, Blähungen, weiche übelriechende Stühle. Die Blutmenge ist groß, die Farbe des Blutes ist kräftig rot (7), die Konsistenz dickflüssig. Der Zungenkörper ist rot, der Belag ist deutlich klebrig. Der Puls ist zerfließend und schnell.

▶ Rezeptur

> Mi 6 (sanyinjiao), Mi 8 (diji),
> Ma 25 (tianshu), Di 11 (quchi),
> Bl 20 (pishu), Ma 4 (dicang).

Ziel der Therapie ist Klärung von Hitze und Ableitung von Feuchtigkeit durch Befreiung des Darms.

▶ Erläuterung

Mi 6 reguliert das Qi der Milz. Mi 8 ist der xi-Punkt der Milzleitbahn. Er löst Blocka-

den im mittleren Erwärmer, die durch Feuchtigkeit entstanden sind und Verdauungsstörungen des Magens. Er hat darüber hinaus schmerzstillende Wirkung. Beide Punkte in Kombination dienen der Regulierung der Menstruation und der Ableitung gestauter Hitze-Feuchtigkeit. Ma 25 löst Stauungen im Dickdarm und leitet gestauten Kot aus. Di 11 klärt Hitze im ganzen Körper. Bl 20 reguliert die Funktionen des gesamten Verdauungstraktes. Ma 4 ist ein lokal wirksamer Punkt gegen die Bläschen im Mund.

7.2.4.2 Ekzeme

Definition

Rote, juckende, erhabene Nesselbläschen, die sich regelmäßig wenige Tage vor oder während der Menstruation stellenweise an der Hautoberfläche bilden und nach dem Ende der Menstruation langsam wieder verschwinden, werden „menstruell bedingtes Ekzem" genannt.

Ätiopathologie

Menstruell bedingte Ekzeme haben zwei verschiedene Typen:

a) Blutmangel

b) Wind-Hitze

a) Blutmangel

Konstitutionell bedingter Blutmangel oder Blutmangel nach Blutverlust oder langer Krankheit verursachen einen Mangel an Nahrungs-Qi des Körpers. Bei Eintritt der Menstruation wird dieser Zustand verschlimmert, und es kommt zur Bildung von innerem Wind durch Blutmangel. Durch die Mangelernährung fehlt der

Haut die Nahrung, es entsteht ein Leerezustand an der Hautoberfläche. Damit kann der innere Wind leicht an die Körperoberfläche steigen und Ekzembildung verursachen.

b) Wind-Hitze

Bei konstitutionell bedingter Yang-Fülle oder durch bevorzugte Ernährung mit scharfen heißen Nahrungsmitteln entsteht ein Zustand innerer Hitze. Bei Eintritt der Menstruation wird das Yin-Element zusätzlich geschwächt, so daß Yang noch stärker nach oben steigen kann. In dieser Situation kann Wind von außen die Haut angreifen und an der Körperoberfläche mit dem bestehenden übermäßigen Yang kämpfen. Das Ergebnis dieses Kampfes sind Ekzembildungen.

Differentialdiagnose

Ekzeme, die nicht mit der Menstruation in Verbindung stehen, gehören nicht in diesen Rahmen.

Wesentliche Unterscheidungskriterien

a) Blutmangel

Die Ekzeme treten während der Menstruation auf, sie sind stark juckend, besonders während der Nacht. Die Farbe der Ekzeme ist hellrot, die Haut ist extrem trocken. Die Menstruationsmenge ist gering, die Farbe des Blutes ist blaßrot (10), die Konsistenz eher dünn. Der Zungenkörper ist blaßrot, der Belag dünn. Der Puls ist schwach und schnell.

▸ Rezeptur

> Mi 6 (sanyinjiao), Mi 10 (xuehai),
> Bl 17 (geshu), Ma 36 (zusanli),
> Di 4 (hegu), Di 11 (quchi).

Ziel der Therapie ist eine Ernährung des Blutes, um Wind auszuleiten.

▸ Erläuterung

Mi 6 hat die Wirkung einer Gesundung der Milz. Er nährt Leber und Niere. Durch seine ernährende Wirkung auf Milz, Niere und Leber hat er nährende und klärende Wirkung auf das Blut und stellt damit einen wichtigen Punkt für Hautprobleme dar, die durch Blutmangel, aber auch durch Wind-Hitze hervorgerufen sind. Darüber hinaus stellt er einen Hauptpunkt für die Regulierung menstrueller Störungen dar. Mi 10 klärt Bluthitze, sowohl Fülle-Hitze als auch Leere-Hitze. Er ist insbesondere angezeigt für alle Hautprobleme, die mit Blut in Verbindung stehen. Darüberhinaus hat er antiallergische Wirkung. Alle Hautprobleme und gynäkologischen Probleme, die mit Blutmangel, Trockenheit des Blutes und Hitze, die das Yin erschöpft, in Verbindung stehen, gehören in den therapeutischen Rahmen von Mi 10. Bl 17 ist der Meisterpunkt für das Blut. Sein Name *geshu* (Zustimmungspunkt für das Zwerchfell) verrät seine Lage und Zuständigkeit: Er steht in direkter Verbindung zu den Speicherorganen oberhalb des Zwerchfells, namentlich mit Lunge und Herz und den Speicherorganen unterhalb des Zwerchfells, namentlich mit Leber und Milz. Ma 36 reguliert im speziellen die Funktion von Milz und Magen. Zusammen mit Di 4 bildet er das Paar „Quellpunkt und Verbindungspunkt" der Yangming-Leitbahnen. Da die Yangming-Leitbahnen viel Qi und Blut beinhalten, bewirkt die Stimulation dieser Leitbahnen eine Regulierung von Qi und Blut. Di 11 hat hitzeklärende Wirkung. Er wird hier gewählt, um den Zustand der Leere-Hitze zu regulieren.

b) Wind-Hitze

Vor oder während der Menstruation treten rote stark juckende Hautflecken auf. Bei windigem oder heißem Wetter ist der Juckreiz noch stärker. Begleitsymptome sind Mundtrockenheit und Durst, trockener Stuhl und gelber Urin. Die Menstruationsmenge ist groß und tritt in Schwällen aus. Die Farbe des Blutes ist kräftig rot (7). Der Zungenkörper ist rot, der Belag gelb. Der Puls ist oberflächlich und schnell.

▶ Rezeptur

> Mi 6 (sanyinjiao), Mi 10 (xuehai),
> Di 11 (quchi), Du 14 (dazhui),
> Bl 40 (weizhong), Ma 44 (neiting),
> Gb 20 (fengchi), Bl 12 (fengmen),
> Gb 31 (fengshi).

Ziel der Therapie ist die Beruhigung von Wind und die Klärung von Hitze.

▶ Erläuterung

→ Zu Mi 6, Mi 10 und Di 11 s.o.

Du 14 ist der Verbindungspunkt sämtlicher Yang-Leitbahnen des Körpers und reguliert damit das Yang im Körper. Aufgrund seiner Lage im oberen, d.h. im Yang-Teil des Körpers, ist er von seinem Charakter her steigend und nach außen ableitend. Seine besondere Wirkung ist die Öffnung der Körperoberfläche, die Beruhigung von Wind und die Klärung innerer Hitze. In Kombination mit Di 11 wird insbesondere die Fülle-Hitze im Körperinneren geklärt und Wind ausgeleitet. Bl 40, der he-Punkt des Taiyang-Leitbahn, gehört zur Wandlungsphase Wasser. Er hat insbesondere hitze- und feuerklärende Wirkung. Von daher ist er angezeigt bei allen Hautproblemen, die durch Bluthitze hervorgerufen wurden. Im Falle von Hautproblemen wird hier zur Ader gelassen. Ma 44, Gb 20, Bl 12 und Gb 31 werden

wahlweise genadelt. Ma 44 wird dann gewählt, wenn die Hitze insbesondere in den Yangming-Leitbahnen lokalisiert ist, d.h. wenn Begleitsymptome vorhanden sind wie Zahnschmerzen, Mundtrockenheit und trockene Stühle. Gb 20 ist der Punkt der Wahl, wenn insbesondere die Kopfpartie betroffen ist, Bl 12 wird gewählt, wenn die Hautpartien im Thoraxbereich und in der oberen Rückenpartie sind. Dementsprechend wird bei Lokalisierung der Nesselausschläge an den unteren Extremitäten Gb 31 kombiniert.

7.2.5 Andere häufig auftretende Symptome

7.2.5.1 Hämoptoe und Epistaxis

Definition

Regelmäßig vor, während oder nach der Menstruation treten Bluterbrechen oder Nasenbluten auf. Die Menstruationsmenge ist gering oder es tritt überhaupt keine Blutung auf. Es lassen sich ansonsten keine pathologischen Veränderungen diagnostizieren. Dieses Phänomen wird „umgedrehte Menstruation" oder „gegenläufige Menstruation" (daojing) genannt.

Ätiopathologie

Gegenläufige Menstruation hat drei verschiedene Typen:

a) Leberfeuer

b) Magenfeuer

c) Yin-Mangel in Lunge und Niere

a) Leberfeuer

Durch chronisch depressive Stimmung und Neigung zu Aggressivität kommt es zu unterdrücktem Leber-Qi. Unterdrücktes Leber-Qi wandelt sich zu Feuer. Bei der Menstruation wird mit dem Qi des Chongmai das Leberfeuer nach oben transportiert. Dadurch werden im Thorax-und Kopfbereich die Netzgefäße durch die Hitze so stark geschädigt, daß Blut austritt.

b) Magenfeuer

Durch konstitutionell bedingte Magenhitze oder Magenhitze, die durch regelmäßigen Genuß scharfer heißer Speisen hervorgerufen wurde, entsteht Magenfeuer. Der Chongmai befindet sich lateral der Yangming-Leitbahn des Fußes. Bei der Menstruation ergreift das Qi des Chongmai die Hitze der Yangming-Leitbahn und führt diese nach oben in den Kopfbereich. Das Resultat entspricht dem des Leberfeuers.

c) Yin-Mangel in Lunge und Niere

Yin-Mangel durch Konstitution, Fiebererkrankungen oder chronische Krankheiten verursacht Pseudo-Hitze. Bei der Menstruation nimmt das Qi des Chongmai die so entstandene Hitze mit sich nach oben. Durch diese Hitze werden insbesondere die Netzbahnen der Lunge geschädigt und „verbrannt". Es kommt zu Hämoptoe und Epistaxis.

Differentialdiagnose

Von der umgekehrten Menstruation sind lokale pathologische Veränderungen in Lunge, Kehle, Magen oder Nase zu differenzieren.

Wesentliche Unterscheidungskriterien

a) Leberfeuer

Vor oder während der Menstruation kommt es zu Bluterbrechen oder Epistaxis. Die Menge des erbrochenen oder durch die Nase abgehenden Blutes ist groß, die Farbe von frischem Rot. Begleitsymptome sind Reizbarkeit, Aggressivität, Kopfschmerzen, Schmerzen in den Flanken, Mundtrockenheit, Schwindel, Tinnitus mit tiefem Ton, Druck auf den Augen. Der Stuhl ist trokken, der Urin gelb. Der Zyklus ist verkürzt, die Menstruationsmenge ist gering, die Farbe des Blutes ist von kräftigem Rot (7). Der Zungenkörper ist rot, der Belag gelb. Der Puls ist saitenförmig und schnell.

▸ Rezeptur

Bl 58 (feiyang), Ni 3 (taixi),
Bl 18 (ganshu), Mi 6 (sanyinjiao),
Le 3 (taichong).

Ziel der Therapie ist die Beruhigung der Hitze in der Leber und eine Ableitung des Blutes nach unten.

▸ Erläuterung

Bl 58, der Verknüpfungspunkt der Blasenleitbahn mit der Nierenleitbahn, hat kühlende Wirkung auf Hitze, er leitet Wind ab und öffnet die Körperoberfläche. Seine besondere Indikation sind Kopfschmerzen, Schwindel und Epistaxis. Ni 3 hat nierenstärkende Wirkung. Durch die Stärkung des Nierenwassers wird das Feuer der Leber gedrosselt. Bl 18 hat neben der Regulierung der Leberfunktion, von Zuständen der Fülle und der Leere im Leberfunktionskreis, blutregulierende Funktion und regulierende Funktion auf menstruelle Störungen. Mi 6 wird hier als spezieller Hauptpunkt zur Regulierung der Menstruation gewählt. Le 3 klärt Feuer in der Leber, er reguliert das Qi der gesamten Leberleitbahn. In Kombination mit Mi 6 wirkt er insbesondere regulierend auf menstruelle Störungen. Er wird hier besonders dann kombiniert, wenn es zur völligen Amenorrhoe gekommen ist.

b) Magenfeuer

Vor oder während der Menstruation kommt es zu Bluterbrechen oder Epistaxis. Die Menge des erbrochenen oder durch die Nase abgehenden Blutes ist groß, die Farbe kräftigrot. Begleitsymptome sind Mundgeruch, geschwollenes Zahnfleisch, Durstgefühl und Verlangen nach kalten Getränken. Der Stuhl ist trocken, der Urin gelb. Der Zyklus ist regelmäßig. Die Blutmenge ist gering oder es fließt kein Blut, die Farbe des Blutes ist kräftig rot (7). Der Zungenkörper ist rot, der Belag gelb. Der Puls ist groß und kräftig oder schlüpfrig und schnell.

▶ **Rezeptur**

Lu 3 (tianfu), Di 4 (hegu), Di 2 (erjian),
Ma 30 (qichong), Ma 44 (neiting),
Mi 6 (sanyinjiao).

Ziel der Therapie ist die Klärung von Magenhitze und die Regulierung des Menstruationsblutes.

▶ **Erläuterung**

Lu 3 und Di 4 in Kombination sind speziell geeignet für die Therapie von Epistaxis. Di 2 als xing-Punkt der Dickdarmleitbahn klärt Hitze aus der Yangming-Leitbahn. Mit Ma 44, dem xing-Punkt der Yangming-Leitbahn des Fußes, wird die hitzeklärende Wirkung verstärkt. Ma 30, der Kreuzungspunkt zwischen der Magenleitbahn und Chongmai, klärt Hitze aus dem Chongmai. In Kombination mit Mi 6 hat er insbesondere regulierende Wirkung auf die Menstruation. Er führt das Blut des Chongmai zurück in seine Bahn und sorgt für dessen Abgang nach unten während der Menstruation.

Tip für die Praxis

Aufgrund der Schmerzhaftigkeit der Punkte kann zwischen Ma 44 und Di 2 gewählt werden, sie können alternativ genadelt werden. Eine andere Möglichkeit ist die der Wahl jeweils eines der Punkte über Kreuz. Di 2 links mit Ma 44 rechts oder umgekehrt.

c) Yin-Mangel in Lunge und Niere

Vor oder während der Menstruation kommt es zu Bluterbrechen oder Epistaxis. Die Menge des erbrochenen Blutes ist gering, die Farbe hellrot. Begleitsymptome sind Benommenheit und Tinnitus in hoher Tonlage, Hitzewallungen, Schlafstörungen, heiße Fuß- und Handflächen, gerötete Wangen, eventuell trockener Husten. Es besteht Mundtrockenheit ohne Verlangen nach Getränken. Der Zyklus ist verkürzt, die Menstruationsmenge gering. Die Farbe des Blutes ist hellrot (8), die Konsistenz dickflüssig. Der Zungenkörper ist tendenziell dunkelrot ohne Belag. Der Puls ist fein und schnell.

▶ **Rezeptur**

Mi 6 (sanyinjiao), Ni 3 (taixi),
Ni 5 (shuiquan), Lu 6 (kongzui).

Ziel der Therapie ist die Nährung der Niere, die Befeuchtung der Lunge und die Ableitung des Blutes nach unten.

▶ **Erläuterung**

→ Zu Mi 6 und Ni 3 s. o.

Ni 5 ist der xi-Punkt der Nierenleitbahn. Er hat besonderen Bezug zum Wasserelement und Einfluß auf den unteren Erwärmer. Bei Frauen wirkt er insbesondere auf die Menstruation, von wo sich seine Hauptindikationen, menstruelle Störungen, ableiten. Über die Kombination der drei Punkte Mi 6, Ni 3 und Ni 5 wird eine Ernährung der Niere erzielt. Lu 6, der xi-Punkt der Lungenleitbahn, reguliert das Qi der Lunge und klärt Hitze und insbesondere Bluthitze. Eine Hauptindikation ist daher Epistaxis.

7.2.5.2 Fieber bei der Menstruation

Definition

Fieberzustände, die regelmäßig in der Anfangs- oder Endphase der Menstruation auftreten, nach dem Ende der Menstruation wieder abklingen, werden „menstruelles Fieber" genannt.

Pathologie

Menstruelles Fieber hat vier verschiedene Typen:

a) Bluthitze im Inneren

b) Gestautes Blut im Inneren

c) Mangel an Leber- und Nieren-Yin

d) Qi-Schwäche und Blutmangel

a) Bluthitze im Inneren

Konstitutionell bedingt starkes Yang, die gewohnheitsmäßige Ernährung mit heißen, scharfen Speisen oder unterdrücktes Leber-Qi durch chronisch depressive Stimmung führen zu Fülle-Hitzezuständen im Inneren des Körpers. Die Hitze logiert in den Leitbahnen Chongmai und Renmai. Der Blutverlust durch das Einsetzen der Menstruation beeinträchtigt zudem das Yin, so daß es als Reaktion darauf zu Fieberzuständen kommt.

b) Gestautes Blut im Inneren

Nach der Menstruation oder nach der Entbindung, wenn das Blutmeer nocht nicht ganz vom alten Blut gereinigt ist, und ein exogener Krankheitsfaktor aufgenommen wird, kommt es zur Koagulation des alten Blutes in der Gebärmutter. Langfristig ge-

stautes altes Blut in der Gebärmutter führt letztlich zu Fülle-Hitze- d. h. Fieberzuständen.

c) Mangel an Leber- und Nieren-Yin

Durch konstitutionell bedingten Yin-Mangel oder Yin-Mangel durch Überanstrengung sowie durch zu viele Geburten kommt es zu innerer Pseudo-Hitze. Bei Einsetzen der Menstruation wird der Hitzezustand durch weiterer schädigenden Einfluß auf das Yin verstärkt und es kommt zu Fieberentwicklung.

d) Qi-Schwäche und Blutmangel

Konstitutionell bedingte Abwehrschwäche, körperliche Überanstrengung oder chronische Krankheiten, die nicht ausgeheilt und ausreichend auskuriert wurden, führen zu Zuständen des Qi- und Blutmangels. Durch die Menstruation wird Blut verloren, mit ihm aber auch ein Teil des Qi. Dadurch entsteht ein Ungleichgewicht zwischen Nahrungs- und Abwehr-Qi, und es kommt zur Entstehung einer Fieberreaktion.

Differentialdiagnose

Die genannten Symptome sind von denen zu unterscheiden, die durch Eindringen von Hitze in das Blut hervorgerufen wurden.

Wesentliche Unterscheidungskriterien

a) Bluthitze im Inneren

Am Beginn und im Verlauf der Menstruation steigt das Fieber an. Begleitsymptome sind gerötetes Gesicht, Reizbarkeit, Mundtrockenheit, Durst mit Verlangen nach Getränken, trockene Stühle und gelber Urin. Die Menstruationsfarbe ist hellrot (8) oder kräftig rot (7), die abgehende Menge ist relativ groß. Der Zungenkörper ist rot, der Belag gering und gelblich. Der Puls ist schlüpfrig und schnell.

▶ Rezeptur

> Le 3 (taichong), Di 11 (quchi),
> Le 8 (ququan), Ren 4 (guanyuan).

Ziel der Therapie ist Klärung von Hitze und insbesondere von Bluthitze.

▶ Erläuterung

Le 3 reguliert das Qi der Leberleitbahn. Daneben steht er, wie sein Name *taichong* verrät, in direktem Zusammenhang mit dem Chongmai und hat regulierende Wirkung auf dessen Qi. Er hat neben der regulierenden Wirkung auf das Leber-Qi auch hitzeableitende und regulierende Wirkung auf das Blut. Di 11 ist der *he*-Punkt der Yangming-Leitbahn. Seine besondere Indikation ist die Klärung von Hitze. Die Kombination beider Punkte bewirkt eine Verstärkung der hitzeklärenden Wirkung. Le 8, der *he*-Punkt der Leberleitbahn, hat hitzeklärende Wirkung, beruhigende Wirkung auf das Leber-Qi und ausleitende auf Yang-Überschuß. Er verstärkt hier die Wirkung der oben genannten Punkte. Ren 4 stellt die Verbindung her zwischen Renmai, Chongmai und den drei Yin-Leitbahnen des Fußes. Er hat neben stärkender Wirkung besonders auf das Nieren-Yang auch hitzeklärende und feuchtigkeitsausleitende Wirkung, eine sehr gute Indikation ist damit auch die Klärung von Hitze aus Chongmai und Renmai.

b) Gestautes Blut im Inneren

Am Beginn und im Verlauf der Menstruation steigt das Fieber an. Das Gesicht muß dabei nicht gerötet sein. Die Haut ist trocken, Begleitsymptome sind Bauchschmerzen. Die Farbe des Menstruationsblutes ist dunkel-aubergine (2), der Fluß mit Klumpen durchsetzt. Der Zungenkörper ist dunkelrot mit kleinen Hämatomen und evtl. gestauten Venen am Zungengrund. Der Puls ist tief, saitenförmig und schnell.

▶ Rezeptur

> Mi 6 (sanyinjiao), Le 3 (taichong),
> Pe 6 (neiguan), Bl 18 (ganshu),
> Bl 17 (geshu), Ren 6 (qihai).

Ziel der Therapie ist die Auflösung von Blutstauungen und die Klärung von Hitze.

▶ Erläuterung

→ Zu Le 3 und Mi 6 s. o.

Pe 6 ist der Quellpunkt der Jueyin-Leitbahn der Hand. Er hat damit Wirkung auf das Blut, d. h. er löst Blutstauungen auf. Als Öffnungspunkt zum Yinweimai ist er ein häufig gebrauchter Punkt für Kreislauf- und Blutkrankheiten allgemein. Bl 18 und Bl 17 wirken fördernd auf das Blut und klärend auf Hitze. Ren 6 ist ein Kardinalpunkt für die Nährung des Yang-Qi. Er regt die Zirkulation des Qi an. Bei allen Unregelmäßigkeiten von Qi und Blut, z. B. bei Qi-Stauungen, die durch Blutstaus erzeugt wurden oder umgekehrt (Füllezustände), oder bei Mangelzuständen des Qi, die zu Blutstaus geführt haben oder umgekehrt (Leerezustände), kann er eingesetzt werden. Seine Auswahl hier soll bewirken, daß durch gut zirkulierendes Qi das Blut ebenfalls zur Zirkulation angeregt wird und Blutstauungen abgetragen werden.

c) Mangel an Leber- und Nieren-Yin

Während oder in der Endphase der Menstruation kommt es zum Fieberanstieg. Die Wangen sind rot. Begleitsymptome sind Hitzewallungen, heiße Fuß- und Handflächen, Schweißbildung auf dem Thoraxbereich, Nachtschweiß, Schlafstörungen mit Alpträumen, trockene Stühle und gelber Urin. Der Zyklus ist verkürzt, die Menge des Blutes groß, die Farbe hellrot (8), die Konsistenz dickflüssig. Der Zungenkörper ist rot, der Belag gering oder fehlend. Der Puls ist fein und schnell.

▶ Rezeptur

> Le 3 (taichong), Mi 6 (sanyinjiao),
> Ni 2 (rangu), Bl 45 (yixi), Ni 7 (fuliu).

Ziel der Therapie ist die Nährung des Yin und die Klärung von Hitze.

▶ Erläuterung

→ Zu Le 3 und Mi 6 s.o.

Ni 2 ist der xing-Punkt der Niere und gehört zur Wandlungsphase Feuer. Seine besondere Charakteristik ist die Nährung von Yin und die Ableitung von Hitze. Er wird auch bei Disharmonien von Herz und Niere gebraucht, d.h. für Symptome wie Schlafstörungen und Alpträume. Bl 45, lateral des 6. BWS, damit auf der Höhe des Herzens lokalisiert, wirkt insbesondere hitzeklärend. Beide Punkte zusammen gebraucht sind gut wirksam gegen Fieber ohne Schweißentwicklung. Ni 7 ist der Metallpunkt, damit der Mutterpunkt der Nierenleitbahn. Er hat damit insbesondere stimulierende Wirkung auf die Niere, er wird eingesetzt, um Schwächezustände des Nieren-Qi zu beheben.

d) Qi-Schwäche und Blutmangel

Während der Menstruation kommt es zu Fieber jedoch ohne Änderung der Gesichtsfarbe. Begleitsymptome sind Frösteln und spontanes Schwitzen, Müdigkeit und Abgeschlagenheit, leise Stimme mit Sprechfaulheit. Die Menstruationsmenge ist gering, die Farbe des Blutes ist mittel-

rot-violett (6). Der Zungenkörper ist blaß, der Belag weiß aber feucht. Der Puls ist leer und verlangsamt.

▶ Rezeptur

> Mi 6 (sanyinjiao), Lu 7 (lieque),
> Du 14 (dazhui), Ren 6 (qihai),
> Ren 4 (guanyuan), Ma 36 (zusanli),
> Di 4 (hegu), Bl 20 (pishu),
> Bl 23 (shenshu).

Ziel der Therapie ist die Stärkung des Qi und die Stabilisierung der Körperoberfläche.

▶ Erläuterung

→ Zu Mi 6 s.o.

Lu 7 stellt als Verbindungspunkt der Lungenleitbahn die Verbindung zur Dickdarm-Leitbahn her. Dadurch wird eine allgemeine Harmonie der Körperfunktionen bewirkt. Er ist auch Verbindungspunkt zum Renmai und wirkt auf die Durchgängigkeit des Renmai und klärt dessen Hitze. Dies weist ihn als Kardinalpunkt für die hier beschriebene Symptomatik aus. Du 14 füllt Leerezustände, er wirkt hitzeklärend im Inneren und stellt das Gleichgewicht zwischen Nahrungs- und Verteidigungs-Qi an der Körperoberfläche wieder her. Ren 6 und Ren 4 sorgen insbesondere für die Durchgängigkeit der Leitbahnen Chongmai und Renmai. Aufgrund der Tatsache, daß eine Disharmonie vorliegt und kein Füllzustand, können beide Punkte auch erwärmt werden. Es wird dadurch erreicht, daß eine Hitze durch Yin-Mangel behoben und Blut und Qi in den ursprünglichen Zustand zurückgeführt werden. Ma 36 und Di 4 regulieren Qi und Blut der Yangming-Leitbahnen. Bl 20 und Bl 23 sorgen für eine Gesundung der Milz und Stärkung der Niere. Die vier Punkte sorgen in ihrer Verbindung für eine Verbesserung der durch Qi- und Blutmangel gekennzeichneten Konstitution.

7.2.5.3 Ödeme während der Menstruation

Definition

Ödeme im Gesicht oder an den Extremitäten, die vor oder nach der Menstruation auftreten oder während der gesamten Dauer der Menstruation bestehen bleiben, und die sich nach dem Ende der Menstruation wieder zurückbilden, werden „menstruelle Ödeme" genannt.

Ätiopathologie

Menstruelle Ödeme kennen zwei Typen:

a) Mangel an Milz- und Nieren-Yang

b) Blutstau durch Stagnation des Qi

a) Mangel an Milz- und Nieren-Yang

Konstitutionell bedingte Schwäche in Milz- und Nieren, körperliche Überanstrengung oder sexuelle Aktivität über das normale Maß hinaus sowie zu viele Geburten schädigen Milz- und Nieren-Yang. Durch die Schwäche der Funktionen von Milz und Niere wird Feuchtigkeit nicht aus dem Körper ausgeleitet. Sie sammelt sich im Bindegewebe und bildet Ödeme aus.

b) Blutstau durch Stagnation des Qi

Depressionen und emotionale Stressbedingungen sorgen für Stauungen und Unterdrückung des Leber-Qi. Durch unterdrücktes Leber-Qi kommt es zu einem Qi-Stau, dieser wiederum führt zu ge- hemmtem Blutfluß und letztlich zu Blutstagnation. Durch die Stagnation des Blutes kommt es zur Ansammlung von Flüssigkeit im Gewebe.

Differentialdiagnose

Von den hier beschriebenen sind differentialdiagnostisch Ödeme zu unterscheiden, die durch Hepatitis, Leberzirrhose oder Nephritis hervorgerufen wurden.

Wesentliche Unterscheidungskriterien

a) Mangel an Milz- und Nieren-Yang

Während der Menstruation bestehen Ödeme im Gesicht und an den Augenlidern, die begleitet sind von Druckgefühl im Unterbauch mit vermindertem Appetit. Weitere Begleitsymptome sind latente Lumbalschmerzen, ziehende und dumpfe Knieschmerzen und Schwäche in diesen Bereichen, Kältephobie, kalte Füße. Der Stuhl ist weich und breiig. Das Menstruationsblut ist purpur (4), die Menge des Blutes gering, die Konsistenz dünn. Der Zungenkörper ist blaß, der Belag weiß und klebrig. Der Puls ist tief und verlangsamt oder zerfließend und fein.

▶ Rezeptur

Ma 36 (zusanli), Mi 9 (yinlingquan), Mi 6 (sanyinjiao), Ni 3 (taixi), Ren 4 (guanyuan), 3E 5 (waiguan), Bl 13 (feishu), Bl 20 (pishu), Bl 23 (shenshu).

Ziel der Therapie ist eine Stärkung der Niere, die Gesundung der Milz und die Förderung von Wasser.

▶ Erläuterung

Ma 36, der Versammlungspunkt der Magenleitbahn, ist insbesondere für das Yang zuständig. Er bewirkt eine Gesundung der Milz, wirkt wasserausleitend und kontrolliert durch seine Verdampfungsfunktion die Neubildung von Wasser und Schleim. Mi 9, der he-Punkt der Milzleitbahn, hat insbesondere wasserausleitende und ödemauflösende Wirkung. Mi 6 wirkt stärkend auf Milz, Leber und Niere. Er hat zudem wasserausleitende Wirkung. Die drei Punkte in Kombination dienen hauptsächlich der Abtragung der Ödeme. Ni 3 nährt insbesondere das Nieren-Yang und ist von daher ein kardinaler Punkt für die beschriebene Symptomatik. Die Erwärmung von Ren 4 und Ni 3 in Kombination hat die Wirkung einer Stärkung des ursprünglichen Yang im Körper und die Beseitigung von Leerezuständen des Yang. 3E 3 hat zum einen regulierende Funktion auf die drei Erwärmer, zum anderen wirkt er lokal auf bestehende Ödeme an den oberen Extremitäten im Bereich der Hände. Die Stärkung der Lunge bewirkt eine Öffnung der Körperöffnungen und die Durchgängigkeit der Gefäße im Körper. Zu diesem Zweck wird Bl 13 kombiniert. In leichteren Fällen kann auf die Stimulation der Punkte Bl 20 und Bl 23 verzichtet werden. In schweren Fällen empfiehlt sich die Stimulation der Punkte mit Moxa, um eine weitere Stärkung von Milz und Niere zu erzielen.

b) Blutstau durch Stagnation des Qi

Während der Menstruation bestehen ziehende und spannende Ödeme an den Extremitäten, die begleitet sind von Beklemmungsschmerzen in Oberbauch und Flanken und Stöhnen. Es können Kopfschmerzen auftreten, geschwollene Augenlider und Obstipation. Die Farbe des Blutes ist mittelrot-violett (6), der Blutfluß erfolgt in Schüben und ist mit Klumpen durchsetzt. Der Zungenbelag ist weiß, die Zungenvenen zeigen Stauungszeichen. Der Puls ist saitenförmig und fein.

▶ **Rezeptur**

Ren 17 (danzhong), Le 3 (taichong), Gb 40 (qiuxu), 3E 6 (zhigou), Mi 6 (sanyinjiao), Mi 10 (xuehai), Bl 46 (geguan).

Ziel der Therapie ist eine Aktivierung des Blutes durch Stärkung des Qi.

▶ **Erläuterung**

Ren 17 und Le 3 wirken entstauend v. a. auf Leber-Qi. Gb 40, der Quellpunkt der Gallenleitbahn, hat beruhigende Wirkung auf die Leber, er stärkt die Galle und hat daneben schmerzstillende und auflösende Wirkung auf Ödeme. 3E 6 ist der Verbindungspunkt der Dreifachwärmer-Leitbahn. Er gehört zur Wandlungsphase Feuer und ist v. a. für Füllezustände angezeigt. Seine Hauptindikation liegt bei Störungen im emotionalen Bereich mit Schmerzen in den Flanken. Mit Gb 40 in Kombination reguliert er Qi-Stauungen in den Shaoyang-Leitbahnen. Sie wirken damit gegen die genannten Symptome Kopfschmerzen, Obstipation und Schmerzen in den Flanken usw. Mi 6 und Mi 10 lösen Blutstauungen, sie wirken aktivierend auf den Blutfluß. Bl 46 wirkt ausleitend auf Wind, v. a. Leberwind, er öffnet die Körperoberfläche und kräftigt die Funktionskreise von Lunge und Milz. Daneben wirkt er aktivierend auf das Blut, ist in dieser Hinsicht ähnlich der Wirkung des Bl 17.

7.3 Klimakterium

Definition

Vor und nach der Menopause ergeben sich Symptome wie Unregelmäßigkeiten der Menstruation, plötzliche Hitzewallungen mit Schweißausbrüchen, Gesichtsrötungen, Reizbarkeit, Schwindel, Ohrensausen, Schlafstörungen, zahlreiche Träume oder auch Ödeme unterhalb der Augenlider, Gesichtsödeme oder Ödeme in den unteren Extremitäten, Appetitlosigkeit, weiche Stühle etc. Sie werden als „Klimakterium" bezeichnet.

Ätiopathologie

Das Klimakterium hat drei Typen:

a) Mangel an Nieren-Yin

b) Mangel an Nieren-Yang

c) Blut- und Qi-Stagnation durch unterdrücktes Leber-Qi

Den drei Faktoren liegt jeweils abgeschwächtes Himmelswasser und Nieren-Qi, eine Erschöpfung der Leitbahnen Chongmai und Renmai sowie Mangel der Faktoren Essenz und Blut zugrunde. Dadurch kommt es leicht zu Disharmonien zwischen Yin und Yang im Körper, die zu unterschiedlichen Beeinträchtigungen der Innenorgane führen.

a) Mangel an Nieren-Yin

Konstitutionell bedingter Yin-Mangel, allmählicher Verlust des Himmelswassers sowie viele Geburten oder übermäßige sexuelle Aktivitäten verstärken den ursprünglichen Yin-Mangel noch mehr. Es entwickelt sich Hitze im Körper, die zu bestimmten Symptomen des Pseudo-Yang führt.

b) Mangel an Nieren-Yang

Konstitutionell bedingte Nieren-Yang-Schwäche, Schädigungen durch pathogene Kälte oder allmähliche Abschwächung des Nieren-Qi führen zu einem Mangel an Nieren-Yang. Durch Mangel an Nieren-Yang kann Milz-Yang nicht erwärmt werden.

c) Blut- und Qi-Stagnation durch unterdrücktes Leber-Qi

Bei abgeschwächtem Nieren-Qi ergibt sich die Situation, daß Nierenwasser die Phase Holz nur unzureichend ernährt. Dadurch kommt es zur Tendenz aufsteigenden Leberfeuers. Wenn zu dieser bestehenden Grundtendenz emotionale Faktoren wie Unzufriedenheit, daneben psychische Belastungen hinzutreten, dann kommt es zu einer Unterdrückung des Leber-Qi, in dessen Folge zur Entstehung von Leberfeuer, das nach oben steigt.

Differentialdiagnose

Keine

Wesentliche Unterscheidungskriterien

a) Mangel an Nieren-Yin

Es ergeben sich zunächst Unregelmäßigkeiten im Monatszyklus mit starkem Blutfluß oder Dauerblutung von hellroter (8) Färbung. Weitere Symptome sind Schwindel, Ohrensausen, Hitzegefühl, Schweißausbrüche, Hitzeentwicklung in Handflächen und Fußsohlen, Lumbalschmerzen, Alpträume, trockene Haut mit Hautjucken, trockene Stühle, wenig gelber Urin. Der Zungenkörper ist rot und ohne oder mit geringem Belag. Der Puls ist tief und fein oder schnell.

▶ Rezeptur

Mi 6 (sanyinjiao), Ni 3 (taixi), Bl 23 (shenshu), Bl 15 (xinshu), Bl 20 (pishu), 3E 6 (zhigou), Ma 40 (fenglong).

Ziel der Therapie ist eine Ernährung des Yin, insbesondere von Nieren-Yin.

▶ Erläuterung

Mi 6 als Verbindungspunkt der drei Leitbahnen von Niere, Leber und Milz, hat stärkende Wirkung auf diese drei Funktionskreise. Ni 3, der Quellpunkt der Nierenleitbahn, wirkt stärkend auf die Niere, wobei hier v. a. seine Wirkung auf das Wasserelement von Bedeutung ist. Seine Wirkung wird durch die Kombination mit Bl 23 verstärkt. Bl 15, der Zustimmungspunkt für das Herz, wird aufgrund seiner mental beruhigenden und feuersenkenden Wirkung kombiniert. Da die Niere in höherem Lebensalter der Frau der Unterstützung durch die Milz bedarf, wird Bl 20 als Zustimmungspunkt für die Milz kombiniert. Die Stützung der Milzfunktion erfolgt zusätzlich durch die Wahl des Verknüpfungspunktes zwischen Magen- und Milzleitbahn, Ma 40. 3E 6 gehört zur Wandlungsphase Feuer, er hat hitzeklärende Wirkung und sorgt für einen freien Umlauf der Körpersäfte. Er hat zudem antidepressive Wirkung.

b) Mangel an Nieren-Yang

Es ergeben sich Unregelmäßigkeiten des Monatszyklus, starke purpur-farbene (4) Blutungen (Menorrhagien). Die Gesichtsfarbe ist blaß-weiß. Begleitsymptome sind Müdigkeit, Kältephobie, kalte schwere Extremitäten, ziehende Schmerzen in Rücken und Lende, Ödeme, Appetitlosigkeit, Blähungen, weiche Stühle, häufige Miktion, klarer weißer Fluor. Der Zungenkörper ist blaß mit Zahneindrücken, der Belag ist dünn weißlich. Der Puls ist tief und fein und kraftlos oder tief und verlangsamt.

▶ Rezeptur

Mi 6 (sanyinjiao), Ni 3 (taixi),
Bl 23 (shenshu), Bl 20 (pishu),
Bl 21 (weishu), Ren 12 (zhongwan),
Ma 36 (zusanli), Ren 4 (guanyuan),
Ren 9 (shuifen), Mi 9 (yinlingquan).

Ziel der Therapie ist eine Erwärmung der Niere, Stärkung des Yang und Gesundung der Milz.

▶ Erläuterung

→ Zu Mi 6, Ni 3, Bl 23, Bl 20 s. o.

Hier ist für die Wahl von Ni 3 v. a. auch die Wirkung auf das Nieren-Yang von Bedeutung. Die Kombination der Punkte Bl 21 und Ren 12 entspricht der Kombinationsmöglichkeit Zustimmungspunkt / Alarmpunkt. Mit dieser Kombination soll eine Beruhigung des Magens erzielt werden. In dieses Konzept passt die Hinzunahme von Ma 36, dem Versammlungspunkt der Magenleitbahn. Ma 36 ist insbesondere für das Yang zuständig und hat direkten Bezug zur Milz. Seine Funktion ist hier die Ausleitung von Wasser und die Kontrolle einer Neubildung von Wasser und Schleim. Der speziellen Wasserausleitung und der Abtragung der Ödeme gilt die Wahl der Punkte Ren 4 (Alarmpunkt des Dünndarms), Ren 9 und Mi 9.

c) Blut- und Qi-Stagnation durch unterdrücktes Leber-Qi

Es ergeben sich Unregelmäßigkeiten im Monatszyklus von nicht bestimmbarer Menge. Die Farbe des Blutes ist burgund (5), und es ist mit Klumpen durchsetzt. Begleitsymptome sind depressive Stimmungen, Brustbeklemmungen, plötzliche Angstgefühle, Schlafstörungen, zahlreiche Träume, Schwindel, Halluzinationen, Spannungsgefühl in den Augen, Mundtrockenheit, trockene Kehle. Der Zungenbelag ist gelb und klebrig mit gestauten Unterzungenvenen. Der Puls ist saitenförmig und schnell.

▶ Rezeptur

> Mi 6 (sanyinjiao), Ni 3 (taixi),
> Bl 20 (pishu), Ren 17 (danzhong),
> Gb 37 (guangming), Bl 18 (ganshu),
> Le 3 (taichong), Ma 36 (zusanli),
> Le 14 (qimen).

▶ Erläuterung

→ Zu Mi 6 s. o.

Ni 3 und Bl 20 haben speziell nährende Wirkung auf Niere und Milz, deren Funktionen bei der Frau höheren Lebensalters Unterstützung bedürfen. Ni 3 soll insbesondere eine bessere Versorgung von Holz durch Wasser bewirken. Ren 17, der Kardinalpunkt für Qi, fördert den freien Lauf des stagnierenden Ganzkörper-Qi (s. u.). Bl 18 und Le 14 entsprechen der Kombinationsmöglichkeit Zustimmungspunkt / Alarmpunkt. Beide Punkte in Kombination wirken direkt auf die Leberfunktion ein. Le 3, der Quellpunkt der Leberleitbahn, hat hier unterstützende Wirkung. Zudem entstaut Le 3 stagnierendes Leber-Qi und macht die Leberleitbahn frei. Ma 36, speziell auf Yang und Qi wirkend, regt die Qi-Zirkulation im ganzen Körper an. Die Anregung der Qi-Zirkulation wird verstärkt durch die Kombination mit Mi 6. Gb 37 ist der Verknüpfungspunkt der Gallenblasenleitbahn mit der Leberleitbahn. Er stellt die Innen-außen-Beziehung beider Leitbahnen her. Er ist indiziert bei allen Symptomen der Shaoyang-Leitbahnen und bei der Regulierung aller Symptome, die mit Leber und Galle in Verbindung stehen. Beschwerden wie Brustbeklemmung und Augen- oder Mundsymptome gehören zu seinem Indikationsspektrum ebenso wie Erkrankungen der Gallenblase.

Glossar

anjing	暗經	er Yin	二陰
baidai	白帶	fanzhi	反治
baihuanshu (Bl 30)	白環俞	feiqi	肺氣
baihui (Gb 20)	百會	feishu (Bl 13)	肺俞
baoluo	胞絡	feiyang (Bl 58)	飛陽
baomai	胞脈	fengchi (Gb 20)	風池
bei	悲	fenglong (Ma 40)	豐隆
ben	本	fengmen (Bl 12)	風門
benglou	崩漏	fengshi (Gb 31)	風市
bian tang	便溏	fuliu (Ni 7)	復溜
biao	標	fuluo	浮絡
biao li	表 里	fumai	浮脈
biaozheng	表証	Furen liangfang daquan	婦人良方大全
binian	避年	futai	腐苔
bingyue	并月	gan mu ke tu	肝木克土
bizheng	痹症	ganfeng neidong	肝風內動
chengjiang (Ren 24)	承漿	ganhuo wang	肝火旺
chenmai	沉脈	ganshu (Bl 18)	肝俞
chi	尺	gaohuang (Bl 43)	膏肓
chidai	赤帶	geguan (Bl 46)	隔關
chimai	遲脈	gemai	革脈
Chongmai	衝脈	gen	根
chongmen (Mi 12)	沖門	geshu (Bl 17)	隔俞
ciliao (Bl 32)	次膠	gongsun (Mi 4)	公孫
cun	寸	guan	關
dabao (Mi 21)	大包	guangsi	廣嗣
dachangshu (Bl 25)	大腸俞	guanyuan (Ren 4)	關元
dadun (Le 1)	大敦	guilai (Ma 29)	歸來
daling (Pe 7)	大陵	gushe	固攝
Daimai	帶脈	hegu (Di 4)	合谷
dai Yang	戴陽	hexue	合穴
danzhong (Ren 17)	膻中	hongmai	洪脈
daojing	倒經	houtian zhi ben	後天之本
daoyin	導引	houtian zhi qi	後天之氣
dazhui (Du 14)	大椎	huabo tai	花剝苔
deshen	得神	huai bing	壞病
dicang (Ma 4)	地倉	huamai	滑脈
diji (Mi 8)	地機	huanmai	緩脈
Dumai	督脈	huatai	滑苔
erjian (Di 2)	二間	Huangdi Neijing	黃帝內經

huiyin (Ren 1)	會陰	qimen (Le 14)	期門
hunmen (Bl 47)	魂門	qing	青
ji jing	奇經	qini	氣逆
jianli (Ren 11)	建里	qiuxu (Gb 40)	丘墟
jianshi (Pe 5)	間使	quchi (Di 11)	曲池
jiaoxin (Ni 8)	交信	ququan (Le 8)	曲泉
jiashen	假神	rangu (Ni 2)	然谷
jiexi (Ma 41)	解溪	Renmai	任脈
jing (Essenz)	精	rumai	濡脈
jing (Leitbahn)	經	sanjiao	三焦
jingluan	經亂	sanjiao shu (Bl 22)	三焦俞
jingmai	經脈	sanyinjiao (Mi 6)	三陰交
Jingui yaolüe	金櫃要略	sanyangluo (3E 8)	三陽絡
jinjing	筋經	semai	澀脈
jinmai	緊脈	shang xia	上 下
jujing	居經	shangjuxu (Ma 37)	上巨虛
kai xiong	開胸	shaoshang (Lu 11)	少商
kong	恐	shaoshen	少神
kongzui (Lu 6)	孔最	shen	神
koumai	芤脈	shendao (Du 9)	神道
lao	老	shenmen (He 7)	神門
liangqiu (Ma 34)	梁丘	shenshu (Bl 23)	腎俞
Liji	禮記	shimai	實脈
lieque (Lu 7)	列缺	shire xiazhu	濕熱下注
Lingshu	靈樞	shishen	失神
luomai	絡脈	shixuan (Ex 15)	十宣
luoxue	絡穴	shizheng	實証
Maijing	脈經	shuifen (Ren 9)	水分
mingmen (Du 4)	命門	shuiquan (Ni 5)	水泉
mu ke tu	木克土	shousanli (Di 10)	手三里
muxue	募穴	shuidao (Ma 28)	水道
na Qi	納氣	shuiyin	水饮
Nannü ke	男女科	shuxue	輸穴
neiting (Ma 44)	內庭	si	思
nitai	膩苔	siguanxue	四關穴
nu	怒	sihuaxue	四花穴
pi wei xu ruo	脾胃虛弱	sishen cong (Ex 6)	四神聰
pibu	皮部	sunmai	孫脈
pishu (Bl 20)	脾俞	suomai	数脈
qian hou	前 後	taibai (Mi 3)	太白
Qianjin yaofang	千金要方	*Taichanshu*	胎產書
qichong (Ma 30)	氣衝	taichong (Le 3)	太沖
qihai (Ren 6)	氣海	taixi (Ni 3)	太溪

Taiyang	太陽	yinbai (Mi 1)	隱白
Taiyin	太陰	yingqi	營氣
taiyuan (Lu 9)	太淵	yingu (Ni 10)	陰谷
tan	痰	yinhuang	陰黃
tan yin nei zu	痰饮内阻	yinlingquan (Mi 9)	陰陵泉
tianfu (Lu 3)	天府	Yinqiaomai	陰蹺脈
tiangui	天癸	Yinweimai	陰維脈
tianshu (Ma 25)	天樞	yinxi (He 6)	陰郤
tiantu (Ren 22)	天突	yixi (Bl 45)	噫嘻
ti	體	yong	用
tongli (He 5)	通里	yuan jin	遠進
touwei (Ma 8)	頭維	yuanqi	元氣
waiguan (3E 5)	外關	yuanxue	原穴
wei	胃	yougen tai	有根苔
weiqi	胃氣	zang	臟
weiqi	衛氣	zhangmen (Le 13)	章門
weishu (Bl 21)	胃俞	zhao bi	着痹
weizhong (Bl 40)	委中	zhaohai (Ni 6)	照海
wenzhen	聞診	zheng Qi	正氣
wu	午	zhengzhi	正治
wuding qi	無定期	zhigou (3E 6)	支溝
wugeng xie	五更泄	Zhubing yuanhou lun	諸病源候論
xi	郤	zhiyang (Du 9)	至陽
xianmai	弦脈	zhongji (Ren 3)	中極
xiantian zhi qi	先天之氣	zhongwan (Ren 12)	中脘
xiaochangshu (Bl 27)	小腸俞	zhu ben	主本
xiawan (Ren 10)	下脘	zi	子
xie Qi	邪氣	ziyin	子瘖
ximai	細脈	zongqi	宗氣
xing	滎	zusanli	足三里
xingjian (Le 2)	行間	zuo yuezi	坐月子
xinqi	心氣	zuo you	左 右
xinshu (Bl 15)	心俞		
xixue	郤穴		
xue	血		
xuehai (Mi 10)	血海		
xumai	虛 脈		
xuzheng	虛証		
yanghuang	陽黃		
yanglingquan (Gb 34)	陽陵泉		
Yangqiaomai	陽蹺脈		
Yangweimai	陽維脈		
yaoyangguan (Du 3)	腰陽關		

Literatur

Chen Banxian: „Youguan fuchanke de yixie shiliao" („Einige historische Daten und Fakten über die Frauenheilkunde und Geburtshilfe"), ZHYSZ (*Zhonghua yishi zazhi*) 3, 1955: 195-206.

Chen Bangxian: *Zhongguo yixue shi* (*Die Geschichte der chinesischen Medizin*). Taiwan shangwu chubanshe, Taipei 1981.

Chen Ziming: *Furen liangfang daquan* (*Die vollständigen wirksamen Rezepte für Frauenkrankheiten*). Guoji shuju, Taizhong 1982.

Dai Juyun: *Nannübing zhenjiu tuina liaofa yu anmo baojian* (*Akupunktur-Akupressur und Massagetherapie bei geschlechtsspezifischen Erkrankungen*). Xuexuan chubanshe Beijing, 1994.

Ding Guangdi: *Zhubing yuanhou lun jiaozhu* (*Allgemeine Abhandlung über die Ursprünge und Anzeichen von Krankheiten. Revidierte und kommentierte Ausgabe*). 2 Bde. Renmin weisheng chubanshe, Beijing 1991.

Fu Fang: „Zhubing yuanhou lun dui zhongyi chankexue de gongxian" („Der Beitrag des Zhubing yuanhou lun zur Geburtshilfe in der traditionellen chinesischen Medizin"). ZHYSZ 23.4, 1993: 208-212.

Harper, Donald: *Early Chinese Medical Literature. The Mawangdui Medical Manuscripts.* Kegan Paul International, London 1997.

He Lingren: *Zhenjiu gefu linchuang yinyong* (*Die klinische Anwendung von Liedern und Gedichten zur Akupunktur*). Kexue jishu chubanshe Beijing, 1992.

Huangdi Neijing Suwen Jiayi (*Redigierte und erläuterte Ausgabe der Einfachen Fragen aus dem Klassiker der Inneren Medizin des Gelben Kaisers*). 2 Bde. Renmin weisheng chubanshe, Beijing 1988.

Hungfu Mi: *Huangdi zhenjiu jiayijing.* (*Der systematische Klassiker für Akupunktur und Moxibustion basierend auf dem Huangdi Neijing*). 2 Bde. Renmin weisheng chubanshe, Beijing 1996.

Kirschbaum, Barbara: *Die 8 außerordentlichen Gefäße in der traditionellen chinesischen Medizin.* Medizinisch-literarische Verlagsgesellschaft, Uelzen 1995.

Kong Shuzhen: „Zhongguo gudai fuchan kexue fazhan jianshi" („Kurze Geschichte der Entwicklung der Frauenheilkunde und Geburtshilfe des antiken China"). ZHYSZ 12.1, 1982: 37-41.

Lai Chou/ Zhan Ruiwen/ Chen Daocu: *Zhongyi bingli* (*Pathologie in der traditionellen chinesischen Medizin*). Keji chubanshe, Guangdong 1988.

Li Bing: *Zhenjiu Yulongjing Shenyinjing hezhu* (*Gesamtausgabe der beiden Akupunkturwerke Yulong jing und Shenyin jing*). Kexue jishu chubanshe, Shanghai 1995.

Li Fufeng/ Yang Shuyu: *Zhenjiu fukexue yanjiu jingzhan* (*Forschungsentwicklungen in der Akupunkturtherapie von Frauenkrankheiten*). Heilongjiang kexue chubanshe, Harbin 1991.

Li Gao: *Dongyuan yiji* (*Die gesammelten medizinischen Schriften des Li Dongyuan*). Renmin weisheng chubanshe, Beijing 1993.

Li Shizhen/ Li Chuanqi/ Li Yuangliang: *Zhenjiu de linchuang jianbie zhenduan he zhiliao* (*Klinische Differentialdiagnostik und Therapie in der Akupunktur*). Renmin weisheng chubanshe, Beijing 1995.

Li Yan: *Yixue rumen (Elementare Medizin) (1575).* Zhongguo zhongyiyao chubanshe, Beijing 1995.

Lingshu Jiaoshi (Redigierte und erläuterte Ausgabe des Lingshu). 2 Bde. Renmin weisheng chubanshe, Beijing 1984.

Lou Ying: *Yixue gangmu (Kompendium der Medizin).* 2 Bde. Renmin weisheng chubanshe, Beijing 1987.

Luo Yuankai / Zeng Jingguang (Hrsg.): *Zhongyi fuke xue (Die Frauenheilkunde in der traditionellen chinesischen Medizin).* Kexue jishu chubanshe, Shanghai 1994.

Ma Dazheng: *Zhongguo fuchanke fazhanshi (Die geschichtliche Entwicklung der chinesischen Frauenheilkunde).* Shanxi kexue jiaoyu chubanshe, Taiyuan 1991.

Ma Zhongxue: *Guoji zhenjiu jiaoliu shouce (Handbuch der internationalen Akupunktur).* Zhongguo Shandong kexue jishu chubanshe, Jinan 1992.

Maijing Jiaoshi (Redigierte und erläuterte Ausgabe des Pulsklassikers). Renmin weisheng chubanshe, Beijing 1984.

Ou Yangji: *Zhengzhi gaiyao (Abriß über Diagnostik und Therapie).* Renmin weisheng chubanshe, Beijing 1988.

Ren Jiyu: *Zhongguo daojiao shi (Die Geschichte des chinesischen Taoismus).* Shanghai Renmin chubanshe, Shanghai 1990.

Riegel, Andrea-Mercedes: *Das Streben nach dem Sohn. Fruchtbarkeit und Empfängnis in den Texten der traditionellen chinesischen Medizin von der Hanzeit bis zur Mingzeit.* UTB, München 2000.

Stegner, Hans-E.: *Gynäkologie und Geburtshilfe.* Enke, Stuttgart 1996.

Song Lubing: *Zhongyi bingyin bingjixue (Ätiologie und Pathologie in der traditionellen chinesischen Medizin).* Renmin weisheng chubanshe, Beijing 1989.

Sun Simiao: *Beiji qianjin yaofang (Tausend-Goldstücke-werte Rezepte für Notfälle).* Renmin weisheng chubanshe, Beijing 1987.

Tian Wenjun / Wei Guizhi: *Zhongyi xuzheng quanshu (Sämtliche Leere-Symptome in der traditionellen chinesischen Medizin).* Kexue jishu chubanshe, Nanchang 1997.

Wan Mizhai yixue quanshu (Die gesammelten medizinischen Schriften des Wan Mizhai). Zhongguo zhongyiyao chubanshe, Beijing 1996.

Wang Dapeng: *Zhongyi qixue wuzang zhize (Therapeutische Prinzipien für Qi, Blut und die fünf Speicherorgane innerhalb der traditionellen chinesischen Medizin).* Nankai daxue chubanshe, Tianjin 1992.

Wang Kentang: *Nüke zhengszhi zhunsheng (Standard für Diagnose und Behandlung von Frauenkrankheiten).* Shanghai kexue jishu chubanshe, Shanghai 1995.

Wang Xuetai: *Zhongguo zhenjiu daquan (Großes Kompendium der chinesischen Akupunktur und Moxibustion).* Kexue jishu chubanshe, Henan 1992.

Xia Shaoqing: *Zhongguo zhenjiu chufang xue (Chinesische Akupunkturrezeptur).* Ningxia renmin chubanshe, Yingchuan 1986.

Yan Runmin: *Zhenjiu lingzheng jingyao (Wichtige Phänomene in der klinischen Akupunktur).* Renmin junyi chubanshe, Beijing 1995.

Yang Li: Zhouyi yu zhongyi xude (*Das Yijing und die chinesische Medizin*).
Beijing kexue jishu chubanshe, Beijing 1989.

Yang Jizhou: Zhenjiu dacheng (*Kompendium der Akupunktur und Moxibustion*) (1608).
Wenguang tushu youxian gongsi, Taipei 1988.

Yü, Hairuo : Shiyong zhongyi neike biaodian (*Die chinesische innere Medizin in praktischen Übersichtstabellen*). Zhongguo jishu kexue chubanshe, Beijing 1993.

Yue Fujia: Miaoyizhai yixue zhengyin zuhongzi bian (*Kompendium über die Befruchtung als echte Kopie der wunderbaren reinen Medizin*) (1635). Zhongyi guji chubanshe, Beijing 1986.

Zhang Aifang: Zhongyi fukexue biaojie (*Illustrierte Erläuterungen zur Frauenheilkunde der traditionellen chinesischen Medizin*). Keji fanyi chuban gongsi, Tianjin 1995.

Zhang Chanjia/ Xu Guoqian: Zhenjiu jiayijing jiaozhu (*Kommentierte Ausgabe des Zhenjiu jiayijing*) Renmin weisheng chubanshe, Beijing 1996.

Zhang Jiebin: Jingyue quanshu (*Die gesammelten Werke des Zhang Jingyue*).
Tailian guofeng chubanshe, Taipei 1980.

Zhang Qiwen/ Tian Daihua: Fuke jichu lilun (*Basistheorien der Frauenheilkunde*).
Renmin weisheng chubanshe, Beijing 1995.

Zhang Qiwen: Fuke zabing (*Verschiedene Frauenkrankheiten*). Renmin wesheng chubanshe, Beijing 1995.

Zhao Jindo/ Zhang Jingren/ Zhang Zhen: Zhongyi zhenghou jianbie zhenduan xue (*Differentialdiagnose verschiedener Syndrome in der traditionellen chinesischen Medizin*). Renmin weisheng chubanshe, Beijing 1987.

Zhao Jindo/ Zhang Jingren/ Zhang Zhen: Zhongyi zhengzhuang zhenduan xue (*Differentialdiagnose verschiedener Symptome in der traditionellen chinesischen Medizin*). Renmin weisheng chubanshe, Beijing 1985.

Zhen Jinzhang/ Li Shuhua/ Ma Yudong: Zhongyi fukexue tijie (*Erläuterungen zu Fragen der chinesischen Frauenheilkunde*). Zhongguo guji chubanshe, Beijing 1997.

Zhou Yimou: Mawangdui yixue wenhua (*Die medizinische Kultur des Mawangdui*).
Wenhui chubanshe, Shanghai 1994.

Stichwortverzeichnis